Gertrud A. Manasek

Das Geheimnis der kosmischen Energie Reiki

Gertrud A. Manasek

Das Geheimnis der kosmischen Energie Reiki

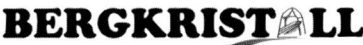

Bergkristall Verlag GmbH
Krumme Weide 30
32108 Bad Salzuflen
Tel.: 05222 – 923 451
Fax: 05222 – 923 452
info@bergkristall-verlag.de
www.bergkristall-verlag.de
1. Auflage 2010
Umschlag und Satz: Bergkristall Verlag GmbH
Druck und Bindung: GGP Media GmbH, Pößneck
Printed in Germany

Umschlagabbildung: Astrofoto.de

Die Bilder im Innenteil wurden von Victoria Weiß bearbeitet.

ISBN 978-3-935422-69-7

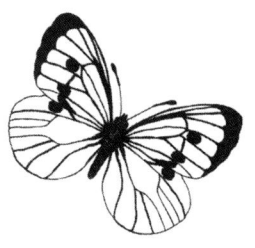

Allen,
die dem Lichte dienen,
sei dieses Buch in Dankbarkeit
gewidmet.

Inhaltsverzeichnis

Danksagung

Offener Kelch darf ich sein, bereit zum Empfang tiefster Wahrheiten und reinster Liebe. Aus diesem Empfinden heraus strömt mein Dank aus übervollem Herzen zu den Inspiratoren dieses Buches, zu meiner überragenden und sehr liebevollen Geistführung in ihrer Gesamtheit, zu Ashtar Sheran und den Santinern, zu dem Spirituellen Forschungskreis e. V. Bad Salzuflen, Elias, Karl und allen, die mich anregten, unterstützten, und hilfreich zur Seite standen. Alle, die mich mit Rat, Tat und ihren segnenden Gedanken begleiteten, haben so mitgeholfen, Perlen aus der Tiefe ins helle Sonnenlicht zu heben.

Reiki ist eine wunderschöne, vollerblühte Rose mit dem Duft und Klang Gottes. Diese Rose in ihrer einmaligen Pracht und Fülle lege ich mit überströmendem Dank in jede Seele.

So sei es. OM.

Einleitung

„Am Anfang war das Wort, und das Wort war bei Gott, und Gott war das Wort". „Alpha und Omega" - viele dieser Zitate sind den Menschen bekannt. Doch das wahre Leben, die volle Geistigkeit wird nicht erkannt, wird in Bequemlichkeit beiseite geschoben. So stellt sich der Mensch außerhalb seines wirklichen Seins und vergisst immer mehr seinen Ursprung, die Lichterstadt, seine spirituelle Heimat, aus der er kommt. Der Seele Streben geht immer dahin, ins Zentrum zu kommen, in die Einheit.

Da das Ego des Menschen dies nicht zulässt, wird mit falschen Gedanken herumexperimentiert. Es kommt zu Traurigkeit, die erst klein ist wie eine Ameise. Doch da die Ameise ja fleißig ist – um bei diesem Tier als Vergleich zu bleiben – , wird das Ego mit der Zeit ein Dinosaurier, der den Menschen mit seiner Traurigkeit überdeckt.

Gott hat uns viele Bausteine in die Hand gegeben, mit denen wir unser Haus erweitern können. Einer davon ist Reiki. Dies ist ein kostbarer Stein, dessen Funkeln und Strahlenkraft wir erst mit der Zeit in uns entdecken können. Erst wenn wir uns diesen Stein wirklich einverleibt haben, ist ein Übergreifen der geistig-spirituellen Seite in unser Körperdasein möglich. Sind wir erst einmal auf diesem Weg, so ist ein Fortschreiten in kosmischem Sinne unaufhaltsam.

Stolpersteine legen wir uns selbst in den Weg, doch wenn das Begreifen um die wahre und wirkliche Essenz von Reiki in uns zum Reifen gekommen ist, dann ist unser Zielweg ein sonnendurchfluteter.

Ein Lichttor ist für uns geöffnet, das wir frohen Schrittes durcheilen dürfen. Wir sind tatsächlich Lichtarbeiter geworden und können nun wirken im Schöpfergeist, eingewoben in die Allmacht, die uns zu immer mehr Lichtdurchlässigkeit führt. Es ist das uns umhüllende Universum, in das wir eintauchen, in dem wir uns getragen fühlen und von nun an mitwirken in einem neuen Schöpfungszyklus.

Das pulsierende blaue Herz der kosmischen Liebe schlägt in unserem Sein und bringt uns dem Wissen der Urväter näher, es trägt uns durch dieses heilige Wissen ungeahnten Höhen entgegen.

Bisher ist meiner Meinung nach der spirituelle Gehalt von Reiki viel zu wenig beachtet worden. Aus diesem Grunde gebe ich Seminare wieder – so wie ich sie jahrzehntelang abgehalten habe –, in denen die Spiritualität den ihr gebührenden Platz einnimmt. Da ich den Menschen als Ganzes sehe und in ihm stets den göttlichen Funken spüre, versuche ich, auf alle Themen und Fragen einzugehen.

Anmerkung

Ich verweise darauf, dass alle Aussagen von Elias und Ashtar Sheran, die in *Kursivschrift* erscheinen, sowohl den Protokollen des Spirituellen Forschungskreises e V, Bad Salzuflen, als auch den Büchern aus dem Bergkristall Verlag entnommen sind.

Reiki 1
1. Seminartag

Gertrud: Einen wunderschönen guten Morgen, ich freue mich, dass wir uns heute in einer so kleinen Gruppe zusammenfinden und wünsche uns viel Freude und gemeinsame erkenntnisreiche Stunden.

Damit wir uns ein wenig näher kennenlernen, bitte ich jeden, seinen vollen Namen, den Beruf und den Ort, wo er lebt, zu nennen. Wie sind die Erwartungen, die jeder einzelne an sich selbst stellt und an das, was er hier vermittelt bekommt? Wir sprechen uns mit „Du" an, denn innerhalb einer Familie wird dies so gehandhabt, und morgen Abend gehört Ihr zur großen Reikifamilie. Linda, fängst Du bitte an?

Linda: Ich bin Linda aus Darmstadt und arbeite als Therapeutin. Meine Erwartungen? Ich bin mit einer großen Portion Skepsis hierhergekommen und werde sehen, wie ich das alles verarbeiten kann.

Gertrud: Danke Linda, ich finde es schön, dass Du die Skepsis erwähnt hast.

Leonore: Ich heiße Leonore, lebe in Australien und bin im Moment hier zu Besuch bei meinen Eltern. Ich fühle mich nicht so wohl, weil verschiedene Entscheidungen in meinem Leben anstehen, die zum Teil sehr einschneidend sein können. Ich verspreche mir von diesem Seminar mehr Klarheit.

Gertrud: Danke Leonore. Reiki erreicht uns auf allen Ebenen - Körper, Seele, Geist -, ist universale Lebensenergie, die das aufspürt, was bei uns im Ungleichgewicht ist. So gelangen wir in die innere Harmonie. Ich bin mir sicher, dass auch Du morgen Abend ein großes Stück weiter sein wirst in Deiner stetig wachsenden Bewusstwerdung.

Gustav: Ich heiße Gustav. Ich praktiziere in München als Arzt. Erwartungen habe ich keine, ich lasse mich einfach überraschen.

Gertrud: Danke Gustav, kurz und bündig.

Regine: Ich heiße Regine und bin Hausfrau und Pflegemutter. Es ist toll, dass es diesmal geklappt hat, denn kurz vor dem letzten Reikiseminar habe ich eine Lungenentzündung bekommen. Jetzt bin ich hier.

Gertrud: Danke Dir, Regine. Es ist immer gut, wenn wir alles so annehmen können, dass wir selbst in der ausweglosesten Situation noch etwas Gutes entdecken. Du hast diese Zwischenzeit für Dich sicherlich noch in irgendeiner Form nutzen können.

Regine: Ja, ich habe mir das Rauchen abgewöhnt und finde das toll.

Gertrud: Na, wenn das keine Führung war, wie schön für Dich. Rauchen ist eine Sucht, deren Grund nicht nur in der Nikotinabhängigkeit gegeben ist. Neben dem physischen Körper hat der Mensch noch vier feinstoffliche Körper, die alle durch das Rauchen in Mitleidenschaft gezogen werden. Es gibt niedere Geistwesen, die sich in den feinstofflichen Körpern ansiedeln und von der Ausdünstung des Tabakrauches leben. Sie verführen und animieren ihre Opfer zum ständigen Rauchen, um ihr Dasein zu sichern. Wenn uns dann noch aus der Lichtwelt gesagt wird, dass es für einen Raucher nach seinem Hinübergang in die andere Welt Jahre oder Jahrzehnte dauert, bis alle feinstofflichen Körper gereinigt sind, dann sollte der Griff zur Zigarette sehr gut überlegt sein.

Zum anderen, da das leider sehr häufig im deutschen Sprachgebrauch angewandte Wort „toll" hier gefallen ist, halte ich es für unumgänglich, darauf einzugehen. Das Aussprechen dieses Wortes heißt, es in seiner ursprünglichen Bedeutung zu manifestieren. Dieses war das „Tollhaus", das heutige Irrenhaus. *Es ist darauf zu achten, dass unsere Sprache im Ausdruck eine gute ist, ohne überflüssiges Beiwerk. Denkt und sprecht rein, logisch und rational. Es ist falsch zu sagen „ich bin wahnsinnig glücklich" oder „ich habe mich furchtbar amüsiert".*

Jedes Wort ist Energie. Wenn wir uns dies klar vor Augen führen, so werden wir über die Wirkung mehr als erstaunt sein.

Wir selbst haben es bestimmt schon erlebt, wie die drei Worte „Ich liebe Dich" unser Herz berühren, es schneller schlagen lassen. Oder wie der Satz „Du bist ja doch ein Versager" sich uns auf den Magen legt. Das gesprochene Wort stellt auch ein Machtpotential dar. Denken wir zurück, was Adolf Hitler Verheerendes über das Wort zustande gebracht hat. Die Worte von Jesus Christus haben nach 2000 Jahren immer noch die gleiche Gültigkeit.

Noch ein Beispiel zur Erläuterung: Bevor wir ein Haus bauen, muss ein Plan erstellt werden. Doch bevor der Bleistift angesetzt werden kann, muss sich der Zeichner Gedanken darüber machen. Zuerst der Gedanke, dann die Ausführung.

Genauso ist es mit uns selbst. Unser Körper ist der Tempel für unsere Seele, und diese möchte in einem hellen, schönen Haus wohnen. Folglich müssen wir mit unseren Zellen sehr liebevoll umgehen und ihnen immer positive, gute Botschaften übermitteln. Bitte pflegt Gedanken - und Worthygiene. Auch dies ist ein wichtiger Teilaspekt beim bewussten Entfalten unseres Seins.

Erika: Ich komme aus Mannheim, bin Erika und Hausfrau. Meine Erwartungen sind so, dass ich in erster Linie in Zukunft meinem Mann helfen will, der sehr krank ist. Für mich ist es auch notwendig, dass ich ruhiger werde und mir nicht so viel Sorgen mache.

Gertrud: Erika, Reiki ist in erster Linie eine heilende Energie für Dich, die Du selbstverständlich auch weitergeben kannst. Doch nur, wenn Du selbst in Deiner Mitte bist, mit Dir im Reinen bist, kannst Du dieses auch ausstrahlen. An erster Stelle stehst Du selbst. Das hat nichts mit Egoismus im landläufigen Sinn zu tun, höchstens mit einem gesunden positiven Egoismus, und den vergessen wir bei uns selbst nur zu oft. Danke Erika.

Maria: Ich bin Maria und unterstütze Gertrud bei den Reikiseminaren, was mir jedes Mal sehr viel Freude bereitet. Mein Bereich ist die Arbeit mit Kristallen und Steinen.

Gertrud: Mein Name Gertrud ist bekannt. Seit 1986 arbeite ich als Lebensberaterin, und mir ist es ein Anliegen, dass hier in diesem Seminar alles angesprochen werden kann, was Euch in irgendeiner Form belastet. Wenn Tränen fließen, so lasst sie fließen, dies hilft in vielen Fällen. Tränen haben mehrere Bedeutungen. Wir sehen sie meistens als Trauer an, doch unsere Geistfreunde können sich uns auch über die Tränen mitteilen. Freuen sie sich, so vergießen wir Freudentränen. Außerdem reinigen Tränen unseren Emotionalkörper. Doch das Lachen soll auch nicht zu kurz kommen, denn Gott ist Freude, Duft und Klang. Das bewusste Einbeziehen unserer Engel, Meister und Reiki-Geistbegleiter aus dem Lichtreich ist ein Garant für die hohen Schwingungen der Harmonie und Liebe während der Seminare. Sie sind es, die die Herzen öffnen. Für unser Beisammensein habe ich den Engel des Vertrauens gezogen.

Dazu erst einmal eine Stellungnahme aus dem geistigen Reich. *Vertrauen zu sich selber ist ein sehr wichtiger Schritt. Doch viele Menschen verwechseln dieses mit Vertrauen in ihr Ego. Vertrauen in die göttliche Führung legen ist wichtig. So kann die Führung vom positiven geistigen Reich erst erfolgen.*

Vertrauen heißt, eine Aufgabe zu erfüllen, uns selbst zu vervollkommnen. Gott hat es uns anvertraut, in Ehrfurcht und Demut inmitten seiner wunderbaren, vielfältigen Schöpfung mitzuwirken. Ohne Vertrauen ist kein Wachstum möglich. Vertrauen zum Göttlichen gibt die absolute Gewissheit, dass Gott da ist, dass er in mir und durch mich wirkt, wie in jedem anderen Wesen, in der Natur, in jedem Atom, in allem, was ist.

Bei den anschließenden Meditationen legen wir Daumen und Zeigefinger aneinander. Dies bedeutet, wir sind vollkommen bei uns.

Wir wollen gemeinsam ein wenig in die Stille gehen, setzen uns gerade hin, haben mit den Füßen Bodenkontakt, legen unsere Hände nach oben geöffnet auf die Oberschenkel, legen Daumen und Zeigefinger aneinander und schließen die Augen. Wir bitten um göttliche Führung, göttlichen Schutz und göttlichen Segen. Über den Atem, den wir jetzt bewusst wahrnehmen, gehen wir zu unserer Herzensmitte. Wir öffnen weit unser Kronenchakra und lassen den violetten Strahl in uns einfließen. Mit jedem Atemzug wird er uns mehr und mehr bewusst, bis er uns ganz erfüllt. Im Licht der violetten Flamme ist das Reinigen, Verzeihen und Vergeben enthalten. Das Vergeben uns selbst und allen Mitmenschen gegenüber. Wir erbitten die Reinigung all unserer Körperzellen und Emotionen. Wir erbitten die Umwandlung von allem was war, ist und kommt, in Liebe.

Du Urkraft - stärke uns mit der Kraft der Erde.

Du Allgeist - schicke uns das Licht der Himmel,

reinige unsere Seelen mit Deinem Feuer,

brenne ein das Siegel Deiner Liebe,

schenke uns immer die Wasser des Lebens.

Reiche uns den Kelch Deiner Weisheit,

erquicke uns mit Lebensluft,

damit wir auf diesem Planeten Erde Deine Gnadenfülle

begreifen, verwirklichen und leben.

Dank an alle, die dem Licht dienen.

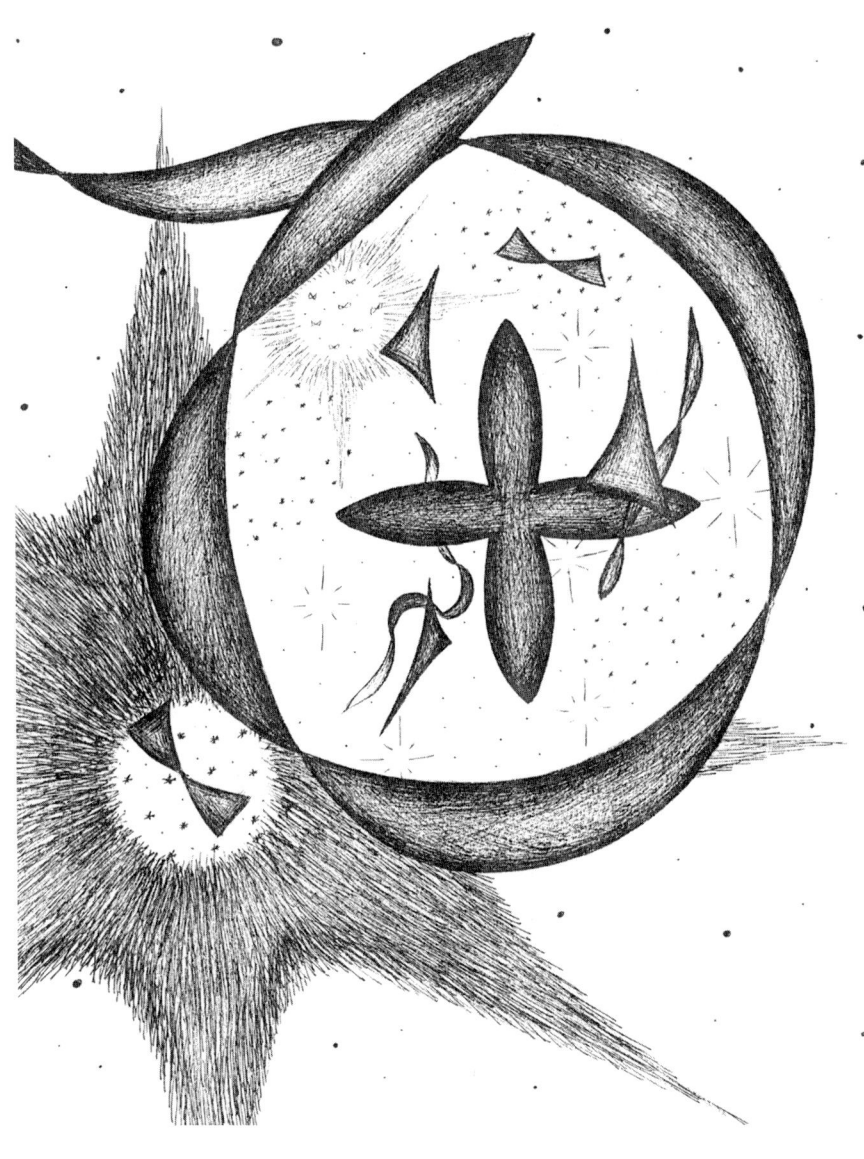

Wir danken für die Begleitung unserer Engel, der Geistlehrer und Geistführer. Zusammen mit ihnen wollen wir nun in den Energiestrom von Reiki eintauchen, uns führen lassen und den Schutz und Segen des All-Einen für uns alle anrufen. Wir danken. Langsam kommen wir wieder in das Außen zurück und lassen uns von den Kristallen, den Steinen und den Blumen begrüßen. Wir schließen unsere Chakren.

Noch einige Worte zum Geheimnis der kosmischen Energie Reiki.

Die kosmische, universelle Energie ist immerwährende Schöpfung in ihrer höchsten Vollendung. Sie ist unendlich wandelbar und lebenserhaltend. Sie allein bestimmt unser Leben.

Das Geheimnis der kosmischen Energie Reiki liegt in jedem von uns und wartet darauf, entschlüsselt zu werden. Reiki, als Teil der kosmischen Energie, wird bei der Ausübung von Geistwesen gelenkt. *Ihr seid Energie und lebt in dieser Energie. Im Gesamten seid Ihr fließend.* Machen wir uns bewusst, dass wir selbst materialisierte kosmische Energie sind.

Eure Seele wartet auf die Entschlüsselung und mit der kosmischen Energie Reiki könnt Ihr den Schritt zum Entschlüsseln in Gelassenheit und Vertrauen gehen. Euer Weg kann ab jetzt ruhiger, in Harmonie und mit mehr Lebenskraft weitergehen. Es lohnt sich in jedem Fall, das Experiment zu wagen. Viel Freude dabei.

Reiki ist universelle Lebensenergie, Lebenskraft. Die Chinesen nennen es Chi, die Huna-Lehre Mana, die Yogis Prana, aus USA über Reichenbach kommt die Bezeichnung Od. In allen Fällen handelt es sich um das Gleiche. Es ist Energie, aus der alles Leben, alles Sein stammt.

Reiki aktiviert die Selbstheilungskräfte, stärkt Körper, Geist und Seele, löst Blockaden und führt zu innerer Ruhe und Harmonie.

Mikao Usui lebte in Japan. Nach Jahren der Forschung, die ihn auch in das Ausland führte, entdeckte er in Meditationen die Möglichkeit durch Energie in Heilform den Menschen zu helfen. Er gab sein Wissen und die Einweihungsrituale an andere weiter. Das ursprüngliche Usui – Reikisystem wird auch als das Usui Shiki Ryoho bezeichnet. Die Übersetzung lautet: System der ganzheitlichen Heilung.

In dem Moment, wo Ihr Euch entschließt ein Reikiseminar zu besuchen, beginnt bereits die innerliche Vorbereitung darauf. Reiki ist ein lebenslanger Einweihungsweg, der in die innere tiefere Verbindung der Seele mit Gott einmündet.

Die Zeit von 21 Tagen, nach jeder Einweihung in einem Reikigrad, ist ein Geschenk der geistigen Welt für unsere Seelen. In dieser Zeit geschieht nicht nur die Reinigung aller Körper, deshalb kann es auch zu Reaktionen auf allen Ebenen kommen, sondern bewirkt Veränderung und Stärkung der Energiezentren bzw. des gesamten Seins. Es besteht daher Rauch- und Alkoholverbot, pro Tag sollten nicht mehr als 2 Tassen schwarzer Tee oder Kaffee getrunken werden. Andererseits solltet Ihr sehr viel trinken, z. B. Wasser, Früchtetee, natürliche Fruchtsäfte, um so die Aufbauarbeit durch die Reikikraft im körperlichen Bereich zu unterstützen.

Reiki aktiviert vorhandene Gegensätze in Euch, die aber keine Vorherrschaft haben dürfen. So werden viele Schichten Eures Bewusstseins angesprochen, die Ihr bisher vielleicht nicht wahrgenommen habt, zu denen Ihr keinen Zugang hattet. Es ist wichtig und sehr empfehlenswert, dass Ihr Euch damit tatsächlich befasst, die Dinge in Liebe anseht und sie dann an Eure Geistführung abgebt. Dies kann so erfolgen, dass Ihr Eure Geistfreunde bittet, dieses mit Euch zu tragen, dann ist es nur halb so schwer.

Diese 21 Tage der Reinigung stehen auch mit den sieben Chakren in Verbindung. Drei Tage sind jeweils einem Chakra zugeordnet. Achtet in jedem Fall auf euer Gefühl, wie lange Ihr bei einem Chakra bleibt. Zuletzt vereinigt Ihr alle Farben um Euch herum, als ob Ihr in einem Regenbogen stehen würdet.

Die Chakren sind für den Körper feinstoffliche Energiezentren, bzw. eine Art Fenster, um kosmische Energien aufnehmen zu können. Das Sanskrit bezeichnet das Chakra als Rad. Der Sitz der Chakren erstreckt sich entlang der Wirbelsäule. Das siebte befindet sich außerhalb des Körpers, über dem Scheitel. *Durch falsche Lebensweise, einen kranken Seelenzustand oder durch negative Einflüsse sind sie in ihrer Funktion gestört und somit ist der Durchfluss beeinträchtigt.*

Zur Aktivierung unserer Chakren und um ins Gleichgewicht zu kommen, können wir uns auf die einzelnen Chakren konzentrieren. Jedem Chakra wird eine bestimmte Farbkombination zugeordnet. Die Chakren und die zugehörigen Farben sind folgende:

1. Wurzel- oder Basischakra - rot
2. Sakralchakra - orange
3. Solarplexuschakra - gelb
4. Herzchakra - grün/rosa
5. Halschakra - hellblau
6. Stirnchakra - indigoblau
7. Kronenchakra - violett/weiß/gold

Wir danken immer.

Die Dankbarkeit hat eine hohe Schwingung, deshalb sollen wir uns sehr oft bedanken. Unsere Geistfreunde geben den Dank stets in kosmische Bahnen weiter. Dort finden die Dankenergien eine Wiederverwendung. Damit ist der Kreislauf zwischen der Seele und dem Göttlichen geschlossen.

Als Reikieingeweihte seid Ihr Lichtarbeiter und damit Menschen, die in erhöhtem Maße die Aufmerksamkeit der negativen Seite auf sich ziehen. Beginnt deshalb Euren Tag stets mit der Bitte um göttliche Führung, göttlichen Schutz und göttlichen Segen. Dankt und vergesst nicht, nach jedem Gebet oder Meditation die

Chakren zu schließen. Wiederholt dies öfter während des Tages, in jedem Fall beim Verlassen Eurer Wohnung.

Ich möchte Euch jetzt auf einige Möglichkeiten hinweisen, wie die negative Seite – die es logischerweise und beweisbar gibt – versuchen wird, an Euch heranzukommen. Es werden Unruhe, Zweifel und Unzufriedenheit bei Euch selbst entstehen, das Auto streikt, in der Familie gibt es Auseinandersetzungen, am Arbeitsplatz nerven Euch Chef und Arbeitskollegen. In solchen Situationen ist es das erste Gebot, in der Mitte zu bleiben und sofort die Chakren zu schließen. Ihr praktiziert dies, indem Ihr die Fingerspitzen knapp übereinanderlegt, die Handflächen vor Euren Körper haltet, in einem Abstand von 5 – 10 cm vom Wurzelchakra ausgehend die Hände langsam hochführt bis hinter den Kopf an den Nacken. Dabei sagt Ihr bewusst: „Ich schließe meine Chakren". Ihr wiederholt den Vorgang und sagt: „Meine Chakren sind geschlossen". Selbstverständlich besteht in der Öffentlichkeit die Möglichkeit des gedanklichen Schließens. Die Intensität der Gedanken ist dabei ausschlaggebend. *(siehe „Das kleine Buch vom Schutz der Seele" von Martin Fieber)*

Während eines Reikiseminars wird der Heilungskanal in Euch langsam geöffnet.

Entsprechend der spirituellen Entwicklung stehen Euch dann bis zu sieben geistige Reikihelfer zur Seite. Sie führen eine Weiterbetreuung in dem Sinne durch, dass die Kanäle, die noch zu schmal sind, geschliffen werden. Ist nun die Eigenerwartung zu hoch angesetzt, tritt eine Enttäuschung ein und die geistigen Reikihelfer kommen nicht weiter. Bauen wir über unser Empfinden eine Blockade auf, so ist damit gleichzeitig ein Stillstand verbunden. Deshalb ist es absolut notwendig, langsam und stetig in diese Energie hineinzuwachsen.

Wir haben in der Schule auch nicht in der ersten Woche das gesamte ABC schreiben gelernt, sondern einen Buchstaben nach dem anderen. Genauso ist es mit Reiki, dieser Harmonieenergie, die uns einen stärkeren Zugang zu uns selbst verschafft und darüber hinaus sowohl auf der geistigen als auch auf der seelischen Ebene wirkt. Wenn wir die Gesetzmäßigkeiten dieser heilenden Energie sorgsam beachten, werden wir eines Tages aus tiefstem Herzen sagen können: „Ja, Reiki ist ein Geschenk des Himmels."

Jesus Christus hat durch Auflegen der Hände geheilt. Im Evangelium nach Lukas, Kap. 13, Vers 13 steht: „Dann legte er ihr die Hände auf, und sie richtete sich augenblicklich gerade empor und pries Gott."

Gehen wir zur Praxis über. Vor jeder Reikianwendung legen die Beteiligten Uhren, Schmuck, Steine, Schlüssel ab. Wascht Eure Hände! Zündet eine Kerze an und fragt, ob entspannende Musik gewünscht wird. Achtet darauf, dass der Reikiempfänger die Beine nicht überkreuzt und die Arme gerade neben sich legt. Alle beengenden Gegenstände am Körper sind zu lockern. Gürtel gegebenenfalls entfernen. Ungestörter Ablauf bei der Reikianwendung ist unabdingbare Voraussetzung (Telefon, Türklingel usw. ausschalten).

Bei jeder Reikianwendung sind die Regeln der Einstimmung, des Abgebens der Energie, des Chakrenschließens und des Dankes zu beachten.

Die Einstimmung für alle Anwendungen lautet:

Wir erbitten die Reikikraft, die Christuskraft. Wir bitten um göttliche Führung, göttlichen Schutz und göttlichen Segen. Wir bitten unsere geistigen Helfer uns bei dieser Handlung im Sinne des Göttlichen beizustehen.

Wir erbitten aus folgendem Grund die Reiki- und Christuskraft: weil wir damit die kosmische Heilungsenergie ansprechen. Dadurch erhalten wir die Energie, mit der Christus geheilt hat.

Das Abgeben der Energie erfolgt folgendermaßen:

Hände kräftig aneinander reiben, drei Mal darüber pusten und dann ausschütteln, an Mutter Erde übergeben und sprechen: "Wir

bitten Mutter Erde alles anzunehmen und in Licht und Liebe umzuwandeln. Danke."
Zum Schluss danken wir selbst mit den Worten:
„Wir danken der Reikikraft, der Christuskraft und allen angerufenen geistigen Helfern für die licht- und liebevolle Begleitung. Danke."
Und schließen unsere Chakren.
Nun kommen wir zur Reikieigenanwendung.
Ihr legt Eure Hände leicht auf Augen und Stirn. Löst langsam zuerst die linke Hand und geht damit zu Schläfen und Ohren. Wenn die linke Hand aufgelegt ist, legt die rechte Hand nach. Bitte beachtet dies bei allen Positionen, da so der Reikienergiefluß nicht unterbrochen wird. Die nächsten Positionen sind folgende:
Hinterkopf
Hals-Thymus
Herz-Solarplexus
Sakralchakra
Wurzelchakra in der V-Position
Darüber hinaus könnt Ihr selbstverständlich Eure Hände an jede Körperstelle zusätzlich legen. Lasst sie dort so lange liegen, wie es Eurem Bedürfnis entspricht.
Wenn Ihr z.B. morgens aufwacht, legt die Hände auf Euren Körper, damit Reiki fließen kann. Solltet Ihr nochmals einschlafen, so ist das in Ordnung.

Maria wird sich nun hinlegen, und ich werde an ihr die Reikihandpositionen bei einer Fremdanwendung zuerst auf der Vorderseite zeigen.
Stellt Euch an die linke bzw. Herzseite des Reikiempfängers und schließt Eure Chakren. Ihr stimmt Euch mit folgenden Worten ein:
Wir erbitten die Reikikraft, die Christuskraft, wir bitten um göttliche Führung, göttlichen Schutz und göttlichen Segen. Wir

bitten unsere geistigen Helfer uns bei dieser Handlung im Sinne des Göttlichen beizustehen." In diesem Zusammenhang weise ich nochmals auf die Reikihelfer aus dem positiven geistigen Reich hin, die Euch immer bei einer Reikianwendung hilfreich zur Seite stehen. Bereits bei der Einstimmung ist es daher zweckmäßig, sich mit ihnen bewusst in Verbindung zu setzen.

Grundsätzlich gebrauchen wir daher die Wir-Form, denn sie schließt den Reikigebenden, den Reikiempfangenden und die geistigen Helfer mit ein.

Wir beginnen, indem wir die Aura gegen den Uhrzeigersinn dreimal umfahren.

Der Gebende setzt sich an das Kopfende des Empfangenden. Die Finger sollten immer geschlossen sein, damit ein kraftvolles Reikienergiefeld wirken kann. In jeder Stellung ungefähr zwei bis drei Minuten verbleiben. Achtet darauf, dass Eure Hände leicht aufliegen und Ihr entspannt sitzt.

Die Handpositionen für die Kopfanwendung sind:

Augen – Stirn,

Schläfen – Ohren

Hinterkopf,

Schultern

V-Position unter dem Kehlkopf

Nun steht der Gebende auf und geht an die linke Seite des Empfangenden,

beide Hände liegen unterhalb der rechten Brust

beide Hände gegenüber links.

Legt die linke Hand unterhalb des Nabels und die rechte Hand oberhalb des Nabels.

Wurzelchakra in der V-Position,

beide Knie,

beide Knöchel.

Das Abgeben der Energie erfolgt folgendermaßen:

Hände kräftig aneinander reiben, drei Mal darüber pusten und dann ausschütteln, an Mutter Erde übergeben und sprechen: "Wir bitten Mutter Erde alles anzunehmen und in Licht und Liebe umzuwandeln. Danke."

Sodann gehen wir mit beiden Händen gleichzeitig in der Aura zu allen Positionen und zählen vom Wurzelchakra ausgehend sieben Positionen bis zum Kronenchakra zurück.

Der Reikiempfangende dreht sich um und liegt jetzt auf dem Bauch. Beide Hände auf den Nacken und Hals,
von den Schultern angefangen die Hände jeweils links und rechts der Wirbelsäule legen, diese darf nicht berührt werden,
schrittweise bis unterhalb des Gesäßes.
Die nächste Position ist das Kreuzbein, wo beide Hände nacheinander aufgelegt werden.
Die linke Hand bleibt am Kreuzbein,
die rechte Hand geht zum Nacken – hierbei handelt es sich um das Durchbluten der Wirbelsäule –, und wir bleiben so lange dort, bis wir in beiden Händen die gleiche Wärme oder Energie spüren.
Kniekehlen,
Fußsohlen - dabei ist darauf zu achten, dass die Fingerspitzen auf den Zehenspitzen liegen.
Hände kräftig aneinander reiben, drei Mal darüber pusten und dann ausschütteln, an Mutter Erde übergeben und sprechen: "Wir bitten Mutter Erde alles anzunehmen und in Licht und Liebe umzuwandeln. Danke."
Sodann gehen wir wieder mit beiden Händen gleichzeitig in der Aura zu allen Positionen und zählen vom Wurzelchakra ausgehend sieben Positionen bis zum Kronenchakra zurück.
Am Ende umfahren wir wieder dreimal die Aura und führen den Energiestrich aus. Dieser dient zur Belebung und Aktivierung der Lebenskraft. Wir trennen uns von der Energie, danken der Reikikraft, der Christuskraft und allen Reikihelfern für die licht- und liebevolle Begleitung. Danke. Und schließen die Chakren.
Wir berühren die Schulter des Empfängers, um ihn aus der tiefen

Entspannung zu lösen und achten darauf, dass er selbst seine Chakren schließt.

Maria, setze Dich bitte auf einen Hocker, damit wir die Kurz- bzw. Intensivanwendung vorführen können. Zweckmäßig ist, dass der Reikiempfangende so auf einem Stuhl sitzt, dass der Rücken frei ist. Ihr steht wieder an der linken Seite, schließt Eure Chakren und stimmt Euch wie bekannt ein. Dann geht Ihr hinter ihn und legt Eure Hände auf seine Schultern. Jetzt geht Ihr auf die linke Seite zurück und legt die linke Hand auf die Stirn und die rechte Hand auf den Hinterkopf. Dann geht Ihr stufenweise von Chakra zu Chakra abwärts bis zum Wurzelchakra. Nach dem Energiestrich übergeben wir Mutter Erde die Energie mit der Bitte um Umwandlung und danken ihr. Wir trennen uns von der Energie. Wir danken der Reikikraft, der Christuskraft und allen Reikihelfern für die licht- und liebevolle Begleitung. Wir schließen die Chakren. Hierbei ist zu beachten, dass jeder Reikiempfangende seine Chakren selber schließt.

Da dies eine Intensivanwendung ist, - wir gehen direkt in die Chakren - sollte die Zeitdauer von zehn Minuten nicht überschritten werden.

Regine: Was kann ich bei Kopfweh machen?

Gertrud: Du kannst beispielsweise sehr gut mit dem Pyramiden- bzw. Kraftmudra arbeiten. Ein Mudra ist eine symbolische Handstellung mit energetischer Ausstrahlung. Bevor Ihr einem anderen Menschen helft, denkt immer daran, Eure Chakren zu schließen und Euch einzustimmen, sonst übernehmt Ihr die Beschwerden und wundert Euch auch noch darüber.

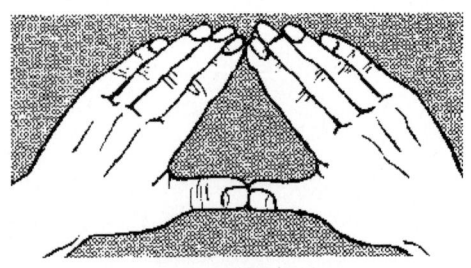

Mit beiden Händen in dieser Stellung (siehe Zeichnung) gehen wir immer vom Kronenchakra aus und führen in der Aura die Hände langsam längs des Kopfes und Körpers abwärts, senken beide Hände und bitten Mutter Erde alles anzunehmen und in Licht und Liebe umzuwandeln, danken.

Dieser Vorgang kann beliebig oft im Rundgang um den Körper wiederholt werden. Es ist jedoch unbedingt darauf zu achten, dass auf der Körpervorderseite die Mittellinie ausgenommen bleibt.

Bei Krebs-, Aids- und Schwerkranken ist diese Vorgehensweise ratsam. Darüber hinaus kann auch durch direktes Händeauflegen gearbeitet werden. Voraussetzung dafür ist die positive Einstellung des Reikigebenden.

Sollten Reikieingeweihte vor Krebs und HIV Bedenken oder Angst haben, bedeutet dies eindeutig keine Energie zu geben. In so einem Falle ist der Energiefluss zwischen Geber und Empfänger unterbrochen.

Das Immunsystem ist von größter Bedeutung für den Fortbestand der Gesundheit. Der Verlauf von Schwersterkrankungen kann durch Reikigaben positiv unterstützt werden. Eine weitere Hilfe zur Aktivierung der Thymusdrüse ist das leichte Klopfen mit den Fingern darauf.

Erika: Bist Du nicht der Meinung, dass ich zunächst nur mich selbst behandeln soll und erst, wenn ich mich ganz sicher fühle, meinen Mann?

Gertrud: Erika, selbstverständlich, doch stärke als erstes das Selbstvertrauen zu Dir. Höre mehr und mehr auf Deine innere Stimme, denn sie ist Dein bester Ratgeber. Das, was in Deinem Herzen ist, das ist für Dich ausschlaggebend, und lasse Dich durch nichts und niemanden aus Deiner Mitte bringen. Selbstvertrauen hat sehr viel mit unserem wirklichen und wahrhaftigen Leben zu tun.

Erika: Gibt es irgendwelche Besonderheiten zu beachten?

Gertrud: Bei der Übertragung der Reikienergie gelten folgende Einschränkungen:

1. die Hände nicht direkt auf einen Knochenbruch legen (Röntgenaufnahme abwarten).
2. beim Infarkt auf keinen Fall die Hände auflegen. Das gleiche gilt für Menschen mit Herzschrittmacher.
3. das gleiche gilt für Verbrennungen, nur in der Aura arbeiten.
4. die Hände nicht direkt auf eine frische Operationswunde legen, erst nach drei Tagen.

Darüber hinaus sind folgende Besonderheiten zu beachten:
auch Amputationsstümpfe sowie Resektions- und Amputationsprothesen sollen Reiki erhalten, denn alle Körperteile und Organe bleiben im Geistkörper vorhanden (Phantomschmerzen). Die Reikikraft durchdringt auch jeden Gipsverband.

Jede Reikigabe richtet sich nach dem Bedarf des Reikiempfängers: er nimmt nur soviel Energie auf, wie er benötigt. Wir dürfen nicht versuchen, dies zusätzlich mit unseren Gedanken zu beeinflussen, denn der Kosmos weiß es besser und ist vor allem kein Energieverschwender. Die Anwendung der Reikikraft verläuft nach kosmischen Gesetzen.

Es gibt immer zwei Möglichkeiten der Handhabung:

1. Auf der einen Seite das übertriebene Fanatische. Ich kann alles heilen, bin ja eingeweiht.
2. Auf der anderen Seite, ich habe zwar Angst davor, aber ich mache es trotzdem, weil der andere es verlangt. Dann ist es auch falsch.

Es gilt immer wieder das Prinzip, wen habe ich tatsächlich vor mir, und kann ich dem gerecht werden in meinen Möglichkeiten? Wenn nicht, dann bitte die Reikigabe unterlassen und zu seinen Empfindungen stehen. Eventuell eine Empfehlung an andere Reikigebende aussprechen.

Regine: Was ist bei der Behandlung von Kindern zu beachten?

Gertrud: Kinder sind sehr sensibel und spüren daher schneller als Erwachsene, wann sie genug Energie erhalten haben. Sie schieben Eure Reikihände weg; selbst Kleinkinder reagieren in dieser Weise. Beendet in so einem Fall die Reikianwendung.

Regine: Wie sieht es mit Reikigeben aus, wenn ich mich selbst nicht wohlfühle?

Gertrud: Unterlasst es.

Grundsätzlich ist zu unterscheiden: Wenn Du selbst eine schwere Grippe hast, gibst Du Dir selbst Reiki. In diesem Fall sollten nach jeweils zwei Minuten die Hände ausgeschüttelt werden. Auf jeden Fall ist es unabdingbar, sehr achtsam mit allem was Reiki ist und bedeutet umzugehen. Beachtet sorgfältig den ordnungsgemäßen Ablauf und die korrekte Handhabung. *Es ist wichtig, sich darüber im Klaren zu sein, dass schon bei der Auseinandersetzung mit Reiki viele Geistwesen aktiviert werden. Eine Reikigabe kann nicht einfach mal so zwischendurch gegeben werden. Reiki ist ein heiliges Zusammenwirken kosmischer Energien in Zusammenarbeit mit dem positiven geistigen Reich. Es sollte wie ein Gottesdienst abgehalten werden.*

Leonore: Ich habe mir schon vorher überlegt, warum es Reiki 1 und 2 und die Meistereinweihung gibt. Wäre es zuviel Energie auf einmal?

Gertrud: In jedem Fall. Bei Reiki 1 wirst Du in vier Einstimmungen an zwei Tagen für diesen göttlichen Energiestrom geöffnet. Entsprechend Deiner spirituellen Entwicklung bekommst Du aus dem positiven geistigen Reich bis zu sieben Reikihelfer zur Seite gestellt. Diese arbeiten dann an der Weiteröffnung Deiner Kanäle. Doch nur in Zusammenarbeit geht dies kontinuierlich weiter. Deshalb ist es notwendig, dass Ihr Euch jeden Tag Reiki gebt. Durch das Üben kommt Euer Körper zu einer besseren Aufnahme, und die Chakren können diese Energien besser umsetzen. Damit führen wir unseren Organen die notwendige Lebensenergie zu, beseitigen vorhandene Blockaden, führen

Körper, Seele und Geist in eine stärkere Harmonie und erfahren ganzheitliche Heilung.

Unser Energiesystem arbeitet wie ein Fernseh- oder Rundfunkempfänger. Nur wenn wir es richtig einstellen, ist der Empfang gut. Genau so müssen wir uns richtig einstellen auf den „Empfang" der universellen Energie, damit die „Körperbatterie" aufgeladen und betriebsbereit ist.

Der zweite Reikigrad sollte erst nach ungefähr sechs Monaten, besser nach einem Jahr erworben werden. Dann könnt Ihr Symbole anwenden, die Raum und Zeit aufheben, so dass auch Reikiferngaben möglich sind. Doch das Ausschlaggebende dabei ist, dass Eure eigene Lichtenergie verstärkt und erhöht wird. Das ist der Garant dafür, dass Ihr in Eurer Höherentwicklung ein großes Stück weiter kommt.

Die Reiki-Meistereenergie erschließt eine weitere Dimension spirituellen Wachstums. Bei dieser Einweihung kommt zusätzlich ein Reikimeister aus dem positiven geistigen Reich zu Euch. Ihr tretet damit die Wallfahrt zu Eurem Innersten, Eurem Heiligtum an und werdet zum Fackelträger Eures eigenen Lichtes.

Regine: Du hast schon einmal erwähnt, dass wir als Reikieingeweihte eine bevorzugte Zielscheibe der negativen Seite sind. Wie können wir uns schützen?

Gertrud: Die Quelle Eures Lebens ist Licht, ist reine Vollkommenheit. Diesem Licht in Euch wollen wir nun die volle Aufmerksamkeit widmen. Jeder Tag ist ein Neuanfang, eine Geburt, *deshalb sollen wir jeden Tag mit Freude beginnen, Freude an uns selbst, an den neuen Möglichkeiten, offen zu sein für das, was kommt, und dabei doch mit den Füßen auf Mutter Erde bleiben.* Wie gehen wir also am besten in den neuen Tag? Beim Erwachen danken wir für das Geschenk dieses neuen Tages, bitten das göttliche Sein um Führung, Schutz und Segen und nehmen uns in Liebe an. Wir stellen uns in einen Lichtkreis, eine Pyramide oder was immer wir mögen. Wir bitten unsere geistige

Führung um gute Zusammenarbeit aller geistigen Führungen der Menschen, mit denen wir in Berührung kommen. Bedankt Euch immer.

Bevor Ihr das Haus verlasst, stellt Euch in einen Lichtkreis, sprecht noch einmal Eure Bitten um göttliche Führung, Schutz und Segen aus. Das sollte mehrmals am Tage geschehen. Schließt die Chakren und manifestiert die violette Flamme über Euch. Ihr könnt sie ebenfalls wirkungsvoll einsetzen, wenn Ihr unterwegs seid, am Arbeitsplatz oder wenn Ihr bei Kindern Uneinigkeit und Streit bemerkt.

Die Wohnräume können über Weihrauch oder Klangschalen gereinigt werden, um niedrige Fremdschwingungen zu entfernen. Aromalampen mit den entsprechenden ätherischen Ölen dienen der Harmonisierung von Körper, Seele und Geist. Rosenduft belebt das Herzchakra.

Eine schöne Schale mit Wasser im Schlafraum und auch in anderen Räumen ist von Vorteil, da es das Ungute abhält und reinigt, das gleiche gilt für Kastanien vor Fenster- und Türöffnungen.

Die Räume, in denen Ihr wohnt, das Haus, die Terrasse und auch die Nachbarhäuser könnt Ihr in eine Kristallpyramide stellen und den Erzengel Michael bitten, Euch seinen Schutz mit dem blauen Lichtschwert zu gewähren.

Es ist wichtig, dass dies immer wieder getan wird. Mit der Zeit werdet Ihr eine spürbare Änderung der Schwingung feststellen und Euch wohler fühlen. Außerdem könnt Ihr Euch mehrmals täglich in einen elektrisch-blauen Lichtschutzmantel einhüllen. Er ist ein absoluter Schutz, den Erzengel Michael Euch schenkt.

Bevor Ihr mit dem Auto losfahrt, visualisiert eine grüne Haube über Eurem Auto, lasst Jalousien an den Seiten herunter oder stülpt eine grüne Mütze von allen Seiten darüber und erbittet den Schutz Eurer Engel. Ihr könnt dies für jeden Eurer Lieben ebenfalls tun. Bevor Ihr wegfahrt, könnt Ihr auch Euren Engel bitten, für Euch den anzufahrenden Parkplatz frei zu machen. Denkt daran, Euch immer zu bedanken.

Sendet immer wieder Licht, Liebe und Farbstrahlen hinaus zu den Menschen, die Euch nahestehen, in Krisengebiete oder zu Mutter Erde.

Freude ist ein besonderer Energiespender, dem Ihr viel Aufmerksamkeit in Eurem Leben schenken sollt. Eine einzige Rose am Schreibtisch Eures Arbeitsplatzes, oder das Aufstellen eines Bergkristalls, Rosenquarzes, Amethysts, Rauchquarzes oder eines anderen Steines wird die Aufmerksamkeit aller anziehen. Ihr werdet viel mehr lächelnde Gesichter an einem Tag sehen, als sonst in einer ganzen Woche. Es sind meistens die Kleinigkeiten, die sehr viel in Bewegung bringen können. Es kommt immer auf einen Versuch und viel Phantasie an, probiert es!

Habt Ihr ein schwieriges Gespräch vor Euch, so sendet bereits vorher folgenden Gruß zum erwarteten Gesprächspartner: „Das Göttliche in mir grüßt das Göttliche in Dir." Damit ist die Seelenebene angesprochen. Wenn Ihr mit Familienangehörigen oder Freunden nicht in Harmonie lebt, so könnt Ihr mit diesem Gruß ebenfalls die Seelenebene ansprechen und darüber hinaus der Seele des anderen sagen, dass Ihr sie liebt, loslasst oder was immer in dem einzelnen Fall wichtig ist. Ihr könnt auch die Seelenebene des anderen erreichen, wenn er schläft, im Koma liegt oder auch, wenn er von dieser Ebene hinüberwechselt ins Licht.

Alle Menschen, mit denen Ihr Schwierigkeiten habt, könnt Ihr in einen Rosenregen hineinstellen, ihnen eine Rosenperücke aufsetzen oder sie in ein Rosenbett legen. Damit öffnet Ihr ihre Herzen. Wiederholt dies ruhig öfters.

Denkt daran, bei allen aufgeführten Beispielen im Sinne des Göttlichen hinzu zu fügen, da Ihr ansonsten ins Karma eingreift und die Dinge selbst übernehmt.

Wenn Ihr Daumen und Zeigefinger beider Hände schließt, so ist dies als Schutz gegen alles Ungute zu sehen. Dies könnt Ihr z.B. bei einem unangenehmen Telefonanruf praktizieren.

Es gibt auch Schutzstellungen, z.B. die Arme überkreuz zu den Schultern. Um unguten Träumen vorzubeugen, sollten in jedem Fall die Chakren vor dem Einschlafen geschlossen werden und sich in Licht einhüllen. In der Vollmondphase ist darauf besonderes Augenmerk zu lenken.

Duscht Euch möglichst morgens und abends, denn dadurch wird die Aura von Fremdschwingungen befreit. Bittet auch in diesem Falle Mutter Erde, die Verunreinigungen im abfließenden Wasser anzunehmen und in Licht umzuwandeln, danken.

Nachfolgend ein Ritual der Aurareinigung, quasi eine feinstoffliche Trockendusche:

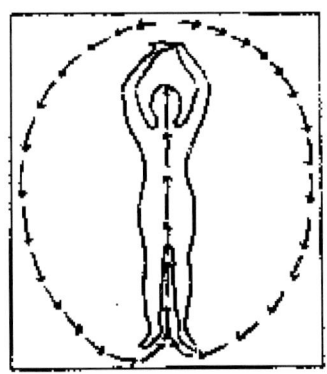

Stellt die Füße schulterbreit nebeneinander und erbittet göttliche Führung, göttlichen Schutz und göttlichen Segen. Beim Umfahren der Aura erbittet die Reinigung derselben. Sodann visualisiert das Öffnen der Handchakren, umfahrt mit beiden ausgestreckten Händen gleichzeitig vom höchsten Punkt über dem Kopf beginnend die Aura bis zum Boden. Geht dann mit nach außen gerichteten Handflächen zum Ausgangspunkt zurück.

Seid Ihr mit ausgestreckten Armen oberhalb des Kronenchakras angekommen, gebt die Verunreinigungen aus der Aura ab an Mutter Erde und erbittet dass sie in Licht und Liebe umgewandelt werden, im Sinne des Göttlichen.

Den Vorgang wiederholt so oft, bis sich das Empfinden von Gereinigtsein einstellt. Bedankt Euch abschließend für Führung, Schutz und Segen. Schließt die Handchakren in Eurer Vorstellung und danach alle Chakren in der gewohnten Weise.

Vor jeder Meditation ist immer um göttliche Führung, göttlichen Schutz und göttlichen Segen zu bitten. Nach jeder Meditation müssen die Chakren geschlossen werden. Wir trennen uns damit nicht vom positiven Energiekreislauf und werden dadurch auch nicht empfindungslos. Wir schützen uns damit ausschließlich vor Fremdenergien, die Schaden anrichten könnten.

Liebt Euch aus dem innersten Herzen heraus. Freut Euch, dass Ihr so seid, wie Ihr seid. Wenn Ihr in einer belastenden Situation seid, bejaht sie, so nehmt Ihr sozusagen den Stachel und löst mit der Bejahung einen Teil davon auf. Bedenkt: In jedem Unguten ist auch ein Stück Gutes, Ihr müsst es nur finden wollen. Seid gut zu Euch selbst, öffnet Eure Herzenstore und strahlt hinaus. Habt Ihr Euch schon einmal bei den Augen bedankt für all das Schöne, was sie Euch zeigen, oder habt Ihr Euch selbst schon einmal liebevoll die Hände gestreichelt und Euch bei Ihnen bedankt für das, was sie alles getan haben, oder bei den Füßen, wo haben sie Euch schon überall hingeführt, Euch getragen?

Das Feuer ist ein mächtiges Element, dem wir in Ehrfurcht begegnen sollen! Beim Anzünden einer Kerze oder eines Feuers erbittet den Segen des Christuslichtes, beim Auslöschen jeder Kerze bittet um eine neue Heimat für alle Licht- und Feuerelementale. *(siehe „Das kleine Buch vom Schutz der Seele" von Martin Fieber)*

Da wir beim Kerzenlicht sind, möchte ich jetzt den Lichtträger Elias zitieren: Licht bedeutet Wärme, Kraft und Erleuchtung. Sie ist das Beispiel dafür, dass in Euch die Kerze brennt, genauso warm und strahlend, und Euch mit der gewaltigen Flamme Gottes vereint. Es ist sehr wichtig, dass sich jeder Mensch wieder bewusst wird, dass in ihm der göttliche Funke besteht. Die Flamme ist ein Symbol dafür; und so sorgsam, wie ihr mit dieser Flamme umgeht, so solltet Ihr Euch Eures göttlichen Funkens bewusst werden. So kann man auch für einen anderen Menschen eine Flamme bedeuten und beim Wachsen dieses Funkens zu einer Sonne werden. Es ist wichtig, dass die Menschen wieder lernen, ihren Wert zu erkennen und damit auch den göttlichen Funken.

Denkt daran, dass Ihr geistige Reikihelfer an Eurer Seite habt. Bittet sie vor jeder Reikigabe um Führung und gute Zusammenarbeit. Ihr geht auch nicht in einen Bäckerladen, bleibt an der Tür stehen und erwartet, das richtige Brot zu bekommen. Nun, Ihr müsst genau sagen, was Ihr wollt. Ebenso ist es mit Euren geistigen Helfern. Sie stehen neben Euch und warten darauf, dass Ihr mit Ihnen Kontakt aufnehmt, sie bittet, Euch zu helfen. Seid gewiss, sie freuen sich darüber, dass Ihr endlich mit ihnen sprecht. Sie dürfen von sich aus nicht helfen, ohne dass Ihr sie darum bittet. Jede Situation ist für Euch ein Lernschritt. Wenn Ihr dies voll und ganz begriffen habt, dann versteht Ihr auch, warum Euch nur über Eure Bitte Unterstützung zuteil wird. Euer freier Wille ist das höchste Gut. Anders ist es bei Eurem Schutzengel, er ist immer bei Euch und hilft, soweit Ihr dies zulasst. Doch auch er freut sich über Eure Kontaktaufnahme und Euer Danken.

Habt Ihr Euch schon einmal klargemacht, dass Ihr die Verantwortung auch für Euren Schutzengel tragt? Diese Lichtwesen sind mit Euch ganz stark verbunden und gehen alle Eure Wege auch in ihrer eigenen Entwicklung mit. Führt die Straße abwärts, so ist dies auch für sie gültig. Vielleicht ist Euch jetzt spätestens klar, wie wichtig es ist, immer positiv zu denken, zu handeln, Euch der Liebe zu öffnen. Es geht auch hier um das bewusste und liebevolle Umgehen mit Euch selbst und damit gleichzeitig mit dem Schutzengel und der geistigen Führung.

Bleiben wir noch ein wenig bei den Engeln. Wir werden immer von ihnen begleitet. Kinder sehen sie meistens bis zum sechsten Lebensjahr. Deshalb sehe ich es als Pflicht an, wenn Kinder von Engeln erzählen, ihnen aufmerksam zuzuhören und auch liebevoll nachzufragen.

Wie oft haben wir im Nachhinein festgestellt, dass der Schutzengel in einer schwierigen Situation geholfen hat. Aus diesem Grunde sollen wir bestrebt sein, im Kontakt mit unseren geistigen Begleitern zu leben. Sie sind eine Realität. Marc Chagall hatte eine Engelsvision, die er dann in seinem Bild „Erscheinung" darstellte. Aus den berühmten Qumran-Rollen, die uns die Bruderschaft der Essener hinterließen, erfuhren wir von den täglichen Gebeten unter Anrufung der Engel. In der Literatur wird immer wieder auf Engel hingewiesen, so z.B. von Rainer Maria Rilke und Leo Tolstoi. Die bekannte Sterbeforscherin und Psychologin Dr. Elisabeth Kübler-Ross war davon überzeugt, dass wir beim Hinüberwechseln in unsere Lichtheimat von Engeln liebevoll erwartet werden.

Zur Meditation setzt Euch bequem und aufrecht hin, habt guten Bodenkontakt und schließt Eure Augen. Wir bitten um göttliche Führung, göttlichen Schutz und göttlichen Segen. Öffnet Euer Kronenchakra und lasst den blauen Strahl des Friedens in Euch einfließen. Fühlt, wie Euch dieses beruhigende Blau bis in die Fingerspitzen und dann bis hinunter in die Zehenspitzen ausfüllt. Spürt Ihr noch irgendwo eine Blockade, dann atmet bewusst den blauen Strahl dort hinein. Glaube und Vertrauen erfüllen Euch nun ganz. Körper, Seele und Geist sind im Einklang, Ihr seid heil.

Du bist auf einer Wiese und entdeckst in einiger Entfernung mehrere verschiedene Bäume. Sorgfältig wählst Du einen aus und gehst langsam auf ihn zu. Zuerst begrüßt Du ihn und lehnst Dich mit Deinem Rücken an seinen Stamm. Dein Atem geht ruhig - Du verbindest Dich allmählich mit Deinem Baum, spürst die Harmonie, die Dich umfängt und bist völlig entspannt. Jetzt hörst Du die Baumstimme:

Wir, Du und ich, erspüren jetzt unsere gemeinsamen Wurzeln: als erstes die rote Energie von Mutter Erde selbst, als nächstes Dein Farbempfinden vom Erdboden selbst, leuchtend gelbe Sonnenstrahlen, der heilende grüne Lebensstrom, rosa Rosen der Freude, blaues Wasser des Lebens und glitzernde Luft.

Schaue in Dich hinein. Siehst Du die flache Schale, die in der Mitte Deines Körpers steht? Dort fließen die Erdkräfte in den Ewigkeitsbaum hinein. Blicke noch einmal in Dich hinein. Du entdeckst eine zweite flache Schale nahe Deinem Herzen. Dort hinein fließen die kosmischen Kräfte. Es sind die dem Himmel zugewandten Äste.

Deine Schale. Der Türkisstrahl ist der Ausdruck Deiner schöpferischen Arbeit, das Rubinrot bringt Dir Kraft, der Goldstrahl die Weisheit, die pfirsichfarbene Energie den Frieden und die Liebe hüllt alles kristallweiß ein.

Durch Dein weit geöffnetes Kronenchakra strömt die Naturenergie in einem kräftigen Rosa, das sich mit einem zarten Violett verbindet. Silberglänzendes ewiges Leben fließt als nächstes in

Die Schale nahe Deinem Herzen neigt sich leicht nach vorn und lässt ihre Fülle in die untere Schale hineinfließen. So vereinigen sich die Erd- mit den Himmelskräften in Dir, und Du empfindest heitere Ruhe und reinste Liebesströmung. Und wieder spricht der Baum: Du und ich, wir sind Leben vom ewigen Leben. Unsere Kraft ist das Vertrauen. Wir wissen, dass Gott in uns lebt, in uns ist. Aus diesem Glauben und in diesem Glauben leben wir.

Langsam trennst Du Dich aus der Einheit mit Deinem Baum. Du umfängst ihn liebevoll und dankst ihm. Du dankst für die Erfahrung des Einsseins und das tiefe Empfinden Eurer strömenden Liebe. Zum Abschied siehst Du Deinen Baum genau an. Was für ein Baum war es?

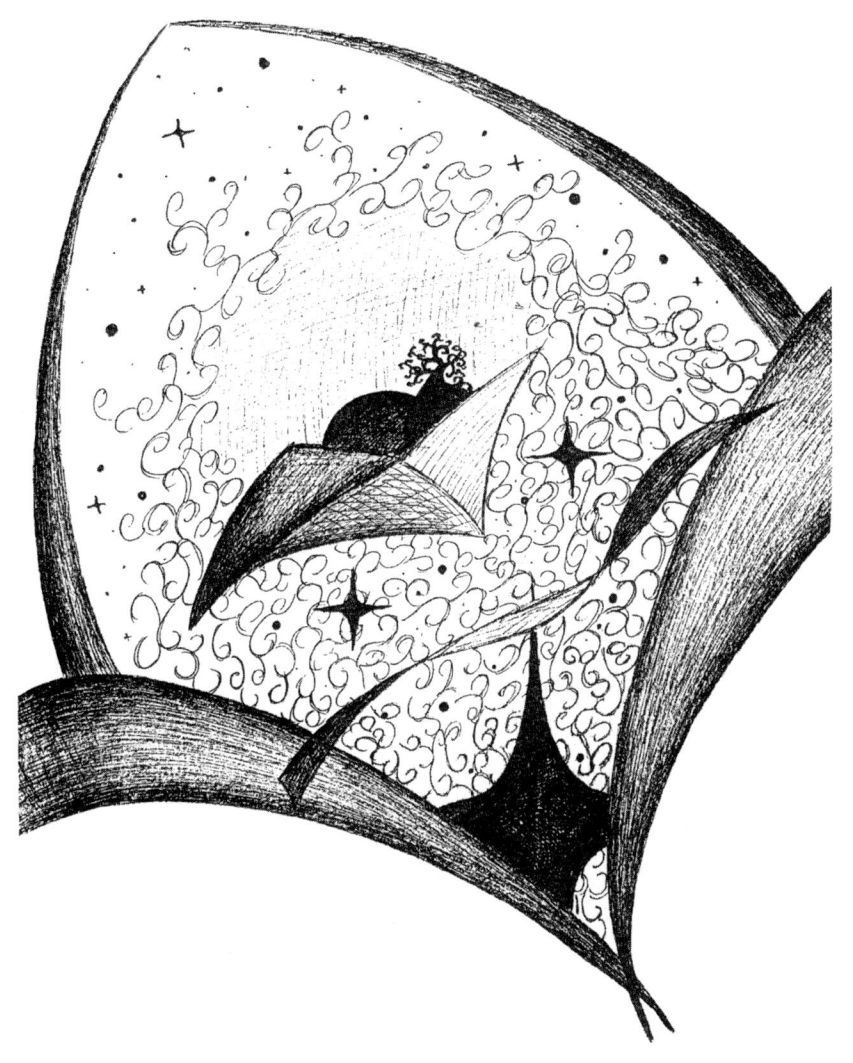

Wir danken, dass wir dieses erspüren, erfühlen dürfen und bitten um einen besonderen Segen für unser Zusammensein in Gemeinschaft mit allen Wesen aus dem Lichtreich. Danke.
Wir kommen langsam ins Außen zurück und lassen uns von allem Schönen, das uns umgibt, begrüßen. Wir schließen die Chakren.

Gertrud: Gustav, wie bist Du auf die Idee gekommen, gerade hier Reiki zu machen?
Gustav: Ja, bei mir war es so. Ich fand in einer wissenschaftlichen Zeitung über parapsychologische Erkenntnisse eine Anzeige einer Reikimeisterin aus meiner Heimatstadt München. Das wäre für mich doch sehr günstig, dachte ich, fragte aber doch meine spirituelle Freundin Gerlinde. Ihre prompte Antwort lautete: „Die richtige Reikiausbildung findest Du nur bei Gertrud. Mache Dich auf den Weg." Und das gleiche sagte vor einigen Tagen auch ein anderer Freund. Und so bin ich heute eben hier.
Gertrud: Je offener und freier, aber auch bewusster Ihr in jede Situation hineingeht, um so mehr kann sich zum Positiven verändern.
Regine: Meine Freundin ist zu einem anderen Reikimeister gegangen und wollte mich dabeihaben. Sie hat mehrfach versucht, mich zu überreden, doch ich habe gesagt, nein, ich habe mich anders entschieden.
Gertrud: Das war für Dich sicherlich der richtige Entschluss. Ich persönlich würde nicht versuchen, jemanden zu überreden, meine Seminare zu besuchen. Die freie Entscheidung und der freie Wille jedes Einzelnen ist für mich oberstes Gesetz, denn es ist sein Weg und seine Verantwortung, und es ist auch seine Zeit, die er für sich benötigt.
Regine: Lieber wäre ich schon viel früher gekommen, doch es war alles belegt. Das hat mich stark genervt.

Gertrud: Solltest Du nicht mehr Geduld mit Dir haben? Dies ist ein wesentlicher Aspekt in Deinem Lebensplan.

Geduld und Gelassenheit sind übrigens auch göttliche Formen für die Seele, damit sie sich überhaupt in einem Körper entwickeln kann. Auch wenn Situationen entstehen, die einem missfallen, auch wenn sie gar nicht so falsch sind, müssen Geduld und Gelassenheit bewahrt werden. Wichtig ist, sich selber zu lieben, sich so anzunehmen wie man ist. Sich vor den Spiegel zu stellen und sagen „Ich liebe Dich". Dies ist wichtig. Wenn man lernt, sich selber zu lieben, sich anzunehmen, so kann man auch die Liebe weitergeben, so ist man in der Lage dazu.

Zu diesem Themenkreis gehört auch die Demut. *Demütig sein heißt, seinen Erkenntnisstand zu vertreten und diese Erkenntnis auch vorzuleben, auch gegen den Widerstand von außen. Demut beinhaltet auch das Wort „Mut für das Göttliche", das Göttliche zu vertreten. Demütig ist der, der offen und ehrlich seinen Weg zu Gott geht und Korrekturen zulässt. Man sollte immer darauf achten, die geistige Logik hinter den Dingen zu finden, um somit offen zu sein. Jedoch heißt demütig nicht „kleinbeigeben". Gott braucht standhafte Mitarbeiter, keine kriechenden Sklaven.*

Erika: Gibt es noch andere Anwendungsgebiete für Reiki?

Gertrud: Selbstverständlich. Ist Eure Batterie im Auto ausgefallen, so versucht es zuerst mit Euren Reikihänden. Es lohnt sich oft bei elektrischen Schreib-, Wasch- und Küchenmaschinen. Beim Autoabstellen haltet Eure Hände hin und bittet darum, dass es geschützt ist. Es wird bestimmt nicht entwendet. Stülpt eine grüne Hülle darüber. Doch beachtet die Intensität Eurer Gedanken. Ist die kleinste Unsicherheit in Euch, wird es nicht funktionieren. Es heißt nicht umsonst „Glaube versetzt Berge". *Der beste Schutz ist ein unerschütterlicher Glaube ohne jede Angst. Diese Schwingung ist wie ein Bollwerk, und Ihr sollt Euch dieses Kraftfeldes vollkommen bewusst sein.*

Ich hatte ein sehr schönes Erlebnis in Teneriffa. Dort war ich im zehnten Stockwerk eines Wohnturms untergebracht und musste mit dem Lift hinunterfahren. Er blieb fast in jedem Stockwerk stehen, und es stiegen immer mehr Leute ein. Als letzter kam ein sehr gewichtiger Herr, und so sind wir halt stecken geblieben. Ein lieber Freund von mir, der vorne stand, versuchte es mit Gewalt. Ich habe mir dies ein Weilchen angesehen und dann gebeten, mich nach vorn durchzulassen. Ich habe meine Hände zur Tür hingehalten und um die Reikikraft gebeten. Siehe da, wir sind weitergefahren, und die Tür hat sich wieder geöffnet.

Es geht wirklich darum, dass Ihr in dem Glauben lebt, dass Reiki alles kann. Es ist Energie, und Ihr seid jetzt Träger dieser Energie. Sie steht Euch jederzeit zur Verfügung. Verwendet sie. Alles ist fließende Energie, doch nicht nur im äußeren Bereich, sondern genauso im inneren. Eure ganz persönliche Entwicklung hängt zum Großteil vom bewussten Einsetzen in der Stille ab, denn Kraft kommt aus der Stille. Ob Ihr nun betet oder meditiert, einen Spaziergang in der Natur macht und mit den Pflanzen und Bäumen sprecht, Eure innere Welt wird sich in dem Maße erschließen, wie Ihr den Frieden in Euch wirken lasst, ohne Hetze, Stress, Nervosität und ohne Außentätigkeit. In jedem Seminar könnt Ihr zwar Impulse bekommen, doch verarbeiten müsst Ihr sie in Euch. Es gilt, die Spiritualität in das tägliche Leben einzubringen und umzusetzen und damit im Hier und Jetzt zu leben. Achtet darauf, Euch in den geistigen Dingen nicht zu verlieren. Was nützt alles angehäufte geistige Wissen, wenn es nicht richtig gelebt wird!

Wir selbst sind ein Kreislauf, hineingestellt in einen größeren, den Erdenkreislauf, und dieser mündet in den kosmischen Kreislauf, denn der Mikrokosmos ist im Makrokosmos und umgekehrt. Machen wir uns diese Sichtweise zu Eigen. Sie erweitert unseren Horizont und lässt viele Dinge des Alltags in einem weniger bedeutsamen Blickwinkel erscheinen. Seht jeden Tag als Geburt, als Neuanfang und lebt diesen Tag entsprechend. Es geht darum, Schwerpunkte zu setzen und sich nicht zu verzetteln. Seid großzügig mit Euch selbst und Eurer Umwelt in jeder ihrer Facetten. Eine Umpolung Eures Bewusstseins macht einen neuen Menschen aus Euch.

Für werdende Mütter und die neue Seele ist Reiki ein besonderer Kraftsegen. Menschen, die im Begriff sind, ihren irdischen Lebensweg zu beenden, können durch die Reikikraft, auch wenn es nur über das Halten ihrer Hand erfolgt, das Gefühl des Beschütztseins in wunderbarer Weise erleben und leichter hinübergehen. Die Zurückgebliebenen sollten sich ganz klar vor Augen führen, dass jede Manifestation der Trauer, die sich besonders im Festhalten äußern kann, die Seele im Lichtreich in ihrer geistigen Entwicklung behindert. Wir müssen begreifen, dass Seelen in der Lichtwelt aufgrund des kosmischen Gesetzes der Liebe Wünsche ihrer Angehörigen vorrangig bewerten und den eigenen Fortschritt zurückstellen.

Doch dies ist eine vollkommen falsche Handlungsweise. Selbstverständlich sollen wir unserem Schmerz über den Verlust eines nahe stehenden Menschen in uns Raum geben. Trotzdem gebietet es die Liebe denjenigen freizulassen.

Eleonore: Du weißt, dass mein Mann am Kopf viel Schmerzen hat. Soll ich nur in diesem Bereich Reiki geben?

Gertrud: Nein, Eleonore, ich würde in jedem Fall eine komplette Reikigabe vorschlagen. Denke auch daran, dass Du geistige Reikihelfer an Deiner Seite hast, bitte sie immer um Führung und gute Zusammenarbeit, so wirst Du das Richtige machen.

Grundsätzlich ist zu sagen, dass Schmerzen stärker werden können, denn oft geht eine Aktivierung des Schmerzes einer Heilung voraus. Baut der Empfänger Blockaden auf, so ist ebenfalls eine Verschlechterung möglich, da in diesem Falle der Energiefluss gehemmt ist. Im Endeffekt ist die Reikienergie jedoch immer mit einer Harmonisierung verbunden, falls nicht auf der Körperebene wahrnehmbar, so auf den feinstofflichen Ebenen.

Außerdem könnt Ihr immer aufhören, gleichgültig, wie viel Positionen Ihr gemacht habt. Wenn der Reikiempfänger sagt, das bekommt mir nicht, so brecht die Reikigabe in jedem Fall sofort ab. In den meisten Fällen ist dann ein Gespräch angezeigt. Hört in Euch hinein. Verlasst Euch mit der Zeit mehr und mehr auf Eure Intuition. Sie allein ist der wahre Maßstab für Euch.

Regine: Reiki mit Pflanzen, wie funktioniert das?

Gertrud: Geht mir Euren Händen langsam seitlich zu der Pflanze, Ihr spürt die Aura, es wird warm. Beim Umsetzen von Pflanzen, Sträuchern oder Bäumen sagt, sie mögen ihr Bewusstsein ausschalten, damit sie nichts davon mitbekommen. Dann legt Eure Hände um den Wurzelballen, später um die Pflanze selbst. Stimmt euch jeweils dazu ein und gebt die Energie wie bekannt ab. Beim Gießen begrüßt die Pflanze auf ihrem neuen Platz, entschuldigt Euch für das Umsetzen und sagt ihr, dass Ihr Euch freuen würdet, wenn sie mit diesem Platz zufrieden ist. Geht Ihr so mit allem Lebendigen um, so wird es Euch immer gedankt. Ein Rosenstrauch hat dann besonders viele Blüten oder die Geranien saftige und große Blätter. Ich spreche oft mit meinen Pflanzen und lobe sie.

Dazu fällt mir folgende Geschichte ein: In einem amerikanischen Institut hat ein Forscher ein Gerät entwickelt, mit dem man die Energie von Pflanzen messen kann. Er hat mehrere Kakteen in ein Zimmer gestellt und in bestimmten Zeitabständen verschiedene Personen hineingeschickt. Der Energieausschlag war stets unterschiedlich. Eines Tages wurde ein Kaktus von einem Menschen bewusst zerstört, und daraufhin schlug die Anzeige bei allen Kakteen sehr stark aus. Im Laufe der nächsten Tage kamen dann wieder die „guten" Menschen in das Zimmer, und die Energie hatte die übliche Anzeigenstärke. Nach einiger Zeit wurde dann wieder derjenige in das Zimmer geschickt, der den Kaktus zerstört hatte. Die Anwesenheit dieses Menschen allein bewirkte, dass alle Anzeigen wie wild ausschlugen. Es ist folglich bereits wissenschaftlich nachgewiesen, dass alles Beseelte, auf sein Umfeld reagiert.

Das beste Beispiel dafür und im großen Maßstab ist „Findhorn". Dort sind Menschen zusammengeführt worden, die aus einem kargen Küstenboden in Nordschottland eine Oase mit Supervegetation, ein Pflanzenparadies, geschaffen haben. Das Unglaubliche, das unmöglich Scheinende, ist dort, vor allem auch dank des gesprochenen Wortes, Wirklichkeit geworden.

Erika: Können wir auch von Pflanzen Energie erhalten?

Gertrud: Ja, Kinder haben oft ihren Lieblingsbaum. Das gleiche gilt auch für Erwachsene. Lehnen wir uns mit dem Rücken an den Baum oder umfassen ihn und bitten um Energie, so werden wir sie erhalten und uns wohlfühlen. Über einen Dank freut sich der Baum, noch mehr, wenn wir ihm Reiki geben. Kinder holen sich die Energie aus der Natur. Sie sind noch stärker mit der kosmischen Energie in Verbindung. Isst ein Kind beispielsweise wenig, ist dafür aber viel an der frischen Luft, so tankt es dort auf.

Erika: Vor Jahren wurde von Frank Elsner im deutschen Fernsehen ein Schweizer Postmeister eingeladen, der als Hobbygärtner Riesenkürbisse gezüchtet hat. Allerdings nicht auf genetischer Basis, sondern allein dadurch, dass er mit seinen Pflanzen gesprochen hat. In eben dieser Sendung hat er über seine Worte eine Pflanze zum Aufgehen und Sprießen gebracht. Dies ist im Verlauf einiger Minuten geschehen. Millionen von Menschen haben dies gesehen.

Gertrud: Dies ist absolut möglich.

Erika: Das ist mir zwar auch klar, trotzdem habe ich mit einem Nachbarbaum, der mich auf unserem Grundstück stört, Probleme. Ich habe ein schlechtes Gewissen, weil ich es lieber hätte, wenn er gefällt würde.

Gertrud: Überlege mal Erika. Jeder Baum bringt Sauerstoff, das ist doch eine wichtige Funktion. Doch zurück zu Deinem Problem. Erstens ist dieses nur so lange ein Problem, solange Du es als solches ansiehst, und zweitens kannst Du alle Probleme - falls es viele sind - in einen Koffer packen. Sind es weniger, mache ein Paket, binde eine schöne bunte Schleife darum und übergebe es Deinen geistigen Helfern mit der Bitte, dies für Dich aufzulösen. Ist Dein Problem noch kleiner, dann blase alles in einen Luftballon, verschließe ihn gut, stelle Dich ans Fenster und sieh zu, wie er wegfliegt. Deine Probleme sind nicht mehr da. Die nächste Möglichkeit ist, alles aufzuschreiben, was Dich belastet und dann zu verbrennen. Denke, jetzt ist alles weg und erledigt und hole es nicht wieder hervor. *(siehe „Dein Seelenbuch", Hrsg. Martin Fieber)*

Lebenskraft erhalten wir auch aus den Felsen, Kristallen und aus dem Wasser. Pfarrer Kneipp hat uns seine heilenden Wasseranwendungen hinterlassen. Die Verbundenheit von uns Menschen zu jeglicher Natur wird uns allmählich mehr und mehr in das Verwobensein von allen und allem hineinführen. Wir erhalten seit jeher Energie und Lebenskraft aus dem Reiche der Natur, und es ist eine wunderbare Möglichkeit für uns, um dem Wasser, den Bäumen, Pflanzen, Steinen, Kristallen, Tieren Reikikraft, göttliche Energie zu geben, dem Reiche der Natur als Geschenk zurückzugeben, was wir seit Urzeiten empfangen haben.

Regine: Ich habe einen Hund daheim, wie steht es da mit Reiki?

Gertrud: Tiere haben ein sehr feines Gespür für Energien. Dein Hund wird jetzt öfters zu Dir kommen, weil er genau spürt, Du hast etwas, das ihm sehr gut tut. Andererseits wird er von sich aus fortgehen, wenn er genügend aufgetankt hat. Es ist bekannt, dass Tiere bereits vor einem Erdbeben diesen Ort verlassen. In verschiedenen Ländern wurde der positive Einfluss von Musik auf Tiere untersucht. Dabei ergab sich, dass klassische Musik eine höhere Milchproduktion bei Kühen zur Folge hat.

Regine: Du hast uns jetzt schon so viel Spirituelles erzählt, was hältst Du eigentlich von Reinkarnation?

Gertrud: *Die Gnade Gottes besteht in der Reinkarnation, die den Menschen die Möglichkeit bietet, ihre Fehler zu erkennen und in einem anderen Leben gutzumachen.*

Eng verbunden mit dem Begriff der Reinkarnation ist das Karma. *Es beinhaltet eine sehr große Vielfalt. Jeder, der das geistige Reich verlässt, versucht mitzutragen: Selbstauferlegtes Schicksal für die eigene Seele, für andere Seelen, für Jesus Christus oder Gott. Jedes irdische Leben beinhaltet Prüfungen, festgelegte Situationen, z.B. Behinderungen, Krankheiten, die bis zum Hinübergehen führen können.*

Wir werden auf diesem Lernplaneten Erde auf den Platz gestellt, der es uns ermöglicht, so zu leben, dass wir die Weichen für ein besseres Leben, heute oder zukünftig, stellen können.

Regine: Können wir denn dann überhaupt jedem Menschen Reiki geben?

Gertrud: Ja, wir können Reiki jedem Menschen geben, allerdings sind wir nicht in der Lage zu beurteilen, wie viel Karma der einzelne abzutragen hat. Daher ist es unumgänglich notwendig, Reiki immer „im Sinne des Göttlichen" zu geben, und dies auch auszusprechen. Die Reikienergie kommt in jedem Falle dem Menschen - unabhängig von seiner Karmasituation - zugute. Es unterliegt jedoch der Entscheidung des Kosmos, ob es in diesem Erdenleben - und auch inwieweit - erfolgen darf oder erst nach seinem Heimgang ins geistige Reich.

Ich mache jetzt einen Sprung vom Karma zu den Gedanken. Da ich jedoch weiß, dass der Geist über der Materie steht, will ich jetzt über das Denken sprechen:

Empfinden wir Freude, Liebe, Demut, können vergeben und den Nächsten lieben, so ist unser Denken und Wollen auf Harmonie ausgerichtet, wir sind somit in geistig-seelischer Ordnung, die uns unsere Tage in Gesundheit erleben lässt. Speisen wir unser Energiesystem jedoch mit Angst, Wut, Neid, Hochmut und ähnlichen Untugenden, so führen wir unweigerlich eine Schwächung des Immunsystems herbei.

Wer beispielsweise in ständiger Angst lebt, zieht Depressionen an sich heran. Das Zauberwort dagegen heißt: göttliches Vertrauen!

Solange ein Mensch in der göttlichen Ordnung lebt, verhindert die Aura die Aufnahme von Krankheitserregern. Falsches, negatives Denken und Handeln ist der beste Nährboden für jede Krankheit. Darum ist es absolut wichtig, dass wir stets in unserer Mitte sind und uns durch nichts und niemanden beeinflussen lassen. In diesem Bestreben unterstützt uns Reiki in vorbildlicher Weise.

Einzig und allein das Leben im Heute mit dem Denken des Herzens ist entscheidend.

Was alles verändern wir, wenn wir mit dem Herzen denken? Wir sind zufrieden mit uns selbst; wir nehmen Äußerungen unseres Partners, die uns früher verletzt haben, heute gelassener an. Kinder, die uns nerven, sehen wir als ergänzende Begleiter an, von denen wir noch lernen können. Dem Nachbarn, der uns manchmal Übel wollte, können wir fröhlicher begegnen. Dem Chef, der uns oft ungerecht behandelt, senden wir gute Gedanken zu, und wissen gleichzeitig, er ist ein Mensch, der noch mit dem Kopf denkt.

Denken wir mit dem Herzen, so wird die Macht der Liebe mehr und mehr in unserem Leben zum Vorschein kommen, sich in all unserem Tun widerspiegeln, bis sie uns ganz erfüllt. Dann haben wir den Sinn unseres Lebens voll erfasst. Geben wir uns doch selbst diese Chance! Jetzt! Immer ist heute der richtige Moment, um neu anzufangen, nicht morgen und nicht übermorgen, nein: Heute. In diesem Zusammenhang empfehle ich das Buch „Jetzt" von Eckhardt Tolle.

Der freie Wille ist entscheidend für Euer Schicksal, die Lebensumstände. Das Wissen um die Existenz Gottes, des All-Einen, oder wie immer wir es nennen, bringt uns mit den Quellen unseres Seins in Berührung, und wir erlangen mehr Selbstvertrauen, Selbstsicherheit, und dieses ist immer eingebettet in der kosmischen Liebe. So werden wir zu Lichtträgern, nicht nur für uns selbst, sondern für alles, mit dem wir in Berührung kommen.

Es überschreitet die Grenzen dieses Planeten, fließt hinaus, mündet ein in das Schöpfergeschehen.

Wir selbst sind es, die den Ablauf unseres Lebens bestimmen. Es geschieht dies nach dem Gesetz von Ursache und Wirkung. Haben wir einem anderen etwas angetan, so haben wir selbst diese Ursache gelegt und brauchen uns über eine ungute Wirkung nicht zu wundern. War es nicht in diesem Leben, so war es vielleicht in einem vorhergehenden. Es gibt folglich nichts in unserem jetzigen Leben, was wir zu beklagen haben. Nur sollen wir heute dafür sorgen – sowohl durch die Gedanken, als auch durch die Worte und erst recht durch die Taten –, dass unser Leben ein besseres und leichteres wird. Wir können niemandem eine Verantwortung für unser Leben aufbürden, wir sind für uns selbst allein verantwortlich. Leben wir nicht, wie wir uns dies vor unserer Inkarnation vorgenommen haben, so hat unsere Seele letztlich nur die Möglichkeit, uns mit ganz massiven Situationen zu konfrontieren, damit wir wieder an unseren Ursprung zurückgeführt werden. Dies kann über eine schwere Krankheit oder einen Unfall geschehen.

Positive Gedanken, aufbauende Lektüre und liebevolle Gespräche geben uns Impulse zum rechten Leben. Wir können uns selbst als Kreislauf sehen, der stets aufs Neue in Freude eingebettet sein will, denn Freude lässt unseren Puls und unser Herz schneller schlagen, den Rhythmus des Lebens spüren.

Wir haben das Leben von Gott erhalten, und unsere erste Aufgabe ist, es gut zu verwalten. Dazu gehört der Körper. Er ist der Tempel für unsere Seele. Daher ist es wichtig, dass das, was wir unserem Körper zuführen, gut und rein ist. Ein Raucher beispielsweise vergiftet jeden Tag aufs Neue seinen Körper, Alkohol zerstört Gehirnzellen. Es gibt noch Schlimmeres, das sich Menschen zufügen. So, wie wir uns in einem schönen und sauberen Haus wohl fühlen, so sollte dies unsere Seele in unserem Körper können. Achten wir also auf das, was wir essen und trinken. -

Regine: Wie ist es aber, wenn ich mit einem Problem nicht fertig werde?

Gertrud: Wirst Du mit einer Situation überhaupt nicht fertig, so kann es passieren, dass Deine Nase zugeht. Du kannst diese Situation nicht mehr riechen. Bei Augenproblemen willst Du etwas nicht sehen, bei einem Hörsturz willst Du etwas nicht hören. Je gravierender die Dinge sind, die wir nicht ordnungsgemäß leben, desto stärker wird sich ein Organ melden. Mit der Lunge atmen wir, und solange das Herz schlägt, leben wir. Beide Organe stehen also im Zusammenhang mit äußerst misslichen Situationen in unserem Leben, wenn sie sich „krank melden". Spätestens dann ist es höchste Zeit, dass Du in Dich hinein hörst und nicht länger bei der falschen Meinung bleibst, dass das, was Dir Dein Ego vorspielt, richtig ist.

Unsere Gedanken und unser Handeln sind sehr oft nicht im Einklang mit den kosmischen Gesetzen, und die Seele hat keine andere Möglichkeit, als sich über den Körperschmerz bemerkbar zu machen. Krankheit ist immer ein Regulator für Deine unrichtige Lebens- bzw. Handlungsweise.

Regine: Ist nicht die Angst ein innerer Störfaktor?

Gertrud: Ja. Hierzu möchte ich mit Worten von der geistigen Welt antworten: Ein jeglicher Mensch steckt voller Ängste. Existenzangst, Lebensangst, Angst vor dem Tag, Angst vor Menschen, Angst vor Gott, Angst vor sich selber. Angst ist negativ. Wer Ängste in sich trägt, lässt sich negativ beeinflussen. Dort ist darauf zu achten, diese Beeinflussung abzuwehren. Angst bedeutet Mangel an Vertrauen. Wer kein Vertrauen zu sich und Gott hat, hat Angst. Wenn das Negative weiß, dort sind Ängste, wird die Seele zum Spielball. Wer sich zum Spielball machen lässt, kann vom Positiven nicht mehr geschützt werden. Deshalb ist es unabdingbar, die Ängste auszusprechen und abzugeben.

Regine: Es zählt dies zwar nicht direkt zur Angst, doch ich möchte es trotzdem erwähnen: ich habe große Probleme mit meiner Mutter.

Gertrud: Du hast die Möglichkeit, mit der Seele Deiner Mutter zu sprechen. Am besten geschieht dies nachts, wenn sie schläft. Da kannst Du ihr alles sagen, was Dich bedrückt oder auch, was Du an ihr nicht verstehst. Sage ihr in jedem Falle, dass Du sie liebst. Dies kann man auch bei einem Ehepartner oder einem Kind machen, ja sogar, wenn jemand im Koma liegt. Sehr hilfreich ist dies auch in der Sterbebegleitung. Wenn Du das Wissen um die tatsächlichen Zusammenhänge hast, derjenige dies aber nicht so annehmen kann, so sage es zumindest der Seele. Sie hört dies, speichert es und erinnert sich spätestens, wenn sie hinübergeht.

Dieses Wissen ist etwas sehr Wertvolles, denn unabhängig davon, was Ihr zu jemandem sagt, auch wenn Ihr der Meinung seid, dass er es überhaupt nicht annehmen kann, die Seele hört es immer und erinnert sich. Folglich ist kein gutes Wort verloren.

Außer den erwähnten inneren Störfaktoren gibt es auch äußere. Als Beispiel nenne ich Erdstrahlen, Wasseradern, übermäßige Sonnenbestrahlung, den Vollmond. In der Vollmondzeit treten vermehrt ungute Gemütsverfassungen auf. Diesen können wir selbst mit der violetten Flamme entgegenwirken.

Gustav: Ist die Aura nicht ein Spiegel für den Gesundheitszustand?

Gertrud: *Die Aura ist übersinnliches Licht, das alles umhüllt, was Leben hat. Je harmonischer Ihr in Eurem Sein lebt, desto heller strahlt Eure Aura. Bei Freude und positiven Emotionen wird die Aura größer und ihre Strahlkraft wächst. Sie ist der Spiegel der Seele. Seid Ihr zornig, so schädigt Ihr Eure Aura bis zu dem Ausmaß, dass nicht nur die Farben der Aura dunkler und hässlicher werden, sondern dass Löcher in ihr entstehen. Es kann Tage dauern, bis sich die Aura regeneriert. Seid Euch deshalb bewusst, dass unkontrollierte Emotionen - Zorn, Hass, Angst, Eifersucht, Leidenschaften jeder Art, Wut - Euch selbst den größten Schaden zufügen. Eine beschädigte Aura ist ein offenes Tor für negative Einflüsse.*

Deshalb achtet auf Euer Verhalten, positives Denken, Fühlen, Sprechen, Handeln und auf den Umgang mit positiven Menschen. Ein Arzt, ein Seminarleiter, ein Freund können nur Impulsgeber sein. Hütet Euch vor falschen Beratern, hört immer auf Eure innere Stimme. Befreit Euch aber auch von negativer Skepsis, sie ist einer der größten Störfaktoren. Seid positiv kritisch und offen für Neues.

Maria: Um unsere Aura zu schützen, können wir auch Affirmationen sprechen. Willst Du damit jetzt fortfahren?

Gertrud: Gern. Das, was wir denken, glauben, ist unsere Wirklichkeit. Folglich können wir diese unsere Welt beeinflussen, indem wir Affirmationen sprechen. Dies sind energiegeladene Aussagen positiver Worte mit dem Ziel der Veränderung des Programmes unserer Zellen. Von größter Bedeutung in diesem Zusammenhang ist die Formulierung mit dem „Ich bin". Damit ist der Schöpfer-Gott in uns gemeint.

Mit dem Schöpferwort „Ich bin" werden gewaltige Kräfte in Bewegung gesetzt. Mit dem Wort „Ich bin" erfolgt die Anrufung der göttlichen Gegenwart, die die höchste Autorität in jedem Menschen ist. Sagst und fühlst Du „Ich bin", so setzt Du den Quell immerwährenden Lebens frei, damit er ungehindert hervorströmen kann. Genauso - nur negativ gepolt - ist es, wenn Du sagst: Ich bin krank, ich bin müde. Wenn Ihr in Zukunft auf Eure Worte achtet, werdet Ihr die Worte „Ich bin" niemals mit einer negativen Feststellung verbinden.

Noch einige Beispiele: Ich bin in meiner Mitte. Ich bin heil auf allen Ebenen. Ich bin in göttlicher Ordnung. Ich bin Christusbewusstsein, das zu der Quelle allen Lichtes strömt.

Findet heraus, was für Euch wichtig ist und schreibt diese Sätze mit Goldstift auf ein buntes Papier und hängt es dort auf, wo Ihr es tagsüber immer wieder seht. Habt Geduld bis zur Annahme der neuen Botschaft durch Eure Zellen.

Affirmationen könnt Ihr auch für andere Menschen sprechen, indem Ihr Vor- und Zunamen nennt. Allerdings immer mit dem Zusatz im Sinne des Göttlichen. Zum Beispiel: „Ariane Falk, Ich bin Licht und Liebe!" Innerhalb Eures Tagesablaufes besteht jederzeit die Möglichkeit dazu, beim Staubsaugen, Geschirrspülen, beim Spazierengehen, bei der Gartenarbeit. Damit könnt Ihr unendlich viel Gutes in Bewegung setzen.

Jeder von uns strebt nach dem Gefühl von Geborgenheit und Zufriedenheit. Damit wir dies leichter in uns erreichen, ist es notwendig, tagtäglich mehr und mehr auf die Intelligenz des Herzens zu hören. Ruhe und Zeit, Entspannung und Meditation sind dafür die geeigneten Voraussetzungen. Jede Meditation kann uns durch das Einatmen von goldenem Licht in einen Zustand des Friedens bringen. Diese Einleitung kann kürzere oder längere Zeit in Anspruch nehmen, je nachdem wie schnell wir uns aus der Hektik des Alltages lösen.
Meditieren können wir bei vielen Gelegenheiten. Ich selbst höre sehr gerne Glockengeläute am Sonntagmorgen und lasse im Bimbam meinen Dank mitschwingen.
Ruhige, entspannende Musik ist gleichfalls ein ausgezeichnetes Mittel, um sich leichter vom Alltag zu lösen, um Raum und Zeit vergessen zu lassen. Ich weise auf das Singen oder Rezitieren der mystischen Silbe OM hin. OM ist der Urlaut des Kosmos, der Urklang. Dieser göttliche Ton hat Urkraft. OM lässt uns intensiv die Gegenwart des Göttlichen erleben. Klassische Musik, einzelne Gongtöne und Klangschalen sind geeignet, Tiefen auszuloten und in unser Bewusstsein zu bringen. So führt uns diese Musik zur Quelle allen Seins, die uns Lebenswasser schenkt.

Wir wollen diesen Tag ausklingen lassen mit dem blauen Strahl des Friedens. Wir danken für das Geschenk von Reiki, seine unbegrenzte Gnadenfülle, für die gemeinsam erlebten Stunden und für die Begleitung aus dem Lichtreich.

Wir erbitten einen Segen für unseren guten Heimweg. Engel mögen den Glauben in uns und an das Gute in aller Schöpfung stärken und uns durch die Nacht begleiten. Der blaue Strahl tiefen Friedens, überströmender Freude, des strahlenden Lichtes und die immerwährende, alles umfassende kosmische Liebe sei mit uns und ströme zu aller Schöpfung.

Wir schließen unsere Chakren.

Ich wünsche Euch einen wunderschönen guten Abend. Gott zum Gruß und Friede über alle Grenzen.

Reiki 1
2. Seminartag

Gertrud: Gott zum Gruß und Friede über alle Grenzen. Dies ist der Santinergruß. Die Santiner sind eine Menschheit aus dem Sonnensystem Alpha Centauri, die in ihrer Entwicklung uns Menschen um ca. 10.000 Jahre voraus sind. Da dies zur Folge hat, dass sie einen halbmateriellen Körper haben und wir aufgrund unserer niedrigeren Schwingung sie nicht sehen können, ist es natürlich schwierig für einen Wissenschaftler sie für existent zu halten. Schließlich wurde in Sonnensystem Alpha Centauri noch kein ‚intelligentes' Leben gefunden. Da Leben dort ist, wie gerade erwähnt, halbmateriell und für uns nicht sichtbar.

Sie können nur sehr schwer unter den Verhältnissen von Gravitation und Schwingung auf dieser Erde existieren. Für sie steht der Geist hoch über der Materie sowohl in der materiellen als auch in der antimateriellen Welt. Sie sind Diener des „Universellen Zentralbewußtseins" und des göttlichen Willens, das „Auge Gottes", das über allem wacht. Ihre Tätigkeit der Behütung und Kontrolle galaktischer Krisenherde wird ihnen ermöglicht durch die technischen Mittel, über die sie verfügen. Sie haben eine heilige Mission und kommen im göttlichen Auftrag, um uns göttliche Wahrheiten zu bringen, uns über das geistige Leben des Menschen zu belehren, über das diesseitige und jenseitige Leben einer göttlichen Seele, über den richtigen, gottgewollten Weg. Sie sind die materielle Hand Gottes, Botschafter Gottes, und sie fühlen sich zur Hilfe für die Menschheit verpflichtet, aufgrund ihrer Erkenntnis aus ihrer eigenen Vergangenheit.

Die Folge davon ist, dass die Santiner allem Leben, vor allem aber dem Leben aller Menschen hier und bis in die Tiefen des Alls, ohne jede Ausnahme, die höchste Achtung entgegenbringen.

Heute haben sie den Auftrag Gottes zu erfüllen, in dem eine ganz besondere Rolle die Führungspersönlichkeit hat: Ashtar Sheran. Denn neben dieser technischen Funktion ist er ein ganz besonderer Menschensohn: Er ist ein Weltenlehrer im Auftrage des Vaters. Wir wissen nicht, wo überall im Kosmos er in dieser Funktion arbeitet.

Hier muss aber auch darauf hingewiesen werden, dass die Santiner unter ihrem Kommandanten über die mächtigste, kaum mehr vorstellbare Raumschiffflotte in Millionenzahl verfügen, die der Erfüllung des göttlichen Auftrages, der Überwachung der Erde und der Hilfeleistung dient.

Die Santiner waren eine der Menschheiten, die als erstes eine kleine Gruppe von Menschen auf der Erde angesiedelt hatten. Vor mehr als 4.000 Jahren haben sie von der Göttlichkeit die alleinige Aufsicht über die Erde bekommen, mit sämtlichen Pflichten und Aufgaben. Zum einen musste der Planet weiterhin bewohnbar bleiben, er musste also geschützt werden. Zum anderen mussten die Bewohner der Erde in ihrer Entwicklung gefördert werden. Ein Auftrag der Santiner war zum Beispiel die Gesetzesübergabe an den Propheten Mose, ein zweiter sehr umfangreicher Auftrag war, Jesus Christus in seinem Leben zu begleiten und zu schützen, damit seine Mission gelingen konnte. Jesus Christus war bisher in der Geschichte der Erde der erste und einzige Erstlingsgeist, der einen materiellen Körper beseelt hatte. *(siehe „Die Botschaft der Santiner", von Hrsg. Martin Fieber)*

Vor allem aber soll hier schon gesagt werden, dass die Hilfeleistung heute und jetzt bereits in lebenswichtiger Weise für Erde und Menschheit erfolgt.

Sie führen unserem Planeten an den beiden Polen dauernd Energie zu und stärken damit das schwache elektromagnetische Feld, somit auch die Stabilität der Richtung der Erdachse. Außerdem reinigen sie unsere Erdatmosphäre von radioaktiven Rückständen und ermöglichen dadurch das Leben auf dieser

Erde. Schließlich verfügen sie über die schon erwähnte Raumschiffflotte, wodurch eine Rettungsaktion für uns Menschen im Fall umfangreicher terrestrischer Katastrophen erfolgen könnte. Ein Brückenschlag großen Ausmaßes zwischen Himmel und Erde erfolgt jeden 11. eines Monats durch die Santiner. Dabei wird kosmische Energie um diesen Planeten gelegt. Sie bewirkt eine Reinigung der Atmosphäre und verstärkt die positiven Energien. Beachtet, dass die hohen Frequenzen dieser Energie menschliche Beschwerden auf allen Ebenen hervorrufen können.

Wir werden jetzt erst eine kleine Gesprächsrunde machen, um zu erfahren, was ihr erlebt habt und wie Ihr Euch fühlt. Linda hat sich von uns verabschiedet. Ich möchte kurz etwas dazu sagen. Sie hatte bei der Vorstellung erwähnt, dass sie mit einer gehörigen Portion Skepsis hierher gekommen ist, und ich finde es immer sehr gut, wenn man das auch ausspricht. Es ist natürlich so, dass ich viel spirituelles Wissen in sehr konzentrierter Form weitergebe. Sie hat sehr viele Fragen nicht ausgesprochen und dadurch Kopfschmerzen bekommen. Ich werde mit Sicherheit noch einmal mit ihr sprechen, und vielleicht kommt sie dann zu einem der nächsten Seminare und macht weiter. Es geht wirklich darum, anstehende Fragen auszusprechen. Wir wollen ihr viele gute Energien schicken, damit sie bald auf den Weg kommt, den ihre Seele sich wünscht, denn sie ist eine Suchende, wie wir auch.

Leonore: Ja, mir geht es gut.

Gertrud: Du schaust heute auch ganz anders aus den Augen, als gestern morgen.

Leonore: Ich bin nachts aufgewacht und habe mich warm gefühlt. Das kommt selten vor, ich bin immer ganz zugedeckt, habe immer eine Bettflasche und hatte gestern keine. Es geht mir heute viel besser als gestern.

Gertrud: Schön. Da freuen wir uns alle, glaube ich.

Gustav: Ich habe nichts zu bemerken, mir geht es gut, wie in der Regel, und ich bin dankbar dafür.

Gertrud: Dank Dir Gustav.

Regine: Mir geht es heute super, ich fühle mich pudelwohl und könnte den Reikikurs noch ein paar Tage so weiter machen. Was mich gestern Abend gestört hat, war die Tatsache, dass meine Familie alles Mögliche von mir wissen wollte und mich dadurch aus der wunderbaren Stimmung herausgerissen hat. Sicher wäre es besser gewesen, in eine Pension zu gehen und den Abend in Stille ausklingen zu lassen.

Gertrud: Das ist genau das, was ich gestern bereits beim Mittagessen angesprochen hatte. Bleibt in Euch, damit der Same, der in Euch hineingelegt wurde, Zeit und Ruhe hat zu sprießen. Aus meiner Erfahrung heraus kann ich sagen, dass es wichtig ist, die hohen Schwingungen des Tages nachwirken zu lassen.

Erika: So gut geht's mir nicht.

Gertrud: Das ist von Mensch zu Mensch verschieden.

Erika: Es ist so zwiespältig in mir. Ich liege morgens wach und habe immer vor etwas Angst. Es dauert eine Zeitlang und mit einem Mal ist es weg. Vielleicht sind es Gedanken an die Krankheit meines Mannes. Wenn ich dann sehe, dass er ständig Schmerzen hat, so ist das bedrückend für mich. Gestern Abend war es so: Er hat den Fernseher ausgeschaltet, wofür ich sehr dankbar war. Nach dem Essen habe ich eine Kerze angezündet, erzählt, und es war recht schön. Später musste ich noch mit meiner Mutter telefonieren, die natürlich auch alles wissen wollte. Aber das konnte ich ihr nicht so gut vermitteln.

Gertrud: Warum nicht?

Erika: Ich habe ihr gesagt, man wird quasi als Kanal eingeweiht, damit göttliche Energie durchfließt. Huch, huch, sagte sie darauf.

Gertrud: Je selbstverständlicher wir über diese Dinge sprechen - also dieses Huch gar nicht beachten, desto weniger Einwände kommen. Doch wenn man merkt, dass der andere abblockt, dann soll man davon aufhören und nicht missionieren. Wenn ein

Protest von Deiner Mutter erhoben wird, dann sage einfach, ich sehe das so, und dies ist für mich ein sehr schönes und harmonisches Gefühl. Dann bleiben die anderen meistens still.

Erika: Ja, sie hat gemeint, dann hätte ich Gott in mir, und ich habe darauf geantwortet, ja, so ist es.

Gertrud: Siehst Du Erika, dieser schöne Gedanke wäre nicht zur Sprache gekommen, wenn Du nichts gesagt hättest.

In diesem Zusammenhang weise ich nochmals darauf hin, die Seele hört alles, sie speichert alles und erinnert sich daran - spätestens, wenn sie ins geistige Reich hinübergeht. Folglich ist kein gutes Wort verloren. Das ist sehr bemerkenswert. Denkt mal in Ruhe darüber nach.

Erika: Kannst Du mir einen Tipp geben, wie ich jeden Tag beginnen soll, um dieses Angstgefühl zu vermeiden?

Gertrud: Wenn Du morgens aufwachst, ist es ganz wichtig, dass Du als erstes dankst, dankst für den Tag, der für Dich wieder ein Neubeginn ist. Danke auch dafür, dass Du diesen Mann hast und nimm ihn ganz bewusst in Dein Dankgebet hinein. Er wird durch Dich bestimmt jetzt mehrere Anstöße bekommen. Wir sollen immer versuchen, positiv von allem zu denken, was es auch ist. Versuche vor allen Dingen positiv über die Krankheit Deines Mannes zu denken.

Erika: Ich weiß ja, dass es einen Sinn hat oder haben muss, dass er was lernen soll.

Gertrud: Wichtig ist, dass Du in Deiner Mitte und im Energiefluss bist und bleibst. Auch für ihn ist das das Wichtigste. Wenn Du anfängst, mit ihm zu jammern, dann ziehst Du ihn runter und Dich auch. Folglich ist es für ihn und Dich von größter Bedeutung, dass Du immer in Deiner Harmonie bist.

Erika: Das klappt nicht immer so mit meiner Harmonie.

Gertrud: Du wirst dies schaffen. Natürlich musst Du selbst dranbleiben, das kann kein anderer für Dich tun. Doch es wird jetzt viel in Dir geöffnet, und versuche, mit Deinen geistigen Reikihelfern in Kontakt zu kommen. Gib Deine Beschwerden und Ängste an sie ab. Sie können nicht alles wegnehmen von Dir, doch sie können Dir helfen, und darum geht es. Du weißt, Du bist nicht allein. Sprich die Affirmation: „Ich bin in kosmischer Ordnung." Wenn Du Dich wieder ertappst, dass Du falsch denkst, Dich mit der Krankheit Deines Mannes beschäftigst, sage sofort: „Ich bin in kosmischer Harmonie." Damit kannst Du ein neuer Mensch werden, tun musst Du es. Unwichtige und falsche Gedanken sind Energieverschwendung. *(siehe „Das Geheimnis unserer Gedanken" von Hrsg. Martin Fieber)*

Erika nickt.

Gertrud: Erika, nicke stärker, nicht so zaghaft.

Erika: Ja, ich probier's ja, aber ... Man muss wirklich von innen heraus überzeugt sein, dann funktioniert es. Die „Kraft der positiven Gedanken" war für mich ein Ausspruch wie viele andere. Im Laufe der Zeit bin ich dahinter gekommen, dass eine starke Kraft darin steckt. Man muss überzeugt sein davon, darauf kommt es an.

Gertrud. Wir haben hier den Grundstein gelegt und jetzt baust Du auf, Erika. Du sollst die Spiritualität in das tägliche Leben einbringen und umsetzen und im Hier und Jetzt damit leben.

Maria: Ich arbeitete viele Jahre im Büro und merkte lange Zeit nicht, dass ich mich auf eine geistige Ebene einließ, die im Grunde nicht meine war. Tagtäglich wurde gejammert, über andere gelästert und dergleichen mehr, und ich machte mit, bis ich mir dessen bewusst wurde. Dann begann ich damit, täglich Schutzübungen zu machen, das ganze Büro und meine Kollegen in die Farbstrahlen zu stellen und meine Gedanken zu ändern. Dies alles ging nicht von heute auf morgen. Ich musste lernen, mich zu schützen. Es dauerte bestimmt zwei Jahre, während derer Gertrud mich unterstützte, und ich schaffte es, weil ich etwas tat, weil ich sozusagen am Ball blieb.

Gertrud: Ich kann nur Impulse weitergeben. Machen muss es jeder selbst. Es ist möglich, und es geht auch, denn der Geist beherrscht die Materie.

Es klingelt und Linda kommt doch noch.

Gertrud: Stellt bitte noch einen Stuhl dazu. Linda, Du warst nicht gekommen, und so habe ich ein paar Worte über Dich gesprochen. Diese möchte ich nun auch Dir persönlich sagen. Gestern Morgen erwähntest Du, dass Du mit einer gehörigen Portion Skepsis hierher gekommen bist. Ich finde es hervorragend, dass Du dies angesprochen hast. Im Laufe des Tages habe ich bemerkt, dass eine Menge Fragen in Dir sind, die Du nicht aussprichst. Deshalb hast Du Kopfweh bekommen.

Linda: Es war unterschwellig schon da. Eine Verspanntheit und Kopfweh hatte ich bereits seit zwei Tagen. Der Seminarbesuch hat dies allerdings intensiviert.

Gertrud: Das ist nur natürlich. Die Einstimmungen können sowohl körperliche Reaktionen hervorrufen, als auch geistige Erlebnisse bewirken. Trotzdem bestehen in Dir gewisse Vorbehalte.

Linda: Ja, deswegen bin ich zu spät gekommen, weil ich die ganze Zeit mit mir gerungen habe: soll ich gehen, soll ich nicht gehen.

Gertrud: Ich weiß das. Mir ist bewusst, dass ich Euch gestern in geistiger Richtung viel Schwerverdauliches serviert habe. Einerseits weiß ich, dass die Seelen der Menschen, die hierhergeführt werden, bereit sind, alles anzunehmen. Andererseits weiß ich nicht, wie Du damit persönlich umgehen kannst, inwieweit es Dein Verstand zulässt. Es macht gar nichts, wenn Du verschiedene Dinge, die hier angesprochen werden, erst einmal ablehnst. Deine Seele hat sie trotzdem gehört, gespeichert und erinnert sich irgendwann einmal daran. Alles, was ich anspreche, ist ein starker Hinweis, jedoch kein Gebot, es auch so zu sehen und anzunehmen. Es sind immer Impulse für Euch und Eure Seelen. Eines Tages werdet Ihr dies leben, doch den Zeitpunkt bestimmt einzig und allein Ihr selbst.

Auf die Nachricht hin, dass Du heute eventuell nicht kommst, habe ich Deine Geistführung gebeten, alles zu tun, um Dich den positiven Inspirationen zu öffnen, weil ich weiß, wie wichtig es für Dich ist, dass Du dieses Seminar zu Ende machst. Als es geklingelt hatte und klar war, dass Du, Linda, kommst, habe ich gesagt: Halleluja, dem Himmel sei Dank. Wir haben alle ein bisschen erzählt, wie es uns geht, und Du bist jetzt die Letzte. Kannst Du uns etwas darüber sagen, wie es Dir gestern Abend ging und wie Du Dich heute fühlst?

Linda: Also, es ging mir gestern Abend sehr schlecht. Ich kam nach Hause, habe die Mütze abgesetzt und mehr und mehr Kopfweh bekommen. Ich sagte „Hallo, ich lege mich ein bisschen hin" und bin dann gleich verschwunden. Ich weiß, wenn ich mit Sachen konfrontiert werde, mit denen ich nicht ganz klarkomme, dann kriege ich Kopfweh. Du hast Recht, ich habe gespaltene Gefühle. Es ist recht kompliziert. Ich bin kein besonders guter Christ und habe auch keinen tiefen Glauben. Irgendwo kommt meine Skepsis immer wieder hoch. Dann muss ich noch sagen, dass diese ganze Atmosphäre mir nicht so recht behagt. Brutal gesagt, man wird weichgeklopft, man kommt rein, die Blumen sind schön, die Steine sind schön, die Bilder - aber es ist alles so wie ein Szenario. Und ich denke - gehöre ich dazu? Was soll das?

Gertrud: Ich finde es außerordentlich positiv, dass Du jetzt alles ansprichst.

Linda: Ja, ich denke, man soll offen sein. Wenn ich beispielsweise über eine Wiese laufe, mit Leuten über dieses und jenes spreche, so kann ich dies alles annehmen. In der freien Natur bin ich längst nicht so skeptisch.

Gertrud: Jeder Mensch ist ein Suchender. Es ist wichtig zu begreifen, dass alles, was Dir begegnet, von Dir kritisch und abwägend angesehen wird. In Dir selbst ist alles angelegt. Öffne Dich stärker allem Neuen gegenüber. Was Du heute vielleicht nur erfühlen kannst, wirst Du morgen begreifen können, und Du wirst diese Gewissheit leben. Auch Galileo Galilei, der behauptete, dass die Erde rund sei, wurde zu seiner Zeit nicht verstanden, sondern verlacht.

Versuche Gleichmut in Dein Leben zu bringen. Wie schon das Wort ausdrückt: es bedarf des Mutes, um in seine Mitte zu kommen und dort auch zu bleiben. Wenn Du dann noch die Unabhängigkeit integrieren kannst, das heißt von der Meinung anderer unabhängig zu sein, nur auf Deine innere Stimme zu hören, mit ihr in ständigem Kontakt zu bleiben, dann wird Deine Seele frei sein, fliegen können. Die wirkliche Freiheit liegt immer in uns selbst, in unserem göttlichen Licht.

Linda: Mit der Einweihung hatte ich auch Schwierigkeiten. Ich sträube mich gegen Rituale, und das Ganze war mir zu perfekt.

Gertrud: Mit den Einstimmungen haben viele Menschen Probleme. Da bist Du nicht die einzige. Bei diesen Einstimmungen erfolgt die Öffnung Eures Bewusstseins, und in Eure Hände wird der Schlüssel zu Eurem ganz persönlichen Heilwerden und Heilsein gelegt. Seid ein guter Hüter und fleißiger Verwender dieses Schlüssels.

Linda: Als ich den Kurs belegte, wusste ich, dass meditiert wird, jedoch nicht mit dieser Intensität.

Gertrud: Dir, liebe Linda, ein großes Lob, dass Du trotzdem gekommen bist. Ich bin von Herzen froh darüber. Du wirst diesen zweiten Tag durchstehen. Du hast alles angesprochen und ganz klar auf den Punkt gebracht, womit Du Schwierigkeiten hattest. Das finde ich hervorragend. Es ist dies der erste Riesenschritt auf Deinem Weg - ein Meilenschritt.

Gustav: Vor etwa fünf Jahren fand ich in meinem Briefkasten eine Einladung. Ein „Zentrum für mantrische Meditation" bot ein Seminar an, die Einführungssitzung war unentgeltlich. Ich konnte mir nicht viel darunter vorstellen, und so ging ich hin. In einem mit Blumen und Bildern geschmückten Raum, im Halbdunkel, saßen schon etwa zehn Personen. Einige kamen dann noch dazu. Dann kam jemand herein, zündete Räucherstäbchen an und begann zu erklären, was ein Mantra sei. Dies solle man sich ständig in Gedanken vorsagen, um dadurch nichts anderes aufkommen zu lassen. Dann sollte sich jeder so ein Mantra ausdenken. Und dann hieß es: Gedanken abschalten. Dazu erklang ganz leise meditative Musik. Der „Guru" machte mystische Bewegungen, offensichtlich irgendein Ritual, und dann hieß es, dies sei nur der Anfang, das nächste Mal würden wir dann das Meditieren intensiv üben. Für mich gab`s kein nächstes Mal, ich ging nicht mehr hin, denn das Ganze erschien mir als Hokuspokus, wofür man auch noch bezahlen sollte. Ob meine Eindrücke heute weniger ablehnend wären? Ich müsste es versuchen!

Gertrud: Das wäre vielleicht mal ganz interessant. Es gibt viele Dinge, es gibt viele Wege, und es muss jeder für sich aus all dem Angebot das herausnehmen, was für ihn stimmig, was für ihn gut ist. Doch sollte er immer nach seinem ersten Gefühl urteilen, denn dann schaltet sich der Verstand ein. Der Lichtträger Elias hat zu diesem Thema erläutert, dass die erste Reaktion in der Regel von der Seele kommt. Unterdrückt man diese, beginnt der Verstand die Situation zu analysieren, und dann ist das Ergebnis oft nicht im Sinne der positiven geistigen Welt.

Leonore: Als ich gestern mit Linda zusammen heimgefahren bin, wurde mir bewusst, wie leicht es für mich war, religiöse Ansichten in englischer Sprache anzunehmen. Hier in diesem Seminar erfolgt so etwas zum ersten Mal in deutscher Sprache, was für mich viel schwieriger ist. Ich bin streng katholisch erzogen und habe all das in deutscher Sprache total abgelehnt. In Australien hörte ich alles in englischer Sprache, und da behinderten mich keine Vorurteile. Es ist total anders, Glaubensdinge auf Deutsch zu hören.

Gertrud: Obwohl es Deine Muttersprache ist.

Leonore: Ja, es ist für mich in meiner Muttersprache schwerer anzunehmen, als dies für mich in Englisch ist.

Gustav: Ein katholischer Priester, der voller Hingabe und Überzeugung vor allem seelsorgerisch gewirkt hat und ein richtiges Licht seiner Kirche war, hat in den Jahren nach dem ersten Weltkrieg Kontakt zur positiven geistigen Welt bekommen. Seine neuen Erkenntnisse haben ihm die Unvereinbarkeit vieler von ihm bis dahin mit Überzeugung vertretener Dogmen seiner Kirche so eindrücklich vor Augen geführt, dass er schließlich um Entlassung aus den kirchlichen Diensten bat. Er verließ seine Gemeinde im Hunsrück und wanderte, einer inneren Führung folgend, nach Amerika aus. Hier wurden ihm geeignete Menschen zugeführt, mit deren Hilfe er sein medial empfangenes Buch „Der Verkehr mit der Geisterwelt Gottes, seine Gesetze und sein Zweck" schrieb, das heute eines der Standardwerke ist für alle, die den Einstieg in die Belange der geistigen Welt suchen. Pastor Johannes Greber musste seine deutsche Heimat verlassen, musste in einer fremden Umgebung mit einer fremden Sprache, die er kaum kannte, sich durchsetzen. Mit göttlicher Führung kann man eben fast alles erreichen. Dies fiel mir so ein bei dem, was Leonore vorhin sagte.

Gertrud: Ganz interessant. Maria, wie geht es Dir?

Maria: Außer dass mir der Rücken weh tut, geht es mir ganz gut.

Gertrud: Zu Rückenschmerzen ist zu sagen, dass es meistens Familienprobleme sind, die wir uns selbst aufladen oder uns aufladen lassen. Ansonsten geht es Dir gut?

Maria: Ja, ich war gestern allein zu Hause, und da ich keine Ruhe haben wollte, machte ich den Fernseher an. Ich schaltete hin und her, überall das gleiche - Krimis und Horrorfilme. Viele Menschen sitzen täglich bis in die Nacht vor dem Fernseher, sehen eine Serie nach der anderen, brutale Krimis oder Horrorfilme, und wundern sich dann über Ängste und Unbehagen, die sich langsam in ihrem Inneren breitmachen. Ängste, die konkret mit der ständigen negativen Fernsehberieselung zu tun haben. Ängste, man könnte selbst überfallen, ausgeraubt, umgebracht, belogen und betrogen werden. Furcht und Angst blockieren uns. Wir sind dann wie in einem Nebel, durch den unsere geistige Führung nur schwer mit Inspirationen hindurch kommt. Nach diesen Überlegungen duschte ich noch und ging zu Bett. Wie geht es Dir?

Gertrud: Ich hatte einen geruhsamen Abend, eine sehr gute Nacht und fühle mich topfit.

Linda: Darf ich ein Wort aus krankengymnastischer Sicht sagen? Viele Leute sitzen extrem schlecht, die Beine übereinandergeschlagen.

Gertrud: Ich will darauf nicht immer wieder hinweisen. Ich sage schon so viel, doch Du sprichst mir aus der Seele.

Linda: Wenn jemand wirklich Probleme hat, dann sieht man es an seiner Haltung. Ich glaube, wenn man positiv denken will, dann sollte man sich auch positiver hinsetzen. Das heißt: Becken, Brust, Kopf, Schulter, alles in einer geraden Linie übereinander. Ich habe mal ein Seminar besucht, das sehr langweilig war. Doch dann kam ein ganz pfiffiger kleiner Mann, strahlte vor Lebensfreude und sagte: „Was sitzen sie alle so krumm? Haben Sie positive Gedanken? Schauen Sie mich mal an! So muss man sitzen. Sie gehen die Treppe schleichend hoch, als ob Sie alle Last der Welt auf sich haben. Meine Damen und Herren, gehen Sie federnd die Treppe rauf und runter, dann fühlen Sie sich wohl." Der Mann war so erfrischend, da ist alles aufgewacht. Jedesmal, wenn ich jemanden die Treppe hochschleichen sehe, denke ich an den Typ.

Regine: Wie ist denn der Einfluss von Farben auf unser Leben, auf unsere Gesundheit?

Gertrud: Vor einigen Jahren besuchte ich ein Esogetik-Seminar auf Lanzarote, das von Peter Mandel geleitet wurde. Er hat schon damals gesagt: „Die Medizin der Zukunft ist Farbe und Klang." Dort lernte ich auch die Farbpunktur und Farbklangkassetten kennen. Dazu zitiere ich Peter Mandel wie folgt:

„Das Ohr als „Tor zur Seele" lässt sich nie ganz schließen und lässt sogar im Tiefschlaf „Gewolltes" und „Ungewolltes" sozusagen unzensiert eindringen. Das alles müssen wir kompensieren. Für unsere Psyche heißt das: verarbeiten! Schon in der frühen Menschheitsgeschichte kannte man zwei Therapien, mit deren gezieltem Einsatz Psyche und Körper beeinflusst wurden: die des Lichts und die des Klangs. Der Klang als Form der Therapie ist naheliegend: der Mensch hat sich zu allen Zeiten schon intensiv mit Klängen auseinandergesetzt. Jede Kultur hat ihre „Klangkultur". Damals wie heute gilt jedoch: Falsche Musik ist wie falsche Medizin! Denn Harmonien und Rhythmen wirken direkt über das Ohr auf das Gehirn und so auf das Unterbewusstsein. Wer würde bestreiten, sich durch Musik nicht schon stimuliert zu haben - sei es nach einem hektischen Tag ein sanfter Vivaldi oder zur Aufheiterung etwas Poppiges! So ist erwiesen, dass ruhige Klangfolgen den Herzschlag senken, den Blutdruck und die Hauttemperatur reduzieren. Mozart ist gut gegen Magenbeschwerden und die Brandenburgischen Konzerte sind besser als jedes Schlaflied. Die Gesamtheit der Erfahrungen mit Klangwirkungen ist in die Farbklang-Therapien eingeflossen. Umfangreiche Studien haben ergeben, dass Tonfrequenzen in bestimmter Zuordnung vom Gehirn als Information behandelt werden. Das Gehirn schließlich entschlüsselt diese Informationen und leitet sie an die Steuerungssysteme weiter. Mit anderen Worten: Mit den „richtigen" Informationen versorgt, kann das Gehirn Fehlfunktionen entdecken und beheben! Mit den Farbklang-Therapien wurde ein Weg gefunden, bestimmte Farben aus der Farbpunktur mit Hilfe einer speziellen mathematischen Formel in Tonfrequenzen umzuwandeln. Die gezielt eingesetzten Klangkombinationen können helfen, Probleme besser aufzuarbeiten. Und dies ohne ständiges Bemühen, alles über den Verstand bewältigen zu wollen."

Peter Mandel erstellt seine Diagnose mit Hilfe einer Kirlianfotografie. Dabei handelt es sich um eine Hochspannungsfotografie, die das Energiefeld der elektromagnetischen Hülle, bzw. der Aura des betreffenden Menschen zeigt. Inzwischen gilt diese Art der Fotografie als Beweis für die Existenz der Aura

Vor einigen Jahren war ich als Begleitperson meines Mannes bei einem Spezialisten für Kirlianfotografie. Er fragte mich, ob auch von mir eine Aufnahme gemacht werden sollte. Mein Kommentar war: „Mir fehlt zwar nichts, doch Sie können gerne eine machen." Groß war mein Erstaunen, als er mich auf eine Wasserader unter meinem Bett ansprach. Dieser Situation konnte aufgrund der Kirlianfotografie abgeholfen werden.

Gustav: Eben jener Heilpraktiker, Herr Mandel, hat vor Jahren in Hamburg sein Buch „Farbpunktur" im Rahmen eines Seminars für Ärzte vorgestellt und dabei erläutert, dass es seit Urzeiten bekannt ist, dass Licht und Farbe zusammengehören. Viele empirische Erklärungsversuche der Frage nach dem Wesen der Farben sind erst mit den wissenschaftlichen Arbeiten Isaak Newtons um 1704 beantwortet worden. Newton versuchte, auf physikalischer Grundlage das Phänomen der Farbe in seiner gesamten Komplexität zu erfassen. 100 Jahre später, um 1810, war es Johann Wolfgang von Goethe, der in seiner Schrift „Zur Farbenlehre" sich gegen die Überbetonung der physikalischen Seite der Newton'schen Farblehre wandte und die Aufmerksamkeit mehr auf die physiologische Seite der Farbeindrücke lenkte.

Mandel erläutert die Auffassung Goethes, dass die Farben ähnlich wie Töne einem Harmoniegesetz unterliegen und dass der Farb-„Dreiklang" aus den reinen Farben Rot, Gelb und Blau besteht, aus denen alle restlichen Farben durch Mischen hergestellt werden können. Goethe mischt jeweils zwei reine Farben zu gleichen Teilen und erhält so drei weitere, sogenannte Komplementärfarben als Mischfarben erster Ordnung. Misch- und reine Farben gruppiert Goethe nach dem Eindruck, den sie hervorrufen, in kalte und warme Farben, und die moderne Farblehre muss ihm dies mit Hilfe der Bestimmung der Farbtemperatur, die in der Fotografie eine wichtige Rolle spielt, bestätigen. Goethes Thesen bilden gewissermaßen den Übergang von physikalisch gesichertem Wissen zu dem heute immer mehr an Bedeutung gewinnenden kosmischen Wissen. Licht selbst, das ja durch sein Farbspektrum definiert wird, ist kosmischen Ursprungs und als Energie eine Form der Materie, wie uns Einstein lehrt. Licht ist also immateriell, könnte man sagen. Andere kosmische Energien können wir zwar noch nicht physikalisch nachweisen, nicht messen, wir erleben aber ihre Wirkung. Gedanken sind farbige Formen von Energie, die sich ähnlich wie das Licht fortpflanzen können, aber viel schneller. Nur mit der Geschwindigkeit der Gedanken in Kombination mit der uns nicht zur Verfügung stehenden Fähigkeit der Dematerialisation und Rematerialisation wären die interplanetarischen Räume zu überwinden. Dazu gehören Techniken, die uns ebenfalls noch nicht zur Verfügung stehen, die aber im Ansatz unserer Wissenschaft bekannt sind. Ich meine die Gegensätze Gravitation/Antigravitation und Materie/Antimaterie, mit denen die Astrophysik heute schon arbeitet. Diese hoch interessanten Dinge klingen jetzt noch wie Science Fiction, sind aber auf anderen, weiterentwickelten Himmelskörpern längst bekannt. Woher und wie anders könnten denn Ufo's und Raumschiffe zu uns gelangen?

Gertrud: Solche Erkenntnisse sind heute bei uns aber doch noch verhältnismäßig selten.

Gustav: Das ist richtig und darauf zurückzuführen, dass die Mehrzahl unserer Wissenschaftler sich geniert, spirituelle Quellen mit zu verwerten. Aber einige sind schon auf dem richtigen Weg, und es werden immer mehr! Die Goethe'sche Farbenlehre wurde früher eigentlich eher von den Anthroposophen ernst genommen, die „Wissenschaftler" erarbeiteten weitere Begriffe wie Farbsättigung, Farbmetrik, Farbvalenz usw. Heute beginnt man, alle diese Erkenntnisse zu kombinieren und kommt damit der Realität wesentlich näher.

Gertrud: Ich möchte weiterführend einiges zu den Farben sagen, die im spirituellen Bereich ihre besondere Bedeutung haben.

Jeder Tag hat seinen eigenen Farbstrahl mit den dazu gehörenden Meistern und Erzengel die diese Kräfte einsetzen.

Samstag – Violette Flamme – Gnade, Mitgefühl, Reinigung, Umwandlung, Auflösung. Meister Saint Germain empfiehlt mit der violetten Flamme zu arbeiten, da sie äußerst hilf- und segensreich ist. Darüber hinaus hat das Anwenden eine sehr starke Schutzwirkung. Ruft dazu das Gesetz der Vergebung an und bittet die Violette Flamme um Reinigung und Umwandlung von allem, was war, ist und kommt in Liebe. Ihr könnt diese Flamme für immer verankern, indem Ihr sprecht: „Kraft meiner göttlichen Gegenwart Ich bin verankere ich die violette Flamme mit dem Strahl des kosmischen Christusfriedens. Im Sinne des Göttlichen. So sei es." Praktische Beispiele: das Haus, in dem Ihr wohnt, die Arbeitsstelle, das Hotel im Urlaub, Krankenhaus, Schule, Disco, Fußballplatz oder bereits vor einer unangenehmen Unterredung mit jemandem. Durch Zadkiel erfahren wir, dass die violette Flamme gleich einem Gnadenstrom durch alle Zeitalter in die Atmosphäre geflossen ist, ohne dass die Menschen darum wussten.

Sonntag - Königsblaue Flamme mit kristallweißer Strahlung - Glaube, Stärke, Macht, Schutz. Meister El Morya sagt: „Lasst die Äußerlichkeiten fallen, erkennt die wahren Werte des Lebens, habt Verständnis für den Mitmenschen und aktiviert die Liebe eures Herzens." Michael, der Erzengel des Schutzes und Verteidiger des Glaubens, sagt: „Bevor ihr euren Tageslauf beginnt, ruft mich an, euch eine Lichtrüstung umzulegen und sie mit meiner Liebe und Kraft aufzuladen." Bittet Erzengel Michael, er möge Euch Engel, ausgerüstet mit der Macht des Glaubens, senden. Glaube versetzt Berge, lautet ein altes Sprichwort, und so ist es. Ist der Glaube an uns, an das göttliche Licht und an die Liebe in uns ganz stark, dann strahlen wir das auch nach außen und dürfen so Träger göttlicher Energien sein. Glaube ist etwas Grundlegendes, Allumfassendes.

Montag - Goldgelbe Flamme - Weisheit, Erleuchtung, Frieden. Meister Konfuzius lenkt unsere Aufmerksamkeit auf das Lichtzentrum der göttlichen Kräfte in uns, damit wir es als allein wirkende Kraft für uns anerkennen. Erzengel Jophiel: „Seid Euch Eurer Kraft und Stärke bewusst. Sie erwächst aus der Macht Eures göttliche Ich bin."

Dienstag - Rosa Flamme - reine göttliche Liebe, Toleranz. Meisterin Rowena vermittelt, dass die reine göttliche Liebe unser Daseinsgrund, das Ziel unseres Lebens ist. Durch Erzengel Chamuel erfahren wir, dass das innere Feuer unsere Aufmerksamkeit verlangt, damit der eigene Fortschritt und das Erwachen der gesamten Menschheit in Christus erfolgt.

Mittwoch - Kristallweiße Flamme - Reinheit, Auferstehung, Aufstieg. Meister Serapis Bay führt uns vor Augen, dass überlebte Anschauungen geändert werden müssen, damit die Entfaltung der Lichtkräfte in uns fortschreitet. Erzengel Gabriel: „Mögen eure Herzen die Auferstehungskräfte aufnehmen, damit diese zur Erneuerung des äußeren Menschen in das göttliche Christusbewusstsein beitragen."

Donnerstag - Moosgrüne Flamme mit goldfarbener Strahlung - Wahrheit, Heilung, Weihung, Konzentration. Meister Hilarion dürfen wir immer um Heilengel bitten. Grün steht für Heilung. Das ist heute sogar bis in den Operationssaal gedrungen, inzwischen ziehen die Chirurgen grüne Kleidung an. Darüber hinaus bedeutet die grüne Flamme auch Wahrheit, und Wahrheit ist Vollkommenheit. Erzengel Raphael: „Seht Euch niemals getrennt von Eurer göttlichen Quelle, ihr Licht fließt ständig in Euch ein."

Freitag - Gold- und Rubinfarbene Flamme - Frieden, Heilung, Gnade, Dienen. Meisterin Nada sagt: „Liebe, die Quelle des Lebens, verbindet uns miteinander. Seht euch eingeschlossen in einen Kreis, in das Band der Liebe." Erzengel Uriel: „Eure geistigen Helfer sind kraftvolle Diener des Lichts die Ihr jederzeit anrufen könnt. Die Euch zugetan sind und mithelfen das große Ziel zu verwirklichen."

Der große Meister Jesus Christus, der jetzt das Amt des kosmischen Christus innehat, sagt: „Die Quelle deines Lebens ist Licht, ist reine Vollkommenheit. Nun wanderst du zurück zu deinem Ursprung, zur Quelle. Lebe die Liebe."

Noch einige Worte zum heutigen Sonntag: unser Planet Erde wird heute mit dem blauen Strahl, mit dieser besonderen Energieessenz, umhüllt. Wenn wir z.B. in dieser Tagesfarbe unsere Kleidung wählen, so stehen wir in unmittelbarem Austausch mit eben dieser Strahlung, mit dieser Schwingung. Solches Wissen darf uns natürlich nicht unter Druck setzen, sondern bloß anregen.

In der Heiligen Nacht geht Jesus Christus in die niederen Sphären, um möglichst viele Seelen ins Licht zu holen. Auf seinem Wege könnt Ihr ihn zusätzlich täglich mit einer brennenden Kerze unterstützen. Damit diese Lichtenergie am 24. Dezember wirksam wird, sollte jeder Kerze auf folgende Weise ein Segenswunsch mitgegeben werden: Legt Eure Hände unterhalb der Flamme um die Kerze und sprecht: „Dieses Licht verstärke am 24. Dezember das Christuslicht." Achtet darauf, dass die Kerze von selbst verlöscht. Ihr könnt in derselben Weise verfahren, wenn Ihr einem Familienangehörigen oder Freund in einer bestimmten Situation helfen wollt.

In dieser beruhigenden Gewissheit wollen wir nun in die Meditation gehen. Wir bitten um göttliche Führung, göttlichen Schutz und göttlichen Segen. Habt guten Bodenkontakt, die Hände nach oben geöffnet und schließt die Augen. Geht mit Eurem Bewusstsein in Euren Atem, lasst ihn in jede Eurer Zellen einfließen. Beim Ausatmen lasst die Schultern fallen, atmet tief ein, beim Ausatmen lasst Euer Kinn fallen, atmet tief ein, beim Ausatmen entspannt Euren Körper, lasst alles los. Mit Eurem Bewusstsein geht zum Herzchakra, öffnet weit Eure Herzenstore und lasst den rosa Liebesstrahl in Euch einfließen. Sanft spürt Ihr ihn im Rhythmus Euren Herzschlages. Ihr atmet Rosa ein und lasst diesen rosa Liebesstrahl hinausströmen, zu demjenigen, der neben Euch sitzt, und über diesen Kreis hinaus zu Allem, was lebt.

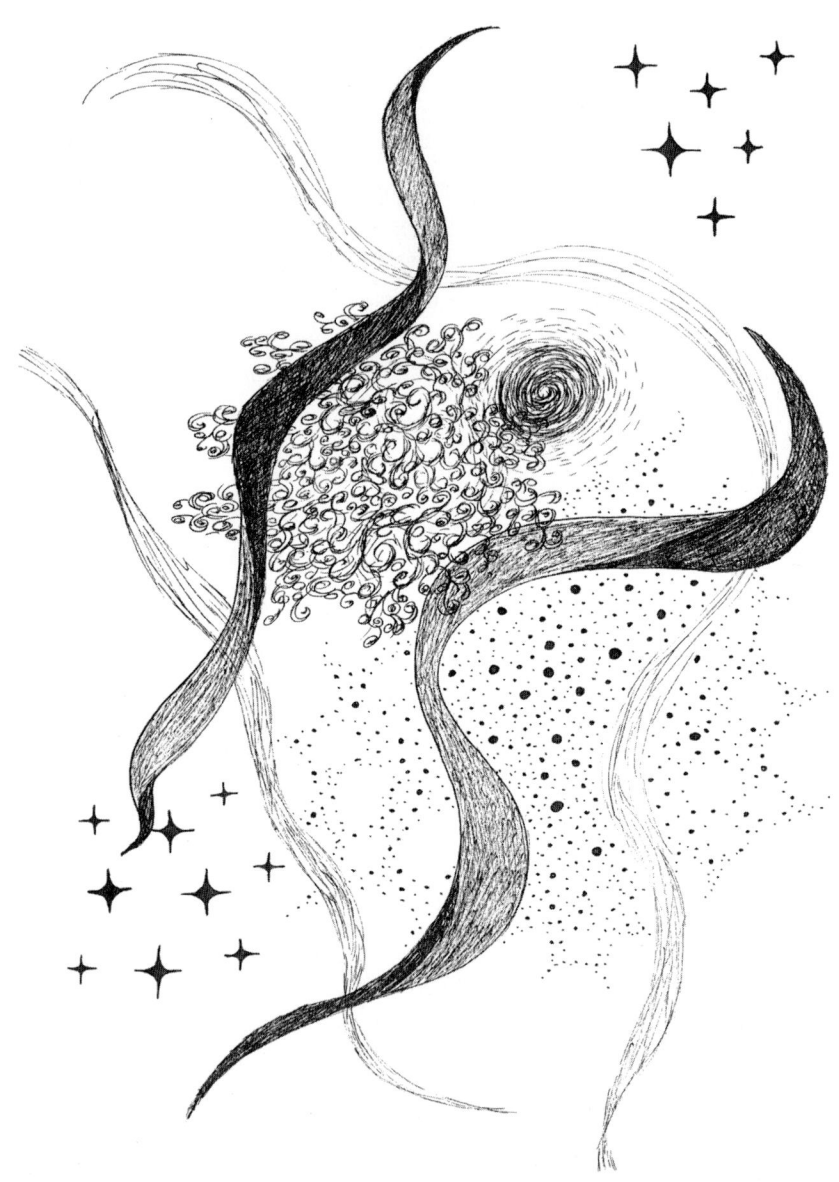

Auf dem Weg zum Licht sind wir Pilger im Erdenkleid. Als Pilger schenkst Du, Allmacht und Urkraft uns vielfältige Erfahrungen, verwandelst Leid in Freude, Tränen in Lachen, lässt die Vergangenheit mit der Zukunft im Jetzt zusammenfließen und führst uns in Deinen Garten
des Friedens.
Dort begegnest Du uns in jeder Blume, lässt uns in jeder Blüte Deine Wahrheit erahnen, führst uns zu den Wundern, die Du als glanzvoller Baumeister geschaffen hast:
die monumentalen Pyramiden,
die Schönheit der Edelsteine,
die Farbenpracht der Sonnenauf- und Sonnenuntergänge,
das Rauschen der Meereswellen,
das Wispern der Bäume im Wind,
die Kraft des Wortes,
tausende von großen und kleinen Kunstwerken,
das Glitzern in einem Regentropfen,
das Lächeln eines Kindes.
Du offenbarst uns in Deiner gesamten Schöpfung die Größe Deiner unendlichen Liebe.
Wir verneigen uns tief vor Dir und aus unseren Herzen steigen Dankeshymnen empor zu Dir dem All.

Langsam kehrst Du aus dem Licht zurück. Du fühlst Dich auf dem Stuhl sitzend, spürst Deine Hände, bewegst sie und bist Dir Deiner Gegenwart im Jetzt vollständig bewusst. Du öffnest Deine Augen, faltest Deine Hände und dankst für das Erlebte. Dann schließt Du Deine Chakren.

Ich habe in diesem Seminar bisher viel von geistigen Belangen gesprochen, wie es dem spirituellen Charakter von Reiki angemessen ist. Jedoch formt diese göttliche Energie, wie Ihr wisst, auch den Körper um. Diese Transformation kann sehr erfolgreich durch andere Praktiken unterstützt werden: leichte Ausgleichsgymnastik, autogenes Training, meditative Entspannung über Sprech- und Musikkassetten, zügiges Spazierengehen, Schwimmen, Radfahren, Gesang, Tanzen, Yoga, Therapie mit Farbe, Licht und Klangschalen.

Der heilende Effekt von Farben ist uns oft nicht bewusst, deshalb will ich näher darauf eingehen.
Fangen wir mit dem Wurzelchakra an, dem die Farbe Rot zugeordnet ist. Mit dem ersten Chakra sind wir der Erde am nächsten. So verbindet es uns am stärksten mit dem Feuer in Mutter Erde.
Unser Körper wird in seiner Gesamtheit von Blut durchströmt. Haben wir mit unserem Kreislauf Schwierigkeiten, so ist es gut, mit der Farbe Rot zu arbeiten. Visualisiert sie, öffnet Eure Fußchakren (sind Nebenchakren, so wie die Handchakren auch) und lasst die Farbe dort in Euren Organismus einfließen, alles durchströmen und alles Dunkle - etwaige Blockaden - ausschwemmen. So können wir unseren gesamten Blutkreislauf reinigen oder auch einem erkrankten Organ wieder „Leben" zuführen.
Kirschen, rote Bete und rote Beeren sind für einen blutarmen Menschen die richtige unterstützende Ernährung.

Rotlicht hat gute Auswirkungen bei Kreislaufstörungen und niedrigem Blutdruck. Ich dusche mich beispielsweise morgens bereits mit Rosmarinöl.

Auch die Zahlen sind einer Farbe zugeordnet, Rot z.B. der Zahl eins. Edelsteine erfreuen nicht nur unsere Augen, sondern haben neben ihrer Heilwirkung auch noch die Farbschwingung. Der Granat strahlt in einem verhaltenen, gedämpften Rot und ist gut für Menschen, die „schweben". Der Rubin verbindet uns sowohl mit dem „Feuer in Mutter Erde", als auch mit unserer Herzensliebe. Er kann uns die gesamte Skala des Liebesempfindens erschließen. Er ist ein Stein, der uns in das lebendige, pulsierende Sein hineinführt, in das Christusbewusstsein.

Bei dem Sakralchakra ist es die Farbe Orange, die das Lebensgefühl steigert. Dort ist der Sitz der Sexualität, die neues Leben schafft. Es drückt gleichfalls die Kreativität und Begeisterungsfähigkeit aus. Eine Duftlampe mit Orangenöl reinigt die Luft und steigert unsere Aktivität, wirkt belebend. Orangefarbene Gewänder werden von buddhistischen Mönchen getragen, weil damit die Selbstkontrolle unterstützt bzw. erlangt wird.

Der Karneol reinigt das Blut, aktiviert den Kreislauf, bringt alles zum Fließen und hilft bei Nierenbeschwerden. Diese haben ihre Ursache meistens in Partnerproblemen, wobei Partner für Kinder, Eltern, Freunde, Arbeitskollegen usw. stehen können.

Beim Solarplexus ist es die Farbe Gelb, die uns das Strahlen der Ursonne zeigt, das alles - in uns und um uns - durchlichtet. Gelb bringt uns in Harmonie, mit Wärme in Berührung und „beflügelt" den Geist. Der Sorlarplexus ist mit unseren Gefühlen verbunden, wir können die Traurigkeit in Fröhlichkeit umwandeln, vorausgesetzt wir stellen uns den Problemen und können uns der Weisheit unserer Seele unterordnen.

Der Bernstein führt uns in unsere Mitte, hebt unser Selbstbewusstsein und beseitigt Minderwertigkeitsgefühle. Er bringt uns in den Überfluss, den Erfolg und öffnet unser Zentrum. Eine Reikigabe mit fünf Bernsteinen ist ein regelrechtes Wonnebad für eine Frau. Er kann den weiblichen Aspekt im Manne wecken. Was für die Frau der Bernstein, ist für den Mann die Pyritsonne. Der Zitrin steht für die Transformation und hilft, die Schwingung von sehr dominanten Menschen zu verfeinern, zu durchlichten. Der Zitrin ist ein Sonnenstein, ein Segensstein, der sowohl Heilung auf der körperlichen Ebene bringt, als auch sehr stark auf der geistigen Ebene wirkt. Er kann auch bei Menschen mit Minderwertigkeitsgefühlen den Ausgleich bringen. Darüber hinaus kann er Gefühlsschwankungen in Harmonie umwandeln. Er ist ein guter Helfer bei Diabetes.

Grün und Rosa gelten für das Herzchakra. Es ist unser Mittelpunkt für die Verbindung von oben und unten. Stellt Euch eine rosa Rose mit grünen Blättern vor, so habt Ihr in dieser einen Blume beide Farben vereint. Grün hat etwas Beruhigendes und zugleich Erfrischendes. Wir können bei einem Spaziergang im Wald unseren Nerven Heilung schenken. Ich persönlich empfinde diese Farbe als ein Signal für Erneuerung. Kommt im Frühling das zarte Grün zum Vorschein, so ist dies eine Wiedergeburt.

Von den vielen grünen Steinen ist mir besonders der Aventurin ans Herz gewachsen. Er lehrt uns die Geduld und bringt uns damit in unseren Ausgleich. Seine reine Heilessenz kann jedes Problem durchdringen. Für mich ist er ein Allesheiler.

Wenden wir uns dem Rosa zu. Es versinnbildlicht die Zärtlichkeit, das Sanfte, und die Umwandlung der „irdischen" Liebe in die auf einer seelisch-geistigen Ebene. Der Rosenquarz ist der erste Reikistein. Er bringt uns mit Sanftheit und Liebe bis zu den Wurzeln unserer Seinsschichten, aber auch zu unseren Qualitäten, unserem wahren Sein. Dieses Wissen über die Reikisteine vermittelte mir der Geistlehrer Elias.

Ein weiterer rosa Stein - der in mir stets ein besonders tiefes Gefühl der Macht der Liebe hervorruft - ist der Kunzit. Er schimmert auch hellviolett. Damit ist er ein Wegbereiter für unser Herz, uns in die Spiritualität, in die Vollkommenheit, hineingleiten zu lassen. Vielleicht mag ich diesen Stein besonders gern, weil er dem Fische-Zeichen zugeordnet ist.

Mit der Farbe Blau kommen wir zum Halschakra. Es ist der Sitz der Kommunikation mit uns selbst und allem um uns. Stellt Euch einen sonnendurchfluteten Tag am Meer vor. Der Himmel über Euch strahlt in einem wunderschönen Hellblau, und im Wasser des Meeres spiegelt sich dieses Blau wieder. Aus eigener Erfahrung heraus kann ich bestätigen, dass ein blau tapeziertes Schlafzimmer eine ruhige und angenehme Nacht verspricht. Bei Fieber ist es gut, die Farbe Blau zu visualisieren. Bei Kindern, die Einschlafschwierigkeiten haben, hilft eine blaue Lampe.

Der Chalcedon hilft uns, in die Kraft der sprachlichen Kommunikation zu kommen und verfeinert den sprachlichen Ausdruck. Das einzelne Wort kann aufbauend oder verletzend sein. Er besänftigt Aggressionen und ist damit ein Garant für ein ruhiges Gespräch.

Der Aquamarin ist für uns Seelenbalsam und aktiviert den Heilungskanal. Damit ist er der zweite Reikistein, durch den wir selbst Heilung erhalten und weitergeben können. Er hilft, diese Kraft in uns zu entfalten.

Das Stirnchakra ist der Sitz der Intuition. Das Indigoblau fördert das Wachstum unserer Spiritualität. Dieses Blau lässt uns unter einem sternenübersäten Nachthimmel stehen. Wir fühlen uns voller Frieden, und wir spüren, wie absolute Gottvertrautheit in uns aufsteigt.

Der Lapislazuli ist ein wunderbarer Meditationsbegleiter, der uns in die eigene Tiefe führt und das Tor zur kosmischen Liebe öffnen kann. Er führt uns in die Annahme des göttlichen Willens und bringt die bewusste Wahrnehmung der geistigen Welt in uns zum Fließen. Bei zu hohem Blutdruck ist der Lapislazuli zu empfehlen.

Dem Kronen- oder Scheitelchakra ordnen wir die Farben Violett, Weiß und Gold zu.

Im Violett verbindet sich das belebende Rot mit dem Blau der Ruhe. Diese Farbe bezieht uns selbst ganz ein. Sie ist mit Reinigung und Umwandlung verbunden und führt uns in der Meditation in tiefste Bewusstseinszustände. Der Amethyst kann uns mit dem Göttlichen verbinden und hilft uns, das Unfassbare anzunehmen.

Der Bergkristall steht für die Klarheit in uns, die Farbe Weiß ist immer das Symbol der Reinheit. Im Weiß finden wir alle kosmischen Strahlen in ihrer Gesamtheit vereinigt. Das weiße Licht ist Geist in Unendlichkeit und Unbegrenztheit, es ist die Fülle.

Bleiben wir bei dem Kristall. Wie schon der Name sagt: Christus im All. Damit ist die hohe Schwingung dieser Steine klar herausgestellt. Kristalle sind Liebesgaben von strahlender Schönheit, die uns Mutter Erde schenkt. Gehen wir damit sehr sorgfältig und achtsam um. Sie sind immer Heilung für unser ganzheitliches, spirituelles Sein und zur Harmonisierung von allem einsetzbar, was Leben hat.

Gold, die in den Raum inkarnierte Sonne, ist universelle Substanz. Gold in uns ist Bescheidenheit und Demut. Wir erkennen das Wirken einer höher wirkenden Intelligenz - Gott. Erstrahlt unser Seelenlicht in hellem Gold, so haben wir die Weisheit in uns als einen Aspekt Gottes erkannt.

Legen wir uns ein Goldtüchlein aus Seide auf den Magen, so vermittelt es uns Wärme und schützt uns vor eventuell auftretenden Emotionen. Bei allen Schmerzzuständen können wir goldenes Licht einatmen. Durch die bewusste Hinwendung von Atem und Farbstrahl zu der Stelle des Schmerzes ist eine Auflösung möglich. Beim Ausatmen lassen wir Blockaden mit hinausfließen. Selbstverständlich können wir auch den grünen Heilstrahl oder den kristallweißen Strahl verwenden. Hört in Euch hinein, und was an Farbe zuerst in Euer Bewusstsein tritt, ist das Richtige für Euch.

Die Farbe Schwarz ist bei uns mit dem Ausdruck Trauer verbunden, kann aber auch den Anlass eines besonderen Festes hervorheben. *Aus geistiger Sicht wird Schwarz in den meisten Fällen im Irdischen negativ missbraucht und damit auch von dieser Seite angenommen und benutzt. Grundsätzlich ist zu sagen, dass ein schwarzes Kleidungsstück nicht unbedingt etwas Negatives zu bedeuten hat, nur besteht die Gefahr dabei, dass man dadurch auf sich aufmerksam macht und so die ungute Seite anzieht.* Dies kann mit einem schwarzen Turmalin abgelenkt werden. Er ist wie ein Schutzschild, der uns mehr oder minder immunisiert.

Braun ist die Farbe unserer Erde. Sehe ich einen Bauern pflügen, so spüre ich Naturverbundenheit, Nestwärme und die Sehnsucht nach dem „einfachen Leben".

Der Landschaftsjaspis unterstreicht dies in besonderem Maße und vermittelt Wohlbefinden. Er wirkt inspirierend im seelischen Bereich und bringt den inneren Organen Heilung.

Mit Magenta können wir uns aus der umklammernden Materie lösen. Unser Blick wird ausgeglichener, umfassender, zielgerichtet. Dies gilt sowohl für die Emotionen, als auch die Belange des persönlichen Lebens. Wir können der Kreativität in uns Raum geben und unseren Lebensodem fließen lassen.

Die Farbe Türkis ist wie ein Brückenschlag zwischen Himmel und Erde. In ihr finden wir das Blau des Himmels und das Grün von Mutter Erde. So kann uns der Türkis in die Wahrheit und die Weisheit der göttlichen Erkenntnis führen.

Der Türkis hat eine entspannende Wirkung, entgiftet, macht uns transparenter für die Aufnahme kosmischer Energien und ist daneben ein Redner- und Schutzstein - auch in der indianischen Tradition. Er hilft uns, in unserer Kraft zu bleiben und ist ein Friedensstifter.

Rein geistig gesehen unterstützt diese Farbe die Geistheilung, die innere Harmonie, das göttliche Erweitern und die geistige Liebe. Silber ist mit eine Untermauerung des göttlichen Strahls und eine Kraftfarbe.

Aus dem eben Gesagten geht eindeutig hervor, wie kraftvoll wir von Farben und Steinen unterstützt werden können.

Starten wir also jetzt. Mit dem Reikischlüssel in der Hand ist es uns möglich, die verkörperte Liebe als immerlernende und ewigwerdende Lichtgeschwister auf dem Lichtpfad zu sein.

Reiki und Edelsteine sind zwei sich wunderbar ergänzende Energien, um den Zugang zum Zentrum unseres Seins zu erlangen. Dabei kommt es nicht auf die Vielzahl und die Größe der Steine an. Oft ist ein einziger Kristall gerade der Schlüssel zum Öffnen unserer Ganzheit.

Da jeder eine eigenständige Persönlichkeit ist, sind auch die Steine, die für den einzelnen von Bedeutung sind, völlig verschieden. Je objektiver wir uns selbst sehen können, desto sicherer werden wir nach dem für uns - zu diesem Zeitpunkt - besten Stein greifen.

Allerdings sollten wir nicht verkennen, dass es im sinnvollen Umgang von Reiki mit Steinen Gesetzmäßigkeiten zu beachten gibt.

Geben wir der Harmonie und Schönheit in allem Tun den Vorrang, so kommen wir dem ewig werdenden Aspekt der Göttlichkeit näher und näher. Letztlich ist dies die Zielsetzung in jedem von uns.

Durch die Kraft des Lichtes, das in jedem lebt, schreiten wir in eine immer stärkere Bewusstwerdung unseres Da-Seins. Erfahren wir neben dem Licht auch den Klang Gottes, so tauchen wir ein in die Glückseligkeit, in die Liebe, die ohne Ende ist.

Gustav: Der Ausdruck „Inspiration" ist heute mehrmals gefallen. Daneben gibt es auch den Begriff „Intuition". Diese beiden Begriffe müssen irgendwie verwandt miteinander sein, aber ein Tätigkeitswort vom Substantiv Intuition gibt es nicht, während man andererseits das Passivum „ich bin inspiriert worden" immer wieder hört. Folglich muss ein Unterschied zwischen diesen beiden Begriffen existieren, der mir aber nicht klar ist. Was kannst Du dazu sagen?

Gertrud: Um den Unterschied zwischen diesen beiden Begriffen im Sinne der geistigen Welt zu erläutern, muss ich etwas weiter ausholen. Religionswissenschaftlich wird die Inspiration als eine Form der Offenbarung göttlichen Geistes definiert. Die sogenannten Erkenntnistheorien und unter diesen die „Lebensphilosophie" sprechen von einer nicht auf Erfahrung beruhenden Erkenntnis, einer „inneren Eingebung". Dies kommt den Erklärungen, die uns aus der geistigen Welt zur Verfügung stehen, schon ziemlich nahe. Die Inspiration ist eine schallwellenlose Stimme, die sich zwischen die Gedanken schaltet, jede Silbe deutlich ausspricht, aber nur mit dem „inneren Ohr" gehört werden kann - dies nicht anatomisch gesehen! Es ist also eine übersinnliche Stimme, die aus der geistigen Welt kommt. Die Inspiration erfolgt meistens durch den Schutzpatron, aber auch durch andere spirituelle, also unsichtbare Begleiter des Menschen, wie Geistführer oder Geistlehrer. Nun ist der Mensch aber auch von negativen Wesenheiten umgeben und diese sind mit ihren Einflüsterungen sehr aktiv. Der Mensch hat nun zu entscheiden, welcher Stimme er folgt - der guten oder der nicht guten. Hierbei hilft ihm nun die Intuition. Sie ist der Ausdruck der Inkarnationserfahrungen, die eine Seele durch mehrere Wiedergeburten im Irdischen gewonnen hat, ergänzt durch zur Höherentwicklung führende Belehrungen, die der Seele nach jeder Inkarnation in der geistigen Welt zuteil werden. Die so gewonnene Gesamterfahrung der Seele ruht verborgen in jedem Menschen und erscheint diesem als sich gefühlsmäßig einschaltende unkontrollierte, unbewusste Stimme. Aus dem Unterbewusstsein, würden viele sagen, ein Begriff, den die Parapsychologie zwar strapaziert, den es aber eigentlich gar nicht gibt: es ist die Stimme der eigenen Seele, die sich über das Gefühl, das Empfinden äußert und deshalb auch nicht als fremde Stimme empfunden wird. Geniale Erkenntnisse sind Intuition, werden aber oft als eigene Gedanken interpretiert oder bestenfalls der Inspiration zugeschrieben, was natürlich wieder die Verwechslung der beiden Begriffe darstellt.

Gustav: Du hast die Seele angesprochen. Wo befindet diese sich eigentlich?

Gertrud: Nun, auch hierzu gibt uns die geistige Welt Erklärungen. Die Seele besteht aus einer Reihe von Erfahrungen, Charaktereigenschaften, Talenten, die während und zwischen den Inkarnationen entwickelt wurden - sie werden Aspekte der Seele genannt. Der Sinn der Inkarnation ist ja, durch neue Erfahrungen im irdischen Kampf mit dem Negativen sich zu bewähren und durch die in der geistigen Welt danach erfolgenden Belehrungen und Einsichten sowie Wiedergutmachung der eigenen Fehler sich höher zu entwickeln. Die Seele ist der Träger dieser Erkenntnisse, die wir zusammen mit allen entwickelten Eigenschaften, Talenten und Erfahrungen Aspekte nennen. Nun inkarniert eine Seele nie vollständig, das heißt, ein Teil der Aspekte der Seele bleiben im geistigen Reich. Der Wunsch zur Inkarnation geht von der Seele aus, die in der geistigen Welt als Vereinigung sämtlicher Aspekte existiert. Ihr Wunsch, in Zusammenarbeit mit dem karmischen Rat bestimmt, welche Aspekte inkarnieren und welche im Geistigen bleiben sollen. Aspekte, die als nicht ausreichend ausgereift, als verbesserungswürdig eingestuft werden, kommen in der Regel zusammen mit vielen positiven Aspekten zur Inkarnation, das heißt, sie werden als Aufgaben, als Eigenschaften, als Talente ins neue Leben mitgenommen. Dieser Teil der Seele - und damit beantworte ich Deine Frage - tritt ohne oder nur mit geringer Rückerinnerung in den Körper des neugeborenen Kindes bei der Durchtrennung der Nabelschnur ein und ist als immaterielles Fluidum Bestandteil des irdischen Gesamtkörpers. Das heißt, er befindet sich in allen Zellen, im Blut und natürlich auch im Gehirn. Wenn ich Gesamtkörper sage, meine ich einerseits den materiellen Körper und andererseits die Geistkörper, mit denen die inkarnierten Aspekte der Seele bei der

Geburt in den materiellen Körper übergehen. Über die Geistkörper und ihre Vorbereitung zur Inkarnation wäre noch viel zu sagen, aber ich möchte erst Deine Frage vollständig beantworten. Die nicht inkarnierten Aspekte der Seele verbleiben also in der geistigen Welt und sind vornehmlich positiver Natur. Diese haben nun innigen Kontakt zum inkarnierten Teil der Seele und versuchen, diese nachhaltig zu beeinflussen. Diese Beeinflussung gehört mit zur Intuition, womit sich der Kreis meiner Ausführungen schließt.

Gustav: Du sprichst von inkarnierten Aspekten der Seele. Was passiert mit diesen beispielsweise im Schlaf? Man hört so manches von Astralwanderung, was sagt die geistige Welt hierzu?

Gertrud: Während des Schlafes, wenn der materielle Körper also entspannt ist und sich erholt, kann die Seele - gemeint sind die inkarnierten Aspekte der Seele - aus dem Körper austreten und dann positiv oder negativ geführt verschiedene Bereiche der positiven, aber auch der negativen geistigen Welt besuchen. Im Bereich der positiven geistigen Welt dienen diese Exkursionen dem Harmoniebedürfnis der Seele, die sich nach ihrer wahren geistigen Heimat sehnt, dienen der Belehrung über die zuletzt im Irdischen gemachten Erfahrungen - diese werden aus geistiger Sicht verarbeitet - und manchmal, vielleicht als Anerkennung, gibt es eine Erinnerung daran, die ins Tagesbewusstsein mitgenommen werden darf. Wir sprechen dann von Träumen. Traumerlebnisse aus der negativen geistigen Welt sind uns als bedrückend, quälend - als Alpträume - bekannt.

Gustav: Und was ist das schlechte Gewissen?

Gertrud: Nun, das ist Ausdruck der Seele, der es bewusst ist, dass der Mensch etwas gedacht oder gar getan hat, womit die Seele nicht einverstanden ist. Ich weiß, dass ich die Dinge nur streifen kann - die spirituellen Erkenntnisse füllen unterdessen ganze Bibliotheken, und es gibt auch manche Abweichungen in den Erklärungen, die wir aus dem geistigen Reich erhalten. Dies hängt mit dem Wissensstand der Geistlehrer und Lichtboten, aber auch mit der geistigen Entwicklung der Mittler göttlichen Wissens, der Medien, zusammen.

Gustav: Du hattest einige Male von medialen Durchgaben gesprochen. Kannst Du das näher erläutern?

Gertrud: Bei den mir bekannten Botschaften aus dem positiven geistigen Reich handelt es sich um solche, die innerhalb eines Kreises, d.h. in Gegenwart von mehreren Menschen durchgegeben werden. Dazu zitiere ich den Lichtträger Elias: Wenn man als Einzelmedium tätig ist, ist keine Kontrolle gegeben, deshalb ist Vorsicht geboten. Arbeitet ein Medium innerhalb eines Kreises, so sitzen dort Menschen, die wachsam, aufmerksam sind, die mitdenken, alles beobachten und die gegebenen Antworten prüfen. Bei einem Einzelmedium ist dies nicht der Fall. Deshalb achtet sehr auf Euren ersten Impuls und die Hinweise Eurer geistigen Führung. Auf diese Weise könnt Ihr vermeiden, medialen Botschaften Glauben zu schenken, die dies nicht verdienen.

Am Ende des Seminars würde ich gerne Eure Meinung zu eventuellen Verbessungsvorschlägen hören. Wie sind Eure Erwartungen zu Reiki jetzt?

Linda, beginnen wir bei Dir. Hier hast Du meinen blauen Zauberstab. Gib ihn bitte weiter, wenn Du fertig gesprochen hast.

Linda: Ich hoffe, dass ich anderen damit helfen kann, dass ich was Neues anzubieten habe. Wie es wird, weiß ich nicht, ich probiere es mal, und ich denke, nach einiger Zeit wird sich zeigen, wie es funktioniert.

Gertrud: Bitte, Linda, denke daran, dass Du Reiki in erster Linie für Dich, für Deine innere Harmonie, gelernt hast. Danke.

Leonore: Es erinnert mich gerade an Australien. Die Ureinwohner dort haben ebenfalls einen Talking-Stick, den einer nach dem anderen bekommt und dann dürfen sie reden. Für mich persönlich war es außerordentlich wichtig, Klarheit zu bekommen in meiner momentanen Situation, neue Impulse zu bekommen. Ich sehe es als absolut positiv für mich, dass ich dieses Seminar überhaupt gemacht habe, da ich ein großer Skeptiker bin. Auf jeden Fall war ich sehr erstaunt, dass es mir heute so viel besser gegangen ist als gestern, danke.

Gertrud: Ich danke Dir auch. Eine gesunde Skepsis ist immer etwas Positives.

Gustav: Es ist eigentlich erst ein paar Wochen her, dass ich von Reiki überhaupt etwas erfahren habe. Es wurde mir sehr ans Herz gelegt, die Erfahrung, die Reiki bringt, zu machen. So war es für mich selbstverständlich, dass ich diesen Weg beschreite. Die Erwartungen, die ich an Reiki gestellt habe, waren relativ bescheiden. Ich wollte einfach feststellen, wie Reiki bei mir wirkt und ob ich damit anderen Menschen irgendwie helfen kann. Die Antwort auf diese Frage ist noch nicht zu geben, doch ich hoffe und wünsche, dass mir persönlich Reiki helfen wird und ich anderen Menschen damit helfen kann.

Gertrud: Danke.

Regine: Reiki war für mich nichts Unbekanntes. Ich habe schon einige Reikigaben von einer Freundin vorher erhalten. Ich war der Überzeugung, dass jetzt der Zeitpunkt gekommen ist, um Reiki selbst zu erfahren, zu lernen und mehr darüber zu wissen. Ich bin schon jetzt voll und ganz davon überzeugt, dass ich Reiki in meiner Familie und meinem Freundeskreis anwenden werde. Gelegenheit habe ich bestimmt genug.

Gertrud: Danke.

Erika: Ich kann auch keine großen Reden schwingen. Ich hätte nicht gedacht, dass das alles in so einer liebevollen Atmosphäre geschieht, sondern mehr praxisbezogen. Sehr schön fand ich immer zwischendurch die Meditationen - so wie Gertrud das gemacht hat - keine Hektik, kein Stress, und wir hatten auch Zeit zum Austausch. Jetzt bin ich gespannt, was in den 21 Tagen geschieht. Ich hoffe, dass Reiki in erster Linie meinem Mann hilft, und ich werde sehen, wo ich es sonst noch anwenden kann.

Maria: Ich darf schon länger bei den Seminaren helfen, und es ist immer wieder eine neue Erfahrung. Die Menschen sind anders, jedes Seminar verläuft verschieden. Man kann nie vorher sagen, wie es ablaufen wird. Ich bemühe mich stets, mit den Menschen liebevoll umzugehen und versuche, ihnen viel Wissen mitzugeben. Es war richtig schön mit Euch, es hat mir selbst auch sehr gut getan, und ich bin immer dankbar für die Menschen, weil auch ich dazulerne.

Gertrud: Danke, Maria, und ich danke jedem Einzelnen, dass er hierhergekommen ist. Da jeder für sich eine Persönlichkeit ist und diese Persönlichkeit im Göttlichen auch vollkommen verschieden gelebt und interpretiert wird, so ist jedes Seminar immer wieder eine neue Herausforderung. Ich bemühe mich darum, jeden so anzunehmen, wie er ist, und werde von Maria dabei immer sehr gut unterstützt. Das ist etwas sehr Wertvolles, denn es gibt nichts Schöneres, als eine friedvolle, harmonische Teamarbeit. Davon halte ich sehr viel, und diesen Geist möchte ich Euch allen mitgeben. Zusammenarbeit ist etwas Wunderschönes, wenn wir alle an einem Strang ziehen, um letztlich eins zu sein. Sehr schön ist es für mich zu sehen, wie sich innerhalb von zwei Tagen oft vieles wandelt, verwandelt, leichter und lockerer wird.

Zusammen mit der Reikiurkunde erhaltet Ihr die Lebensregeln. Sie lauten folgendermaßen:

Lebe mit Dir und dem Göttlichen in Harmonie.

Ehre alle Seelen im gesamten Universum.

Arbeite stetig an Deiner göttlich-spirituellen Entwicklung.

Freue Dich über Deine täglichen Erfahrungen.

Lebe in der Einfachheit.

Elias

Wir gehen jetzt in die Schlussmeditation. Sitzt aufrecht, habt Bodenkontakt und schließt die Augen. Wir bitten um göttliche Führung, göttlichen Schutz und göttlichen Segen.
Öffnet weit Euer Kronenchakra und lasst den orangefarbenen Strahl in jede Eurer Zellen fließen, so lange, bis Ihr selbst orangefarbenes Licht seid. Atmet tief dieses Orange ein. Es ist ein Neubeginn, der Anfang Eures Reikiweges. Reiki ist eine göttliche Energie von unermesslicher Kraft und Macht. Spürt dies jetzt in Euch.

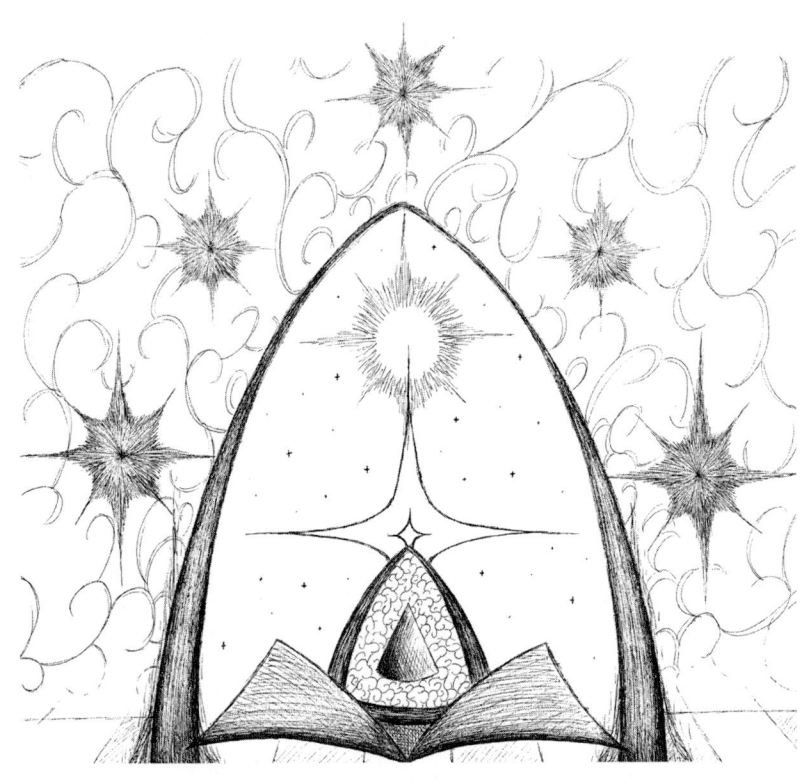

Du All-Einer, schenke uns Deinen Frieden,

der ewig und vollkommen ist, damit unsere Seelen diesen

Frieden hinausströmen in Deine Schöpfung.

Du Urkraft, schenke uns Deinen Frieden,

der ewig und vollkommen ist, damit unsere Wege lichtvoll sind

und in die Wahrheit der kosmischen Gesetze hinein strömen.

Du Allmacht, schenke uns Deinen Frieden,

der ewig und vollkommen ist, damit unser Selbstvertrauen

gestärkt wird und in das Gottvertrauen einmünden kann.

Du Gott, schenke uns Deinen Frieden,

der ewig und vollkommen ist, damit wir Deinen Ruf hören

und als Deine Botschafter des Lichtes Verkünder

Deiner Worte sind.

Mit Reiki steht Ihr ab heute in strahlender Farbenpracht unter einem Regenbogen, der Euch das Tor zur Verschmelzung mit dem Göttlichen öffnet. Werdet Euch der Ganzheit Eures Menschseins bewusst, spürt dem Zauber der Liebe im Zentrum Eures Herzens nach.

Wir danken allen Meistern, Reikihelfern und Engeln aus den hohen geistigen Sphären der Lichtwelt für die liebevolle Begleitung, für das klare „An-die-Hand-Nehmen" und erbitten für uns alle die fortschreitende Weisheit und den Segen des Allerhöchsten. OM. Danke.

Langsam kommen wir ins Außen zurück. Wir schließen unsere Chakren.

Unser Ziel ist seelisches Wachstum. Der Weg dahin ist mit oft wesentlichen Entscheidungen verbunden. Ist unser Sein zu Bewusstsein erwacht so sind wir uns der Dynamik unserer Geisteskräfte bewusst. Wagen wir den Quantensprung in die Multidimensionalität! Als Wanderer auf dem Lichtpfad ist es aber genauso notwendig, nicht nur uns selbst und dem Nächsten, sondern dem gesamten Leben gegenüber das Gesetz der Liebe anzuwenden. Tiere, Pflanzen und dieser Erdenplanet in seiner Gesamtheit benötigen dringend unsere Hilfe. Wir können Affirmationen sprechen und gute Gedanken senden und immer wieder danken dafür, dass es nicht nur Dunkelheit in dieser Welt gibt, sondern viel mehr Schönes, dass wir nur zu entdecken brauchen.

Eine der schönsten Entdeckungen in meinem Leben war Reiki. Dafür will ich jetzt und immer danken, denn Reiki ist ein Geschenk des Himmels.

Ich wünsche allen eine gute Rückkehr nach Hause, eine gute Heimfahrt und erbitte viele Engel, die schützend ihre Hände über Euch halten und den Segen des großen Geistes der Liebe für uns alle, hüben und drüben.

Auf ein frohes Wiedersehen!

Reiki 2
1. Seminartag

Der göttliche Funke beinhaltet das gesamte menschliche Sein. Erkennen wir Gott als Ziel in unserem Leben, dann haben wir den ersten Schritt auf diesem Schulungsplaneten Erde für uns, für unser Erwachen in Gott getan. Wir sind den Kinderschuhen entwachsen.

Fragen tauchen auf: Wer bin ich, warum bin ich hier, was ist meine Aufgabe?

Die Lebensaufgabe wird vor unserer Inkarnationsreise in Absprache mit dem karmischen Rat festgelegt. Dabei handelt es sich um eine Zusammensetzung aus hohen Geistwesen, die die Bilanzen der Vorleben und die Schicksale für das zu inkarnierende Leben leiten, und mit der entsprechenden Seele durcharbeiten und durchsprechen. Das gleiche geschieht beim zurückkommen der Seelen. Da der freie Wille immer respektiert wird, kann es leicht zu einer Selbstüberschätzung kommen, so dass die übernommene Lebensaufgabe nicht im Sinne des Göttlichen zu lösen ist. Dies entspricht dem Nichtbestehen einer Schulklasse mit der daraus resultierenden Notwendigkeit, sie zu wiederholen.

Übernehmen wir jedoch die volle, persönliche Verantwortung für unser Wirken im Positiven, im Göttlichen, dann haben wir den zweiten Schritt in unserer geistig, spirituellen Entwicklung getan. Seien wir uns immer im Klaren darüber, dass wir allein das Ruder in unserem Lebensschiff in der Hand haben und jederzeit ein neuer Kurs eingeschlagen werden kann. Unsere Gedanken allein bestimmen die Entfaltung des gesamten Seins, sowohl im persönlichen Mikro- als auch im Makrokosmos.

Diese Erkenntnis ist verbunden mit dem starken Gefühl der Neu-Verantwortung. Neu - weil wir begreifen, dass wir Teil im gesamten Schöpfungszyklus sind.

Jetzt ist es an der Zeit, den Schritt zu uns selbst zu machen. Es ist ein Wagnis, das Finden unserer Identität. Haben wir bisher der

Körperebene unsere Aufmerksamkeit geschenkt, so spüren wir mehr und mehr, dass wir Dreiheit in einem sind: Körper, Seele und Geist. Diese drei zu einem harmonischen Ganzen zu vereinen, steht am Anfang unserer Lebensaufgabe, ist ein Teil davon.

Die Kardinalfrage ist: Lieben wir uns, sowohl im Inneren als auch im Äußeren, sind wir im Umgang mit uns selbst wirklich liebevoll?

Eine große Palette dieser Fragen wartet auf die Beantwortung. Wir können davon ausgehen, dass wir manche leid- und segensvolle Überraschung erleben werden. Loten wir die Tiefen in uns aus, dann kommen wir zu den Dingen, die zu lösen und freizugeben sind.

Hände warten darauf, den Menschen hilfreich zur Seite zu stehen. Es sind die Reikihände. Wenn sie in einem Seminar geöffnet werden und noch stärker in den kosmischen Fluss eintauchen, wirken sie als immerwährender Harmoniestrahl. Diese Hände sind ein Garant für ureigenstes Heilungsgeschehen auf allen Ebenen, voll des göttlichen Segens.

Eine wichtige Voraussetzung für den Weg ins Lichtbewusstsein ist die Akzeptanz sowohl des inneren als auch des äußeren Seins. Die Gedankenwelt, die Sprache und das Verhalten spiegeln das innere Sein wieder. Das äußere Sein beinhaltet die Körperebene, die Familie, den Wohnsitz, die Arbeitsstätte, die Menschheit und diesen Planeten Erde in seiner Gesamtheit.

Das Beschreiten des neuen Seinsabschnitts setzt viel Geduld und Bewusstheit voraus. Im Vertrauen auf Führung und Intuition ist wahrhaftes Leben in der Leuchtkraft vollkommenen Seins erfahrbar.

Meiner Meinung nach kennt die wahre Religion in ihrer Evolution keine Grenzen. Sie beinhaltet die All-Liebe für die gesamte Schöpfung, selbstloses Dienen für Gott und die Mitmenschen, Ehrfurcht und Demut vor aller Manifestation des Göttlichen.

Auf unserem Planeten Erde hat Gott viele Namen. Zwei davon sind Buddha und Jesus Christus. Buddha brachte den Menschen Weisheit, Jesus Christus die Liebe.

Unter den vielen Religionen möchte ich als Beispiel den Buddhismus anführen, da ich damit persönliche Erlebnisse verbinden kann. Er stellt für mich einen der weltumspannenden Wege des Verständnisses dar. Ost und West berühren sich, treffen zusammen, und das östliche Gelöstsein, Geschehenlassen fließt so ein in das westliche Besitzergreifen und Festhalten.

Ich erinnere mich sehr gerne an Bangkok, eine Stadt der absoluten Gegensätze: Hektik in ihrer ausgeprägtesten Form und friedvolle Ruhe. In den Gesichtern vieler Menschen steht ein Lächeln, das inneres Leuchten und Zufriedenheit wiederspiegelt. Diese Menschen tragen mit einer selbstverständlichen Natürlichkeit die Einfachheit in ihren Herzen, die mich erstaunte.

Auf einer Fahrt durch die Klongs - die Wasserstraßen Bangkoks - sah ich in viele Hütten. In jeder dieser Wohnstätten war ein Altar mit einer Buddhastatue aufgebaut. Die Menschen, die dort leben, sind arm, doch sie wissen um das Geführtsein, um die Wahrhaftigkeit Gottes. Vor einem der großen Hotels mit seiner Geschäftigkeit kniete ein Mann mit gefalteten Händen vor einem Baum, völlig versunken, in sich ruhend. Die Inbrunst dieser Andacht beeindruckte mich tief. Erkannte dieser Mann bereits die Unvergänglichkeit seines Seins? Welche Gnade!

Mit welcher Selbstverständlichkeit die Mönche in ihren orangefarbenen Gewändern von armen Menschen eine Schale Reis erhielten und die armen Gebenden auch noch für deren Annahme dankten, war ebenfalls eine neue wertvolle Erfahrung für mich. Am Ende meiner Gedankenkette über dieses Geschehen stand die Erkenntnis, dass der gebende Mensch sich bei dem göttlichen Funken im Mönch bedankte.

Sehr berührt hat mich auch ein großer liegender Buddha in freier Natur. Was für eine absolute Gelöstheit, die zudem Frieden, Klarheit und Lebensfülle ausstrahlte.

Holen wir uns doch ein Stück dieser Weisheit Buddhas in unser Leben und lassen die Christusliebe alles einhüllen.

Namen sind Schall und Rauch, doch letztlich geht es für uns Menschen immer um das Eine: einzutauchen in die grenzenlose, dimensionsübergreifende vollkommene All-Liebe.

Die nachfolgenden Ausführungen behandeln eine Fülle von Themen, die auf den spirituellen Wahrheiten von Reiki 1 aufbauen.

Dazu zitiere ich die Schlussworte eines Reiki 2 Seminarteilnehmers: „Ich möchte nicht die verschiedenen Seminare miteinander vergleichen, aber ich habe in über 45 Berufsjahren viele Seminare mitgemacht - man musste sich ja weiterbilden - und jetzt zwei Reikiseminare. Der Unterschied ist derart groß, dass ein Vergleich nicht möglich ist. Ich habe bereits beim ersten Mal gesagt, diese Ausstrahlung, diese Liebe miteinander, untereinander, diese Harmonie, sind bei den anderen üblichen Seminaren nicht zu spüren. Bei diesem hier ist dies noch übertroffen worden. Was mich weiterhin besonders beeindruckt hat, ist die Veränderung einzelner Teilnehmer von Reiki 1 zu Reiki 2. Es ist dort eine große Wirkung im positiven Sinne eingetreten."

Somit stellt sich die Frage warum? Diejenigen Menschen, die bei mir ein Reikiseminar besuchen, erhalten sehr viele spirituelle Impulse und praxisbezogene „Werkzeuge" in die Hände gelegt. Arbeiten sie intensiv damit, ist eine baldige Veränderung sichtbar. Die Menschen sind bewusster, in sich ruhend und strahlen diese Harmonie nach außen.

Als Reiki-Meisterlehrerin bin ich sehr eng mit dem Spirituellen Forschungskreis e.V. Bad Salzuflen (SFK) und dessen Sprechmedium verbunden. Über dieses Medium melden sich der Lichtträger Elias und der Geist-Arzt Dr. Karl Novotny. Bei einem Reikiseminar 1995 in Bad Oeynhausen meldete sich Karl, wie wir ihn ansprechen dürfen, und äußerte sich sehr liebevoll über die harmonisierende und transformierende Energie Reiki. Er sagte wörtlich:

Reiki ist eine wichtige und heilsame Energie für Eure Seelen und für Eure Körper. Reiki bedeutet ebenfalls eine Verbindung von der eigenen Seele zum Kosmos, zum geistigen Reich, herzustellen. Wenn Ihr dieses schafft für Euren weiteren Lebensweg in Euch zu vereinen, so kann dies nur im Positiven sein. Ihr bekommt ein Geschenk. Dieses Geschenk hat lange in Euch geschlummert. Gertrud öffnet mit Euch Eure eigene Entwicklung. Und wie Ihr dann damit umgeht, das legt sie dann wiederum vertrauensvoll in Eure Hände. Sie gibt Euch Euer ausgepacktes ureigenstes Geschenk. Geht vorsichtig damit um.

Einer Seminarteilnehmerin war während des Seminares, bei den Einstimmungen Weihrauchgeruch aufgefallen, obwohl kein derartiges Duftöl verwendet wurde. Sie hatte vier Tage darauf die Möglichkeit, im SFK Elias zufragen. Hierzu die äußerst interessanten und wichtigen Ausführungen des Lichtträgers: *Nun, es sind die geistigen Helfer, die dort solche Gerüche verbreiten und Seelen, die eine Feinfühligkeit besitzen, können diese spüren. Wir geben damit auch einen Hinweis, doch im Eigentlichen sind es Vorbereitungen von uns. Auch von geistiger Seite aus sind Vorbereitungen zur Einweihung nötig. Es ist so, dass auch die Geistwesen den Raum, in dem Einweihungen stattfinden, in unserer Weise schmücken und auch mit guten Düften erfüllen, um dieses den Seelen dort zukommen zu lassen, denn es ist ein sehr feierlicher Moment. Dort sind viele Vorbereitungen nötig, um diese Einweihungen geschehen zu lassen.*

Damit ist der Urgrund des göttlichen Mysteriums, das Gnadengeschenk Reiki 2, klar umrissen.

So wollen wir gemeinsame Stunden des Lernens, des Erkennens, des Friedens, der Freude und der Liebe durchwandern.

Mit einem Gott zum Gruß und Friede über alle Grenzen steigen wir in das Raumschiff des ersten Seminartages von Reiki 2 ein, das uns zu neuen Ufern bringt.

Ich bitte jeden Einzelnen, sich mit seinem Namen vorzustellen, eine Engelkarte zu ziehen und über seine Erwartungen an sich und das Seminar zu sprechen.

Maria: Ich bin Maria, die rechte Hand von Gertrud. Der Schwerpunkt meiner Arbeit liegt bei den Kristallen und Steinen. Dies erfüllt mich immer mehr. Die Engelkarte der Heilung habe ich heute morgen gezogen. Das wusste ich bereits. Ich bin jetzt bereit, alles was mich noch belastet, wegzugeben, sowohl körperlich, geistig, als auch seelisch. Es bestätigt mein Gefühl, dass das, was ich empfinde, richtig ist.

Gertrud: Danke.

Theodor: Ich heiße Theodor und bin zum Reikiseminar hergekommen, da ich sehr wenig Zeit habe, Reiki auszuüben und sehr gespannt darauf bin, mit Symbolen zu arbeiten. Ich habe den Engel Abenteuer gezogen. Dazu fällt mir ein, dass der Engel Abenteuer der Engel ist, der einen das tägliche Leben als Abenteuer betrachten lässt, jeden Tag in einem neuen Licht zu sehen. Das hat mich sehr gefreut.

Gertrud: Dank Dir.

Ulrike: Mein Name ist Ulrike. Vor einem Jahr habe ich Reiki 1 gemacht, weil ich mich erstens einmal darin selber wiederfinden wollte und es auch als Berufung sehe, diesen Weg zu gehen.

Mir ging es das erste halbe Jahr danach sehr gut. Ich war vorher lange krank, über zwölf Jahre mit chronischen Schmerzen im Darm. Ich habe es geschafft, dass ich richtig gesund wurde und ohne Schmerzen leben konnte.

Die Tragödie war, dass im November vergangenen Jahres ziemlich viel auf mich eingestürzt ist und meine Krankheit mit ihren Schmerzen wieder zurückkam. Das war ein schwerer Schock für mich. Vier Wochen lang hatte ich große Schmerzen auszuhalten und Tag und Nacht nicht geschlafen. Das Schlimme in dieser Zeit war, dass ich keinen Arzt fand, der mir helfen konnte. Nirgends ein freier Termin, bis ich sagte: so, das ist das Zeichen, du musst dich selber wieder auf die Reihe kriegen. Seit zwei Tagen habe ich keine Schmerzen mehr. Ich habe es wieder alleine geschafft, weil ich Gertrud anrief und meinen Glauben wieder zurückholte. Das war noch einmal die Phase, die ich gebraucht habe, ein Absturz, um mir zu bestätigen, dass es ohne Glauben nicht geht. Ich war auf dem Kriegspfad mit mir, deswegen habe ich auch den Engel des Friedens gezogen. Er passt hundertprozentig, weil ich in erster Linie mit mir selbst Frieden schließen muss.

Gertrud: Ihr seht aus Ulrikes Bericht, dass allein wir selbst es sind, die unser Leben bestimmen. Lasst Euch deshalb von nichts und niemanden aus dieser Eurer Mitte herausreißen. Sprecht oft: „Ich bin ich! Ich bin ein Teil des göttlichen Seins!" So lasst Ihr das eigene Wertgefühl aufkommen. Die Worte „Ich bin" bewirken spirituell *eine Verbindung zwischen Geist und Seele, eine Harmonie, einen Gleichstrom zu allen Chakren.* Seht Euch als Besucher dieser Erde in einem Körper, der Euch manchmal seine Grenzen zeigt. Doch glaubt mit absoluter Gewissheit, dass Ihr einen Geist habt, der grenzenlos ist. Gebraucht ihn immer positiv. Eure Seele möchte sich durch Euch verwirklichen.

Ulrike: Ich finde, ich muss einfach lernen, diese Spiritualität hier und im Jetzt zu leben, nicht immer nur nach oben zu schauen.

Gertrud: Haltet das Oben und das Unten - den Himmel und die Erde - in Euch in einer Waagschale, so ist Euer Leben ein glückliches, harmonisches, freud- und segensvolles. Ihr selbst seid der Steuermann Eures Lebens, *und jeder ist sein eigener Direktor, und jeder ist sein eigener Regisseur, und jeder ist sein eigener Schauspieler.* Dank Dir, Ulrike.

Artur: Ich bin Artur Hammer, der Mann von Ulrike. Ich bin gelernter Bankkaufmann, habe dadurch viel mit Leuten zu tun und komme mit unterschiedlichen Energien in Kontakt. Zu dem

Seminar: ich habe den zweiten Grad bereits bei einem anderen Meister-Lehrer gemacht, schon im Oktober 1993 und zwischenzeitlich den Bezug zu Reiki teilweise verloren. Durch die Verbindung zu Wolfgang, der bei Dir war, habe ich wieder Freude daran bekommen und versuche jetzt, meinen Anschluss zu vervollkommnen. Das ist meine Erwartung an dieses Seminar, vor allem durch die Vertiefung der Arbeit mit den Symbolen. Ich habe den Engel der Geduld gezogen. Habe ich irgendwelche Beschwerden, so will ich diese so schnell wie möglich wieder loswerden. Wahrscheinlich soll ich es lernen, alles langsamer angehen zu lassen, das Ganze nicht immer zu bekämpfen, sondern geschehen zu lassen.

Gertrud: Ja, da heißt es gezielt mit Affirmationen zu arbeiten. Z.B.: Ich lasse geschehen, vertraue und danke. Wenn Du das oft genug sagst, dann wirst Du alle diese Erschwernisse, die Dir als solche vorkommen, mit Sicherheit tragen und auch lösen können. Der Engel der Geduld wird von uns Menschen am wenigsten angerufen. Die Geduld hat ein sehr breites Spektrum: beispielsweise beim Ehepartner, einem Verwandten, bei den Mitmenschen, bei uns selbst. Da dieses Thema meiner Meinung nach ein äußerst wichtiges ist, möchte ich den Lichtträger Elias gerne ausführlich dazu zitieren: *Ehepaare gehen auseinander, weil man sich nicht die Zeit und die Geduld einräumt, miteinander zu sprechen, offen zu sprechen, alles auszusprechen, was einen bewegt. Es werden in den häufigsten Fällen nur die Forderungen ausgesprochen. Und wenn man versucht, einen Menschen zu verändern, ihn auf den positiven Weg zu bringen, so setzt auch dort die Geduld an und habt Geduld mit diesem Menschen. Vielleicht befindet er sich gerade in einer Phase des seelischen Umbruchs, des Lernens, des Entwickelns. Dort dann immer wieder darüber sprechen, einen Austausch vornehmen, lernen, auch offen über seine eigenen Empfindungen und Gefühle zu sprechen, nicht sie im Hintergrund zu halten. Wichtig ist auch, die unschönen Gefühle auszusprechen, aber in Geduld. Viele*

Menschen möchten den anderen sofort ändern. Und immer wieder bitte daran denken, auch Ihr könntet von der negativen Welt versucht werden, beeinflusst zu werden. Ich betone dies extra ganz langsam: versucht. Lasst dieses nicht zu! Wenn Ihr merkt, dass irgendwo negative Gefühle aufkommen zum Mitmenschen, zum anderen Menschen, so schickt diese fort. In den Hauptfällen versucht die negative Seite, etwas Positives zu zerstören, das ist ihr Ziel. Sie versucht dann natürlich auch positive, harmonische Beziehungen zu zerstören, Disharmonien hineinzubringen, negative Schwingungen hineinzubringen oder in bestehenden disharmonischen Beziehungen, dies noch weiter zu schüren, in Eure Gedanken hineinzugehen und Euch noch weiterhin negative Gedanken hineinzulegen. Achtet darauf, achtet auf Eure Gedanken. Behaltet dort eine Reinheit! Geduld ist ganz einfach zu lernen. Jesus Christus hat diese Geduld Euch gezeigt in seinem irdischen Dasein, im Umgang mit den Mitmenschen. Gott führt die universelle Geduld mit Euch aus. Er zeigt sie Euch immer wieder, denn auch Er hat die Geduld mit Euch. So habt auch Geduld mit Euch selber, mit dem Göttlichen und mit Euren Mitmenschen. Ihr seid alle Brüder und Schwestern. Es ist angenehm zu sehen, wenn Menschen positiv miteinander umgehen und sich gegenseitig respektieren. Wenn Menschen in Euer Leben kommen, die Euch nicht angenehm sind, so hinterfragt Eure eigenen Gefühle. Sucht nach der Ursache zunächst in Euch. Welche Bedeutung hat dieses Zusammentreffen? Was kann ich daraus lernen? Wie kann ich es lernen? Versucht immer wieder, Eure Seelen aufleben zu lassen. Gebt ihnen die Möglichkeit, sich im Körper voll zu entfalten. Sie wachsen dann über Euren eigentlichen Körper hinaus. Scheut Euch nicht, Fröhlichkeit auszuleben oder Traurigkeit zu zeigen, dann aber auch zu sagen, warum man traurig ist. Traurig zu sein, ist ein Signal der Seele, um zu zeigen, hier im Inneren zwischen Geist und Seele stimmt etwas nicht.

Marie-Luise: Ich bin Marie-Luise und freue mich seit einem halben Jahr auf dieses Seminar, d.h. seit Reiki 1. Geduld ist bei mir schon lange angesagt. Immer wieder muss ich sie üben, aber hier ist mein Engel, der Engel der Vergebung, und da ist bei mir wohl noch etliches zu tun. Es ist erstaunlich, ich habe in der letzten Woche ein Buch über das Thema Vergebung gelesen. Es ist für mich sehr wichtig, meinen Eltern zu vergeben. Ich sage zwar immer, ich habe ihnen verziehen, aber manchmal ist da noch ein kleiner Stachel. Ich werde alles versuchen, mit meinen Eltern ins Reine zu kommen. Bei dem ersten Seminar ging es mir nicht ganz gut, d.h. nicht, dass es mir hier nicht gut ging. Ich war aber noch sehr zerrissen und unsicher, die Liebe war noch nicht richtig manifestiert in meinem Herzen. Das hat sich total geändert. Ich habe viel Vertrauen gefunden, so dass ich sagen kann, ich bin wirklich auf meinem Weg. Von Beruf bin ich Anlagenberaterin, dachte immer, ich muss meinen Beruf aufgeben, weil es nicht passen würde, doch heute spüre ich, dass es sehr gut geht, und dass ich die Spiritualität gut einfließen lassen kann. Ich stehe genau am richtigen Platz.

Gertrud: Marie-Luise, meinst Du nicht, dass diese Vergebung auch persönlich noch etwas mit Dir zu tun hat?

Marie-Luise: Ja, das ist mir ganz klar, in erster Linie muss ich mir vergeben, verzeihen, vergessen.

Gertrud: Das Vergeben, Verzeihen und Vergessen hat sehr viel mit dem Loslassen zu tun. Die Vergangenheit ruhen lassen - wir können sowieso absolut nichts daran ändern - und die Sorgen um die Zukunft uns nicht beherrschen lassen. Leben wir in der Gegenwart und schwächen uns nicht selbst durch Kritik, Vergleiche und Urteile, so kommen wir in den Lebensrhythmus des Einklangs mit uns. Das Loslassen befreit uns von Schuldgefühlen und Reue, die eine absolute Energieverschwendung sind. Danke Dir.

Jonas: Ich heiße Jonas und komme zusammen mit Kira. Ich habe mich genau wie Marie-Luise sehr auf das Reikiseminar gefreut, schon seit ich das letzte Mal von hier weggegangen bin. Große Ruhe und Vertrauen sind in mir, dass das, was ich in den letzten Tagen gespürt habe, in mir zum Tragen kommt. Ich habe viel Vertrauen seit dem letzten Seminar des SFK mit Elias gefunden. Das war für mich ein Schlüsselerlebnis. Seitdem ist viel bei mir in Fluss. Dieser Strom wird immer breiter, ruhiger, und es ist einfach schön. Ich sitze jetzt auch hier mit großer innerer Harmonie und freue mich auf das, was geschieht.

Gertrud: Danke Dir, Jonas.

Kira: Mein Name ist Kira. Ich bin Ergo-Therapeutin, übe den Beruf, seit ich zu Jonas umgezogen bin, nicht mehr aus. Mein Engel ist der Engel der Bildung. Erst wusste ich nicht recht, was ich mit ihm anfangen soll. Ich denke, er hat zweierlei Bedeutung, zum einen setze ich mich im Moment, oder seit dem Umzug, sehr stark mit den Protokollen des SFK auseinander, zum anderen finde ich die Bücher von Elias aus dem Bergkristall Verlag sehr interessant. Ich lese dies sehr intensiv und habe dabei eine Menge über mich gelernt.

Gertrud: Bildung hat auch etwas mit Herzensbildung zu tun.

Kira: Ja genau. Das ist das, was bei mir klemmt.

Gertrud: Wenn Du weißt, dass es klemmt, dann ist das der erste Schritt, alles in Ordnung zu bringen. Bleiben wir noch ein wenig bei der Herzensbildung. Da Maria erst gestern Abend aus Teneriffa zurückgekommen ist, war es diesmal an mir, das Mandala zu legen. Ich stimmte mich auf Euch ein, und in mir war das Wort Öffnung. Öffnung nach oben. So habe ich zuerst mit verschiedenen Steinen in Form einer gebogenen Linie, die sich nach oben öffnet, angefangen. Doch mein Empfinden für die Ausgewogenheit und die harmonische Ausstrahlung ließ mich alles wieder wegräumen. Daraufhin sind mir diese wunderschönen Fluoritketten ins Auge gefallen, und ich wusste: das ist es. Doch es fehlte noch etwas. Deshalb liegen hier unten, sozusagen als Ausgangspunkt für die Öffnung nach oben, drei Kunzite. Diese Steine haben - ich möchte fast sagen - spirituelle Bedeutung in puncto Herzensbildung. Es ist etwas, was dem Herzen übergeordnet ist, was uns in die Verbindung zur kosmischen Liebe bringt. Ihr werdet hier in diesem Seminar noch stärker nach oben geöffnet, und dieses Mandala unterstützt Euch sanft dabei. Danke Dir, Kira.

Gustav: Mein Name ist Gustav, ich bin Mediziner. Ich feiere heute sozusagen, es ist nicht der heutige Tag, sondern in dieser Zeit, das 10-jährige Jubiläum, dass ich die Belange der geistigen Welt entdeckt und für mich erarbeitet habe, und freue mich auch schon seit langem auf dieses Seminar. Vor etwa einem Jahr habe ich Reiki 1 gemacht und bin mit mir nicht ganz zufrieden, weil es bei mir, wie auch bei manch anderem, wie ich heute gehört habe, nicht so zur Anwendung kommt, wie es wünschenswert wäre. Soweit und soviel zur Selbstkritik. Der Engel, den ich mir heute ausgesucht habe, ist der Engel der Wahrheit. Dazu fällt mir ein, dass ich in meiner Vergangenheit irgendwie gerne die Wahrheit ein bisschen verändert habe, zu meinen Gunsten und mir eingebildet habe, dass ich dadurch interessanter werde oder meinem Umfeld besser auffalle, oder so ähnlich, eben egoistische Tendenzen in eine bestimmte Richtung hin manifestiert habe. Seit einiger Zeit arbeite ich daran, zu überprüfen, ob alles das, was ich sage, auch wirklich meinem Empfinden nach der Wahrheit entspricht. Damit sagt mir dieser Engel also sehr viel, und ich bitte ihn, mir auch weiterhin behilflich zu sein.

Gertrud: Beim Ich geht es fast immer um den äußeren Schein. Der erste Schritt zu uns selbst ist daher die Selbsterkenntnis. Sie ist eine Grundsäule und hat viele Facetten, auch ihre eigene Dynamik. Eng damit verbunden ist das Loslassen, sowohl der Vergangenheit – Du hast keine Fehler begangen, es waren Lernschritte –, als auch die Sorgen um die Zukunft. Alles das ist unnötiger Ballast. Richte Deine volle Aufmerksamkeit auf die Gegenwart, lebe im Einklang mit Dir. So tauchst Du immer stärker in den kosmischen Rhythmus, in die Liebe. Gustav, ich danke Dir.

Erika: Ich heiße Erika, komme aus der weiteren Umgebung von Stuttgart und habe mein erstes Seminar im Urlaub bei Gertrud auf Teneriffa gemacht, mit einer ganzen Menge Spaniern zusammen. Das war sehr interessant, sehr aufschlussreich, nicht zuletzt durch die andere Mentalität, die sehr offen, sehr zugänglich war. Ich habe damals in dem Seminar etwas gefunden, was mich sehr angesprochen hat, nämlich diese klare, weise Energie weitergeben zu können. Es gibt ja eine ganze Reihe von Methoden und eine ganze Palette von Seminaren, die darüber sprechen. In Reiki habe ich etwas gefunden, was mir sehr klar und sehr einfach erschien und mir dadurch gut gefallen hat. Mein Mann hat mir inzwischen eine Behandlungsliege geschenkt und zum Geburtstag den zweiten Kurs, auf den ich mich natürlich sehr freue. Mit großer Begeisterung bin ich jetzt hier.

Gertrud: Dank Dir.

Erika: Ich bin von Beruf Lehrerin, bin knapp zehn Jahre vor meiner Ehe im Dienst gewesen und dann wieder knapp zehn Jahre. Wahrscheinlich aus verschiedenen Gründen wurde ich sehr schwer krank über mehrere Jahre hinweg. Interessanterweise hat mir eine Heilerin geholfen. Damals wurde ich wach und dachte, was läuft da, denn es war für mich ein völlig neuer Bereich. Man kennt, wenn man krank ist, den Arzt und seine Helfer, die der landläufigen Medizin angehören, aber nicht die Heiler, und vor allen Dingen war ich skeptisch. Die Frau hat mir sehr viel geholfen. Sie hat mit meinem Arzt zusammengearbeitet, und ich bin sehr neugierig geworden. Da ich dann aufgehört habe zu arbeiten, habe ich mich auf den Weg gemacht, mehrere Seminare besucht, und dann kam ich zu Reiki. Das hat mich besonders angesprochen. Ich habe den Engel der Integrität gezogen, der mich im Augenblick sehr anspricht, dem ich aber auch mit Kritik, bzw. nicht mit Kritik, doch mit Skepsis gegenüberstehe, weil ich mich immer sehr stark frage, wie weit ist es richtig, tolerant zu sein? Denn das ist ja bald auch die Grenze von einer fragwürdigen Gutmütigkeit, für mich jedenfalls fragwürdig, und wo man dann vielleicht anfangen könnte, sich selbst zu verlieren. Insofern beschäftigt mich dieser Engel, und ich hoffe, dass er mir heute die richtigen Energien rüberbringt. Ich bitte darum.

Gertrud: Dank Dir. Also heute mit Sicherheit, allerdings sind sehr viel Vorbehalte diesem Engel gegenüber, zumindest in Deinen Worten. Erika, versuche doch mehr mit dem Herzen zu fühlen und zu denken. Das ist es, was wir alle lernen sollen. Liebe, die aus unserem Herzen kommt, strahlt hinaus ohne Grenzen, ohne irgendeinen Vorbehalt. Das ist dann wirkliche Liebe. Danke Dir.

Elisabeth: Ich heiße Elisabeth. Ich beschäftige mich mit dem Geistigen schon seit 20 Jahren, habe einige Seminare besucht, Bücher gelesen, bis ich dann eben hierher gekommen bin. Zuerst einmal durch die Santiner und ihre Botschaften, dann zu diesen Seminaren und zu all den wunderbaren Sachen. Ich bin sehr dankbar, dass ich heute hier dabei sein darf. Das hat gar nicht so ausgesehen am Anfang, obwohl ich es im Mai schon gewusst habe beim ersten Seminar, dass ich heute hier sein werde. Ich freue mich sehr, dass alles geklappt hat. Ich glaube, das ist geführt worden und hat einen Sinn. Ich habe Reiki immer angewendet, in der Familie, im Bekanntenkreis, so, wie es sich zwanglos ergeben hat. Der Engel, den ich gezogen habe, ist der Engel des Loslassens. Was ich seit Reiki 1 gelernt habe ist, dass mich fast nichts mehr aus der Ruhe bringen kann. Das ist für mich ein großes Geschenk. Mein Mann hat sich von mir letzte Woche verabschiedet und ist ins geistige Reich hinübergegangen. Dank Reiki ist es gutgegangen.

Gertrud: In diesem Zusammenhang möchte ich einige Bemerkungen zum Massenbewusstsein machen. Dieses äußert sich in einer Vielzahl falscher Anschauungen und Praktiken. Beim ersten Geburtstag ist es üblich, dem Kind zu sagen, es sei jetzt ein Jahr alt. Damit wird der Grundstein für die falsche Codierung der Zellen gelegt. Dieser Vorgang erfasst das gesamte Sein, d.h.

Körper, Seele und Geist. Für diese Realität gibt es eine Fülle von Beispielen. Hierzu eine persönliche Erfahrung. Vom 38. Lebensjahr an musste ich eine Brille tragen. Im Laufe der Zeit folgten auf diese eine ganze Reihe weiterer Brillen mit zunehmender Stärke. Eines Tages erhielt ich Kenntnis von der absoluten Wirksamkeit positiver Affirmationen, und ich habe von diesem Zeitpunkt an konsequent täglich den Satz gesprochen: „Ich bin vollkommen sehend und hörend." Im Laufe der Zeit konnten die Brillenstärken sukzessiv heruntergesetzt werden, so dass ich wieder bei einer Brille der ersten Stärke angelangt war. Heute benötige ich überhaupt keine Brille. Die Moral von der Geschichte: Eigenverantwortung plus geistige Führung erneuern den Menschen. Dies hat sich voll und ganz bewahrheitet, denn es ist klar, dass eben diese positive geistige Führung die Wiedererlangung meiner Sehkraft bewirkt hat.

Ein weiteres gravierendes Beispiel, das Massenbewusstsein betreffend, ist die weit verbreitete Anschauung vom Tod. Diese Auffassung hat im christlichen Kulturkreis zur Folge: endlose Trauer und schwarze Kleidung. Ganz im Gegensatz dazu tragen die Inder in einem Trauerfall weiße Kleidung. Tatsächlich ist es doch so, dass die hinübergegangene Seele frei von Schmerzen und Belastungen ist und heimkehrt. Tod ist für mich eine Geburt ins Licht. Elisabeth Kübler-Ross hat das in ihrem einzigartigen Buch „Jedes Ende ist ein strahlender Beginn" wunderbar veranschaulicht.

Elisabeth: Ich komme noch einmal auf das Geschenk der Ruhe zurück, das mir Reiki 1 gebracht hat. Meine Tochter ist letzte Woche operiert worden. Vor einem Jahr wäre ich wie ein HB-Männchen auf dem Krankenhausflur herumgelaufen, bis sie von ihrer Operation zurückkommt. Jetzt habe ich anderen Kranken Mut und Kraft zugesprochen. Der Name meines Schutzengels ist Michael, der meiner Tochter Xaver. Bevor meine Tochter von der OP-Schwester abgeholt wurde, sagte sie zu mir: sage bitte deinem Schutzengel Michael er soll kurz von dir weg, sonst ist mein Schutzengel Xaver so allein. Seit ich und auch meine Tochter mit den Engeln sprechen, geht es uns sehr gut, manchmal vergesse ich allerdings mich zu bedanken.

Gertrud: Wir können die Engel stets in Anspruch nehmen, sie warten darauf, stehen neben uns und freuen sich über den Kontakt. Sie können uns allerdings nur helfen, wenn wir sie darum bitten bzw. einladen. Bedankt Euch immer bei ihnen, sie freuen sich darüber.

Elisabeth: Nun noch zu meinem Engel Loslassen. Was ich loslassen soll, sind wahrscheinlich meine Ängste.

Gertrud: Ängste. Das ist sehr gut, dass Du das selbst aussprichst. *Es ist so, dass die Menschen in den Hauptfällen immer alles nur über den Kopf laufen lassen. Sie versuchen, in sich Ängste aufkommen zu lassen, die gar nicht hineingehören. Die Menschen haben auch das Talent, vieles zu verkomplizieren. Die Ruhe und die Geduld und die Gelassenheit ruhen in den wenigsten. Es gibt immer wieder Ängste in dem einen oder anderen, die hervor provoziert werden. Nur, wenn man diese Ängste einmal zulässt, so darf man die negative Seite nicht vergessen, die dieses Gefühl der Angst und der Unsicherheit ausnutzt und dann noch weitere Angstgedanken versucht in diesen Menschen, in diese Seele hineinzubringen.*

Elisabeth: Ich habe es ja auch schon gemerkt. Das Schlimme ist, der Gedanke kommt immer wieder.

Gertrud: Du darfst nicht vergessen, er ist einfach tief innen in Dir verwurzelt. So, wie wir unsere Zellen viele Jahre falsch programmiert haben, so müssen wir jetzt auch die Geduld in uns aufbringen, unseren Zellen die neue Botschaft zu vermitteln. Das geht nicht von heute auf morgen. Deshalb heißt es: Immer wieder daran arbeiten. Eines Tages wird es wirksam. Zum Loslassen selbst: denk mal an Deinen Beruf. *Die irdischen Schwierigkeiten kommen doch nur dann auf einen zu, wenn man sie zukommen lässt.*

Elisabeth: Ja. Ich glaube, das tun wir alle.

Gertrud: *Sicher tun das alle. Angefangen mit dem materiellen Kämpfen. Je sicherer man sich in seinen Gedanken ist und weiß, ich bin ein Teil des göttlichen Planes, ich gehöre in diese Welt, ich habe hier meinen Platz, ich bin hier um zu lernen, und ich nehme die Situationen so an, wie sie kommen und löse sie nach all meinem göttlichen Wissen, um so weniger kann es problematisch und schwierig sein, denn dann hat man auch den Freiraum geschaffen, Gott in sich leben zu lassen. In jedem Einzelnen ruht ein Teil des Göttlichen. Nur wenn Geist und Seele nicht in Harmonie sind, kann Gott nicht wirken. Wenn dann noch der Egoismus zu groß ist und der Materialismus ebenfalls, dann zieht sich auch der göttliche Aspekt zurück. Also: Gott wirken lassen und alle Lebenssituationen so, wie immer sie auch sind, annehmen und nicht in Emotionen handeln. In Ruhe und Besinnlichkeit sich den Zeitraum nehmen, nachzudenken über die Situationen, in gedankliche Ruhe zu kommen. Auf die Inspiration hören, auf sein eigenes Gefühl, und dann für sich die richtigen Entscheidungen zu treffen, und nicht aus einem unbeherrschten Gefühl heraus, weil man sich verletzt fühlt, ungerecht behandelt, oder wie auch immer. Man darf in all den Lebenssituationen nicht die negative Seite vergessen. Sie wird unterschätzt. Überall, wo etwas Positives entsteht, ist das Negative da. Es gilt, die Ruhe zu bewahren und sich nicht von irgendwelchen Mitmenschen mitreißen oder beeinflussen zu lassen. Nicht vergessen, seinen eigentlichen Weg zu gehen und immer wieder wissen „Ich bin ich, ich werde es schaffen." Egal wie schwierig Situationen aussehen am Anfang. Ihr seid nicht allein. Es sind immer Geistwesen um Euch, die versuchen, Euch zu helfen und zu stützen.* Danke, Elisabeth.

Zu mir persönlich: ich bin Gertrud Manasek, arbeite seit 1986 als spirituelle Lebensberaterin. Meine jetzige Aufgabe, das Abhalten von Reikiseminaren, macht mir viel Freude. So wird mir Gelegenheit gegeben, mit den Menschen alles zu besprechen, was für sie von tatsächlicher Wichtigkeit ist. Meine Erfahrungen aus der Lebensberatung lassen mich den Menschen als Ganzes sehen. Dies ist entscheidend, um Anstöße zur Auflösung von Blockaden zu geben. Der Einzelne kann für sich intensiver in den Prozess der Selbsterkenntnis hineinwachsen und somit bewusster damit umgehen. Das ist die Voraussetzung dafür, tiefer in das Erleben der kosmischen Energie einzutauchen und aus ihr heraus zu leben. Ein weiteres großes Anliegen meinerseits ist die Weitergabe eines breiteren und tieferen spirituellen Wissens. Ich persönlich versuche, mit viel Demut und Liebe mein Seelenlicht immer stärker leuchten zu lassen und dies auch in jedem Einzelnen von Euch zu sehen.

Nun noch zu meinen Engeln. Zu mir kam der Engel der Macht. Er will mich sicher unterstützen, denn ich lege heute die Reikisymbole - und das sind Schlüssel der Macht - in Eure Hände. Als zweiter Engel für das Seminar ist der Engel Klarheit gekommen, damit wir uns alle über viele Dinge klarer werden, sie in der göttlichen Wahrheit und aus der Sicht der kosmischen Gesetze heraus sehen und leben.

Wir wollen in die Stille gehen und bitten um göttliche Führung, göttlichen Schutz und göttlichen Segen. Lasst den Atem in Euch einfließen. Über das geöffnete Kronenchakra fließt der weiße Strahl voll der sanften Ruhe in Euch. Er öffnet Euch der Weisheit, der Klarheit, der Schönheit und Wahrheit. Als Krönung spürt Ihr die Liebe. Jetzt seid Ihr geöffnet für die kosmische Liebe, die ohne Erwartungen und immer strömende, unendliche Freude ist.

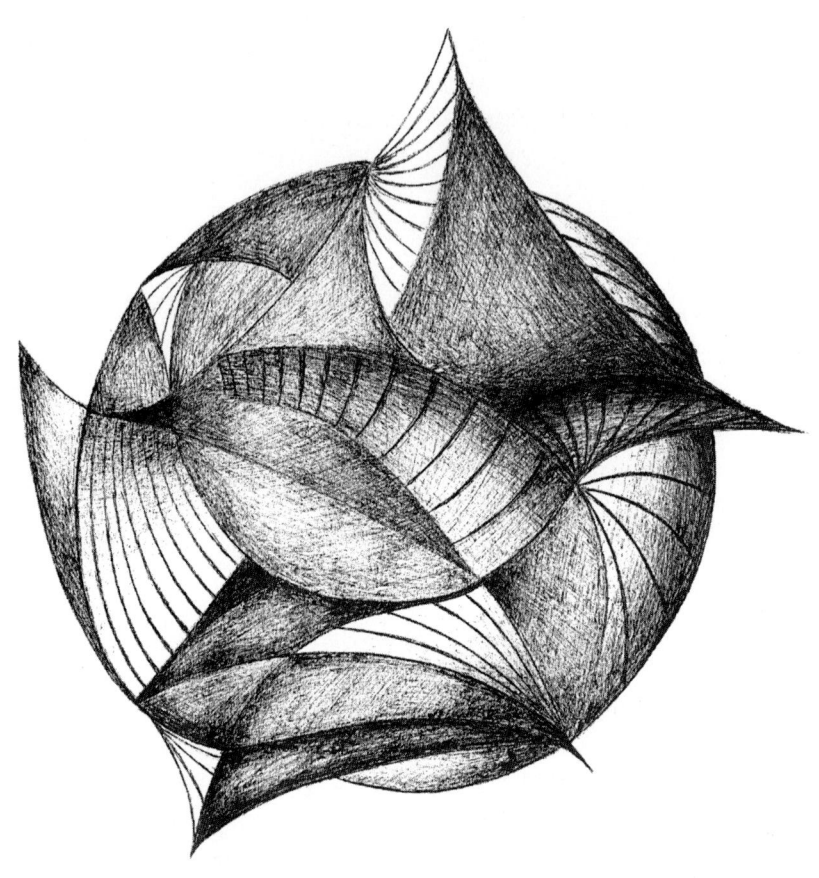

Du stehst auf einem runden blauen Samtkissen. Es ist angenehm weich.

Allmählich fließt über Deine geöffneten Fußchakren mehr und mehr dieser blauen Energie in Dich ein. Wie empfindest Du das Blau, kühl oder warm?

Dein Bewusstsein geht jetzt zu dem Samtkissen unter Deinen Füßen und Du bemerkst, dass sich eine leicht pulsierende Goldenergie als äußere Begrenzung um Dein Kissen gelegt hat. Das Pulsieren verstärkt sich und die Goldenergie steigt in Form einer Aufwärtsspirale Deinen Körper hoch. Über Deinem Kronenchakra formt sich die Spirale zu einer goldenen Schale.

Dein Lebensengel legt sehr behutsam einen Edelstein in diese Schale. Sehe diesen Stein genau an und merke Dir die Farbe und das Aussehen. Heiße den Stein willkommen. Er bringt Dir eine wichtige Botschaft. ---

Frage den Stein ob er eine, bestimmte Zeit in Deiner Schale verweilen möchte?

Gleich wie er sich entscheidet, danke ihm und Deinem Lebensengel für ihre Gegenwart.

Schenke Deinem Schutzengel die Schale und lasse die Spirale in die Umgrenzung Deines blauen Samtkissens zurückfließen.

Bitte Deinen Lebensengel er möge das weiche blaue Kissen einer Seele schenken, die sich einsam fühlt. Du spürst die Freude und innige Verbindung mit Deinem Engel und kommst mit Frieden im Herzen in diesen Kreis zurück.

Wir schließen die Chakren.

Die Symbole sind Schlüssel zwischen den Menschen auf dem Planeten Erde und dem großen Universum. Sie sind Brücke vom Mikrokosmos zum Makrokosmos. Beim Arbeiten mit den Symbolen eröffnen sich Euch vollkommen neue Wirkungsbereiche.

Damit untrennbar verbunden ist die sehr hohe Verantwortung Euch selbst, der Christusenergie und dem Schöpfer gegenüber. Seht die Freiheit der Eigenverantwortung als Geschenk an.

Ihr hebt mit den Symbolen Zeit und Raum auf. Macht Euch das voll und ganz bewusst, was es heißt: Zeit und Raum aufheben. Die Symbole öffnen jede Dimension, überbrücken jegliche Entfernung und erreichen damit alle und alles. Die Energie Reiki 2 ist eine machtvolle, und Ihr sollt achtsam damit umgehen, sehr achtsam! Mit den Symbolen zu arbeiten, erfordert viel Sensitivität, Intuition und soll mit großer Ehrfurcht und Demut geschehen. Euch werden Geheimnisse anvertraut, die früher nur Eingeweihten zugänglich waren.

Jedem Symbol ist ein Mantra zugeordnet. Das Mantra besteht aus Worten hoher Kraft, und sie verleihen göttliche Energie. Das Symbol und das zugehörige Mantra sind eine Einheit, die durch das bewusste Geschehenlassen aktiviert wird. Diese Einheit in ihrer Gemeinsamkeit erfüllt den göttlichen Auftrag für jedes Symbol.

Diese Symbole stehen an der Nahtstelle von Diesseits und Jenseits, und Ihr aktiviert damit immer Engelkräfte. Bei Eurer Reiki 1–Einweihung sind Reikihelfer entsprechend Eurer geistigen Entwicklung zu Euch gekommen, bis zu sieben. Bei der Reiki 2–Einweihung *kann es sich wieder um eine weitere Erhöhung von bis zu sieben Geistwesen handeln,* jedoch immer mit der Einschränkung der jeweiligen spirituellen Entwicklung des Einzelnen.

Es ist durchaus möglich, dass Ihr Reiki bekommt und Ihr wisst ganz genau, die Hände desjenigen, der Euch Reiki gibt, liegen auf Euren Schultern, aber Ihr spürt Hände auf Eurem Solarplexus. Das passiert, und das sind dann die Engelhände. Ihr werdet durch diese Erfahrung Wunder erleben.

Es kommen wieder die 21 Tage der Reinigung auf Euch zu. In dieser Zeit soll nicht geraucht werden, kein Alkohol, schwarzer Tee oder Kaffee nur zwei Tassen täglich getrunken werden, jedoch sehr viel Wasser und Kräutertee. Es gibt noch mehr Süchte, doch die kennt Ihr selbst am besten. Dort sollt Ihr Euch bewusst zurücknehmen. *Sucht ist etwas ganz Schlimmes, wer dort einmal hineingeraten ist, hat es schwer, dort wieder herauszukommen. Nur durch die Eigenerkenntnis führt dies zu einem positiven Ziel.*

Bei dieser Gelegenheit: Wer raucht noch?

Elisabeth: Wir drei Raucher haben uns nebeneinander gesetzt. Jeden Tag sage ich: es ist genug, aber es schmeckt so gut.

Gertrud: Dazu ein Beitrag aus der Sicht einer ehemaligen OP-Schwester.

Mein Einsatzgebiet war fast 40 Jahre hauptsächlich in den Fachbereichen Chirurgie, Urologie, Gynäkologie und Geburtshilfe. Wenn in der Geburtshilfe ein Kaiserschnitt notfallmäßig durchgeführt werden musste, waren die Mütter oft Raucherinnen, die Plazenta verbraucht und die Gefäße verstopft. Die Kinder waren dann in Sauerstoffnot und es ging den Kleinen meistens sehr schlecht. Mit großer Betroffenheit habe ich erlebt, wie klein und zurückgeblieben die Kinder starker Raucherinnen oft waren, eine richtig graue Hautfarbe besaßen und die Schwestern im Säuglingszimmer viel Sorge mit den Kleinen hatten. Sie litten auch manchmal schon unter Entzugserscheinungen. Man merkte dies am lang anhaltenden Schreien. Ich habe mir immer gewünscht, dies den jungen Müttern zeigen zu können, was sie sich und den Kleinen damit zufügten.

In der Chirurgie war es nicht besser. Starre Arterien ohne Elastizität, die innen wie verkalkte Wasserleitungen aussahen und an vielen Stellen im Körper erneuert werden mussten. Doch oft konnten die schlecht mit Blut versorgten Beine trotz aller Operationen nicht mehr gerettet werden. Aber manche Patienten haben sich sogar nach einer Amputation ihres Beines mit dem Rollstuhl in den Klinikgarten fahren lassen, um dort wieder zu rauchen! Sehr beeindruckt haben mich auch einige Male total schwarze Lungenflügel, die entfernt werden mussten, weil sich Tumore in ihnen ausgebreitet hatten.

Ein hilfreiches Mittel zur Raucherentwöhnung sind die inzwischen entwickelten Nikotinpflaster, die in jeder Apotheke erhältlich sind. Akupunktur kann ebenfalls unterstützend wirken.

Ulrike: Ich weiß etwas Besseres. Meine Freundin Ursula hat ihren Schutzengel gebeten mitzuhelfen, es hat geklappt.

Gertrud: Dies ist mit Sicherheit eine gute Möglichkeit. Ich möchte aber gerade zu Euch drei speziell etwas sagen. Es kann bei der Reiki 2 Einweihung zu Komplikationen kommen. Am letzten Reiki 1 Seminar hat ein sehr starker Raucher teilgenommen. Es bedurfte einiger Anstrengungen, um ihn wieder in sein Gleichgewicht zu bringen. Bitte stellt Euch ganz klar vor, dass Eure feinstofflichen Körper verstopft sind. Die Kanäle können von der positiven geistigen Welt nicht so bearbeitet werden wie bei anderen Menschen. Diese Kanäle sind bei Rauchern voller dunkler Schlacken. Nicht nur die Seele, auch Eure Geistbegleiter leiden schreckliche Qualen.

Ulrike: Also Gertrud, ich glaube, diejenigen, die nicht rauchen, verstehen das nicht. Ich lebe so gesund. Seit acht Monaten bin ich Vegetarierin, esse Obst, aber die Zigaretten. Ich bitte um Vergebung, dass ich das mache, aber die schmecken halt immer wieder.

Gertrud: Auch ich habe einmal geraucht und weiß um die Dinge, aber ich weiß auch, wie schädlich sie sind. Ihr könnt Euch wirklich programmieren, es geht. Nehmt beispielsweise ein Christusbild. Jedesmal, wenn Ihr zur Zigarette greifen wollt, geht zu dem Bild und bittet um Hilfe, bittet um Christuskraft. Wenn Ihr es konsequent macht, wird es funktionieren, ich weiß, es ist möglich. Ihr müsst Euch in diesem Moment umprogrammieren. Eure Zellen sind falsch codiert, es liegt alles in Euren Händen. Ein noch viel größeres Übel ist der Alkoholismus. Sind wir erst einmal in dieser Sucht gefangen, ist es fast unmöglich, ohne gezielte Hilfe aus diesem Kreis auszubrechen.

Auf eine sehr segensreiche Einrichtung möchte ich deshalb gerne hinweisen. In allen größeren Städten finden wir eine Anlaufstelle der Anonymen Alkoholiker, die zwölf Schritte ausgearbeitet haben:

1. Wir gaben zu, dass wir dem Alkohol gegenüber machtlos sind - und unser Leben nicht mehr meistern konnten.

2. Wir kamen zu dem Glauben, dass eine Macht, größer als wir selbst, uns unsere geistige Gesundheit wiedergeben kann.

3. Wir fassten den Entschluss, unseren Willen und unser Leben der Sorge Gottes - wie wir ihn verstanden - anzuvertrauen.

4. Wir machten eine gründliche und furchtlose Inventur in unserem Inneren.

5. Wir gaben Gott, uns selbst und einem anderen Menschen gegenüber unverhüllt unsere Fehler zu.

6. Wir waren völlig bereit, all diese Charakterfehler von Gott beseitigen zu lassen.

7. Demütig baten wir Ihn, unsere Mängel von uns zu nehmen.

8. Wir machten eine Liste aller Personen, denen wir Schaden zugefügt hatten, und wurden willig, ihn bei allen wiedergutzumachen.

9. Wir machten bei diesen Menschen alles wieder gut - wo immer es möglich war - es sei denn, wir hätten dadurch sie oder andere verletzt.

10. Wir setzten die Inventur bei uns fort, und wenn wir Unrecht hatten, gaben wir es sofort zu.

11. Wir suchten durch Gebet und Besinnung die bewusste Verbindung zu Gott - wie wir Ihn verstanden - zu vertiefen. Wir baten Ihn nur, uns Seinen Willen erkennbar werden zu lassen und uns die Kraft zu geben, ihn auszuführen.

12. Nachdem wir durch diese Schritte ein spirituelles Erwachen erlebt hatten, versuchten wir, diese Botschaft an Alkoholiker weiterzugeben und unser tägliches Leben nach diesen Grundsätzen auszurichten.

Diese Schritte können wir genauso gut in unser tägliches spirituelles Leben einbeziehen.

Arbeitet mit positiven Affirmationen. Damit könnt Ihr Euch vollkommen neu erschaffen. Vor vielen Jahren habe ich damit angefangen und praktiziere es heute noch täglich. Mit 50 war ich ein Schatten meiner selbst, heute bin ich 65 und fühle mich topfit. Warum, wieso, weshalb? Weil ich mit Affirmationen gearbeitet habe. Ich sage jeden Tag nach wie vor: „Ich bin vollkommen sehend und hörend. Ich bin Freude. Ich bin in meiner Mitte. Ich bin heil auf allen Ebenen."

Marie-Luise: Ich mache das etwa seit Weihnachten, jeden Tag fünf verschiedene Affirmationen. Ich habe sie mir von meinem Mann groß ausdrucken lassen.

Gertrud: Sehr schön.

Marie-Luise: Wenn ich morgens aufwache - oben an der Decke ist die erste.

Gertrud: Wie heißt sie?

Marie-Luise: Liebevolle Gedanken durchströmen mich. Dann: Ich bin es wert, geliebt zu werden.

Gertrud: Herrlich. Bitte, fangt alle damit an.

Ulrike: Dein erneuter Hinweis auf die Wichtigkeit des Sprechens von Affirmationen hat mich motiviert, wieder damit anzufangen. Mein Mann sagt mir sehr häufig, dass er mich gern hat, ja, ich darf sehr dankbar sein für ihn, aber ich kann es oft nicht annehmen. Ich habe bemerkt, dass ich mich manchmal auch nicht wert fühle, so geliebt zu werden. Darum werde ich jetzt wieder anfangen zu sagen: Ich bin liebenswert, ich nehme mich an, so wie ich bin. Ich habe auch gemerkt, dass ich immer Erfolg haben muss, um mich akzeptieren zu können, dass ich immer etwas tun muss. Deshalb sage ich auch: Ich liebe und akzeptiere mich, auch ohne Erfolg. Es ist mir hier deutlich geworden, dass ich meine Sein-Seite entwickeln möchte. Ich freue mich, dass mir das hier wieder zu Bewusstsein gekommen ist.

Gertrud: In diesem Zusammenhang möchte ich gerne noch einmal auf den Wert der Selbstliebe eingehen. *Es gibt viele Menschen, die immer noch meinen, wenn sie sich selbst recht klein machen und alles für andere tun, im Göttlichen zu handeln. Doch das stimmt nicht. Die Selbstliebe gibt der Seele erst die wahre Kraft, aus der heraus man dann für andere da sein kann. Wenn man es schafft, sich selbst und seine Schwächen zu lieben, kann man es auch bei anderen, und das ist ein wichtiger Schritt zu der Gemeinschaft der Seelen.*

Ulrike: Ich glaube, manche Menschen meinen, dass die Selbstliebe sich auf das Annehmen beschränkt, so wie man ist, aber die Selbstliebe bedeutet doch sehr viel mehr, oder?

Gertrud: *Nun, das hängt eng miteinander zusammen. Annehmen ist ein Teil, sich selbst erkennen ist ein anderer Teil, Selbstentfaltung noch ein anderer Teil, Urvertrauen noch ein anderer Teil der Selbstliebe. Dies sind alles Aspekte und auch alles Wertigkeiten.*

Marie-Luise: Um noch einmal auf das Rauchen zurückzukommen. Ich glaube, es hat viel mit dem Selbstwertgefühl und der Eigenliebe zu tun. Es kommt mir immer wieder der Gedanke: Warum bestrafst Du dich selbst mit dem Nikotin? Ich bin mir hundertprozentig sicher, dass es nur an mir selbst liegt, weil ich es mir nicht wert bin, meinen Körper gesund zu halten. Ich sehe ihn eher als Anhängsel.

Gertrud: Euer Körper ist der Tempel Eurer Seele, er ist das Haus für Eure Seele. Dieses Haus will reingehalten werden und duften wie ein großer herrlicher Rosengarten.

Die 21 Tage der Reinigung sind auch eng mit den sieben Chakren - Euren Lebensenergierädern - verbunden. Jedem

Chakra sind normalerweise drei Tage zugeordnet. Entscheidet nach Eurem Gefühl, wie viel Tage Ihr mit einem Chakra arbeitet. Es werden bei Euch auf allen Ebenen tiefgreifende Prozesse in Bewegung gesetzt. So werden viele Dinge und Situationen in Euch hochkommen, da die Reiki 2 Energie sehr viel tiefer geht als die Reiki 1 Energie. Es werden Schichten angesprochen, die Ihr bis jetzt vielleicht gar nicht wahrgenommen habt, zu denen Ihr bisher keinen Zugang hattet. Es ist wichtig, dass Ihr Euch tatsächlich hineinbegebt, egal was kommt. Die Dinge, die erscheinen, seht in Liebe an, doch dann bitte abgeben. Das Abgeben geht so vor sich, dass Ihr Eure Geistfreunde bittet, alles mit Euch zu tragen, dann ist es nur halb so schwer. Eure Geistführung unterstützt Euch dabei gerne, bittet sie darum.

Es gibt mehrere Möglichkeiten des Abgebens von Problemen. Macht geistig ein Päckchen, gebt das Belastende hinein, verziert es mit einer schönen Schleife und übergebt es Eurem Schutzengel, der Geistführung oder Mutter Erde mit der Bitte um Auflösung oder Umwandlung. Sind es mehrere Probleme, so stellt Euch einen großen Koffer vor, in den Ihr immer wieder ein fertiges Päckchen nach dem anderen hineinlegt, so lange, bis der Koffer alle Eure Belastungen enthält. Sodann verschließt Ihr denselben gut und übergebt ihn, zusammen mit den Schlüsseln, mit der Bitte um Auflösung, bedankt Euch immer.

Eine andere Möglichkeit besteht im Aufschreiben der jeweiligen Situation und dann diesen Zettel zu verbrennen. Feuer reinigt und schafft Platz für Neues, Gutes.

Nachstehend ein Abgabe- bzw. Feuerritual welches Ihr verwenden könnt. Dieses Ritual soll von 2 Personen durchgeführt werden, besser sind 4 Personen, da diese Anzahl für die Elemente steht. In belasteten Situationen kann ein Abgabe- bzw. Feuerritual weiterhelfen.

Als erstes ist es wichtig, alle Dinge ausführlich aufzuschreiben. Dann um göttliche Führung, göttlichen Schutz und göttlichen

Segen und die geistigen Führungen um Beistand im Sinne des Göttlichen bitten. Derjenige, der das Feuerritual ausführt spricht: „Wir rufen an die vier Elemente Feuer, Wasser, Luft und Erde und bitten um ihren Segen. Ich vergebe mir, bitte alle Beteiligten um Vergebung und bitte alle aufgeschriebenen Worte und Handlungen aufzulösen, jetzt und für immer. So sei es."
Jetzt die Chakren schließen.

Die aufgeschriebenen Worte bzw. das Papier zerreisen und in einem feuerfesten Behälter anzünden. Den Kosmos um Umwandlung bitten, damit sie als positive Energie auf diesem Planeten für etwaige Dinge weiter verwendet werden kann.

Die Asche aus dem feuerfesten Behälter, wie bei einem Begräbnis, in Mutter Erde geben. Es ist darauf zu achten, dass dies außerhalb des eigenen Grundstücks oder Gartens vorgenommen wird. Ansonsten bleibt ein energetisches Band von der Begräbnisstätte zur eigenen Seele bestehen.

Als letztes sich bei der geistigen Welt, bei der eigenen Seele und den Elementen bedanken für den Mut der Erlösung dieser Dinge und den Platz verlassen.

Das eigene Gefühl bestimmt den richtigen Zeitpunkt für dieses Ritual. Bitte beachtet die Vollmondphase. *(nähere Informationen zu einem Ritual steht in „Dein Seelenbuch" von Hrsg. Martin Fieber)*

Bei dem Ritual ist es wichtig zu wissen, dass erledigte Dinge nicht wieder hervorgeholt werden dürfen, sie sind abgegeben, und Ihr fühlt Euch befreit. Wenn sie wieder kommen, wegschicken oder nochmals ein Ritual ausführen.

Nehmt Euch liebevoll an, und wenn Ihr gelernt habt, dass Ihr Liebe seid, dann werdet Ihr das auch nach außen strahlen. Ihr werdet erleben, dass der Menschenkreis vollkommen anders wird, der mit Euch in Berührung kommt.

Mit Reiki sind wir alle Lichtarbeiter, doch wir sollen noch transparenter werden. Große Fortschritte auf Eurem spirituellen

Weg werden durch die Reikieinweihung in Gang gesetzt. Seht sie als ein Geschenk an. Geht hinein, wie in eine Feier, denn es ist etwas Großartiges, doch seid Euch immer der Macht und Eigenverantwortung bewusst.

Das eben Gesagte wird durch die Worte von Elias besonders bekräftigt. *Ich möchte noch etwas zu Reiki 2 sagen. Ihr, die Ihr hier zwei Tage anwesend wart, habt nun durch dieses Reiki 2 eine direkte Verbindung geschlossen mit kosmischen Energien und kosmischen Helfern. Das heißt, bei jeder Behandlung, die Ihr vornehmt, seid Ihr mit Geistwesen umschlossen. In dieser Form des Reiki ist es wichtig, um göttlichen Schutz zu bitten, die Symbolik einzuhalten und die Verbindung mit dem geistigen Reich ernst zu nehmen. Es ist wichtig, da in dem Moment der Behandlung Geistwesen für Euch aktiviert werden. Zum einen Euch den Energiefluss intensiv zu ermöglichen, zum anderen Eure Seele und Euren Körper zu schützen. Probiert dies nicht so aus, sondern bittet immer um Schutz. Ich möchte auch jedem Einzelnen nahelegen, in die Vollendung im Reiki zu gehen. Es hilft Euren Seelen im weiteren irdischen Verlauf, vor allem hilft es dann, wenn der Tag kommt, an dem Ihr nach Hause geht, wenn Ihr irgendwann ins geistige Reich kommt. Ihr könnt mit dem Seelenwechsel besser umgehen, vor allem, Ihr könnt uns schneller finden und erkennen.*

Auf die Frage, was mit Vollendung im Reiki gemeint ist, antwortete Elias: In die Vollendung des Reiki zu gehen heißt, den Meistergrad zu absolvieren.

Kira: Du gebrauchst im Zusammenhang mit den Symbolen das Wort Macht. Für mich hat dieses Wort etwas Erschreckendes.

Gertrud: Dieses Wort wurde von mir sehr bewusst gewählt, denn die Symbole sind dimensionsüberspannend. Es sind lebende Energien. Macht ist immer gepaart mit Verantwortung. Wenn diese Verantwortung im Positiven angewandt und gelebt wird, ist Macht etwas Wunderbares. Seid Euch deshalb der sehr hohen Verantwortung im Umgang mit den Symbolen stets voll und ganz bewusst. Bringt ihnen die gebührende Wertschätzung, Achtsamkeit und Dankbarkeit entgegen.

Wertschätzung, Achtsamkeit und Dankbarkeit sollt Ihr auch bei der täglichen Reikigabe walten lassen.

Schenkt Euch als erstes ein Lächeln, versenkt Euch mehr und mehr in Euer Sein.

Legt Ihr Eure Hände auf das Gesicht, so lenkt die Aufmerksamkeit auf Eure Augen. Was alles an Schönem habt Ihr schon gesehen? Einen Sonnenuntergang, der Euer Herz mit Freude erfüllt hat, einen wunderschönen Rosenstrauß, der mit seinem betörenden Duft Eure Nase gestreichelt hat, oder das Lächeln eines Kindes, das Euch den Moment des Jetzt ins Bewusstsein gerufen hat? Für dieses Erleben dankt.

Geht weiter zu Eurem Kopf. Wie viel schönen Impulsen konntet Ihr dank Eurer Gedankenkraft nachgehen? Eurer Kreativität waren keine Grenzen gesetzt.

Legt Ihr nun Eure Hände auf das Hals-Chakra, so denkt daran, dass Ihr mit Eurem Kommunikationszentrum in Berührung kommt. Steigt hinab in die Tiefe eines Seelengespräches mit Euch selbst. Habt Ihr in Euch vieles - um nicht zu sagen alles - geklärt, dann seid Ihr dazu bereit, dem anderen Worte der Zärtlichkeit, der Liebe zu schenken. Dankt auch hierfür.

Legt Ihr Eure Hände auf die Brust, so ist Euer Zentrum, das Herz unter den Händen zu spüren; der Herzschlag, der Euch diese Inkarnationsreise ermöglicht. Der Herzschlag, der immer wieder an Eure Seinstore pocht, damit Ihr aufmerksam werdet, Eure Herzenstore noch weiter zu öffnen. Das Herz, das Symbol der Liebe, ist eingebettet in das kosmische Herz, dessen Pulsschlag immer wieder Liebe, Liebe, Liebe sendet. So wird der Tempelschrein Eures Seins immer strahlender, und Ihr erfahrt das Großartige, Einmalige in der Vielfalt des Schöpferwirkens.

Eure Hände gehen weiter zum Solarplexus. Führt diesem - Eurer Sonne - kosmische Kraft, Lichtsubstanz zu in seiner klarsten Form. Fühlt den Sitz Eurer Emotionen und dankt dafür, dass Ihr so viel Freude und Tiefe empfinden dürft. Spürt den Strahlen-kranz der Harmonie, den Ihr Euch immer wieder umlegt. Ihr seid in Frieden. Dieser Frieden liegt in und um Euch wie eine warme, gold-blau schimmernde Samthülle. Dank erfüllt jede Eurer Zellen.

Habt Ihr auch einmal Euren Füßen gedankt? Wohin haben sie Euch getragen, was an Schönem Euch gezeigt? Vielleicht standet Ihr andächtig vor einem Kunstwerk, dessen Farbenpracht den Atem stocken lässt? Oder habt Ihr bei einem Spaziergang einen Mammutbaum entdeckt, und Eure Füße trugen Euch automatisch zu ihm hin, damit Ihr die Arme liebkosend um ihn legen konntet? Lasst Liebe fließen zu jedem Eurer Organe, und seht Euch als wunderbaren, einzigartigen, vollkommenen Reisenden auf diesem blauen Planeten Erde voller Wunder.

Verwöhnt Euch mit Reiki. Steigt ein in das Raumschiff dieser wunderbaren kosmischen Energie. Dank fließe aus Euren Herzen zu dieser Urenergie, die strahlendes Licht und immerwährende Liebe ist, Euch immer umfängt und Göttlich ist.

Elisabeth: Am Anfang habe ich mich jeden Tag behandelt, morgens und abends.

Gertrud: Das höre ich sehr gerne.

Elisabeth: Ich mache es fast automatisch. Wenn ich mich abends ins Bett lege, lege ich meine Hände irgendwo auf. Die Ganzbe-handlung mache ich nicht mehr in dieser Regelmäßigkeit. Ich gebe zu, ich habe mehr an die anderen gedacht.

Gertrud: In erster Linie seid Ihr vorrangig. Schenkt Euch jeden Tag eine Eigenanwendung. Eure Kanäle, die über Reiki 1 bereits geöffnet sind, werden nun erweitert. Ihr kommt in den Genuss eines weit höheren kosmischen Energieflusses. Je intensiver Ihr Euch in diese verstärkte Reikienergie hineinbegebt, desto effektiver - und wohl auch mit mehr Freude - können Eure Geisthelfer mit Euch zusammenarbeiten. Es gibt nichts Schöne-res als eine fruchtbare Zusammenarbeit.

Bei der Eigenanwendung werden keine Symbole verwendet. Die Anwendung bleibt unverändert wie bei Reiki 1.

Wenden wir uns der Fremdanwendung zu. Sie erfolgt wie bisher, jedoch unter Anwendung der Symbole. Für diejenigen Teilnehmer, die den 1. Grad Reiki nicht bei mir erworben haben, nenne ich die Kriterien, die vor jeder Reikifremdanwendung unbedingt beachtet werden müssen:

Sowohl der Reikigebende als auch der Reikiempfangende sollen frei von Fremdschwingungen sein, d.h. Steine, Uhren, Schmuck, Schlüssel sind abzulegen.

Die persönliche Einstimmung ist folgendermaßen vorzunehmen: Wir erbitten die Reikikraft, die Christuskraft. Wir bitten um göttliche Führung, göttlichen Schutz und göttlichen Segen. Wir bitten unsere geistigen Helfer uns bei dieser Handlung im Sinne des Göttlichen beizustehen.

Der Ablauf der Vorderanwendung entspricht dem von Reiki 1. Die Symbole sind mit großer Genauigkeit, liebevoll und sehr achtsam auszuführen und die dazugehörigen Mantren sorgfältig dreimal auszusprechen.

Sind wir bei den Füßen angekommen, bitte die Hände ausschütteln, Energien an Mutter Erde abgeben, danken und an die Stellen zurückgehen, die bereits behandelt wurden - ohne Symbole und Mantren - mit beiden Händen gleichzeitig in der Aura zu den Positionen Knöchel, dann Knie. Weiter mit beiden Händen gleichzeitig alle Chakren zurück vom Wurzel- bis zum Kronenchakra.

Die Rückenanwendung erfolgt wie bisher unter Beachtung der Symbole und Mantren. Sind wir bei den Füßen angelangt, die Hände ausschütteln, die Fremdenergien an Mutter Erde abgeben und sie um Umwandlung in Licht bitten, danken. Geht nun mit Euren Händen an diejenigen Stellen, die bereits von Euch behandelt wurden - ohne Symbole und Mantren - mit beiden Händen gleichzeitig, in der Aura, zu den Fuß- und Kniepositionen und weiter vom Wurzel- bis zum Kronenchakra. Die Aura wird dreimal umfahren, und als letztes kommt der Energiestrich. Damit die Gesetzmäßigkeneit von Reiki die entsprechende Beachtung finden, ist der Besuch eines Seminars unabdingbar.

Treten bei einer Reikianwendung Schmerzen in Händen oder Armen des Gebenden auf, bitte sofort die Hände ausschütteln, die Fremdenergien an Mutter Erde abgeben und danken. Danach wird die Anwendung an der gleichen Stelle wieder aufgenommen, oder bei Neuauftreten von Schmerzen beendet.
Eine Neueinstimmung ist nur dann erforderlich, wenn es sich um eine andere Person handelt, *weil diese erst auf die Schwingungsebene gebracht werden muss.*
Wenn man eine Behandlung an einem Körper vornimmt, tritt man zunächst in die Aura ein. Dies ist ein Eingriff. Wenn ich dann an die einzelnen Punkte des Körpers gehe, so berühre ich seine Auraausstrahlung, denn die Aura strahlt, soweit seine Arme reichen. Ich greife in den Strahlenrhythmus der Aura ein, aktiviere diese natürlich, muss sie aber auch wieder schließen. Es reicht nicht, wenn ich dann den ganzen Körper schließe. Es hat noch einen tieferen Sinn. Damit gibst Du der Seele die Signale: ich gehe wieder zurück aus deinem Körper hinaus. Ich gehe hinein, beginne am Kopf, und ich gehe wieder hinaus und dann schließe ich den gesamten Körper.
Wir lösen uns von Fremdenergien, indem wir unsere Hände aneinander reiben, sie öffnen, dreimal darauf blasen und sie auf den Boden ausschütteln. Wir bitten Mutter Erde, alles anzunehmen und in Licht umzuwandeln. Nach Abschluss der Anwendung danken wir der Reikikraft, der Christuskraft und allen lichtvollen Begleitern.
Es gibt drei unterschiedliche Arten von Fernreiki:
Der „Reikigruß" sendet Energie in eine Situation. Z.B. für den Planeten Erde, zu einem Krisenherd, in ein Operationsgeschehen, Prüfungen jeglicher Art.

Die Selbst- und Fremdanwendung kommt entweder einem selbst oder einer Person zugute.

Die Reikiintensivanwendung erstreckt sich über einen Mindestzeitraum von 30 Minuten - nach oben keine Grenze - und ist außerordentlich hilfreich. Diese Anwendung betrifft jeweils nur einen Menschen.

Jede Reikigabe kann in das geistige Depot gegeben werden.

Bei jeder Fernreikianwendung muss nach sorgfältiger Anwendung der Symbole und dem Sprechen der Mantren stets hinzugefügt werden: wir senden Ferneiki im Sinne des Göttlichen. Damit wird ein Eingriff in das Karma vermieden. Wird dieser Zusatz vergessen, kann Karma übernommen werden. Wenn ich von müssen spreche, so ist dies lediglich eine Unterstreichung der Wichtigkeit des Gesagten. Niemand wird dazu gezwungen, etwas zu „müssen", nur der eigene Wille ist letztlich entscheidend.

In besonders schweren und dringlichen Fällen ist das wirkungsvollste Verfahren der Aufbau einer Fernreikibrücke. Dazu ein Beispiel aus meiner Erfahrung: Meine Freundin aus Kanada rief an. Aus ihrer Stimme klang größte Besorgnis. Ich erfuhr, dass es ihr gesundheitlich äußerst schlecht ging, und sie bat um Fernreiki. Daraufhin telefonierte ich mit zwei Freunden. Wir verabredeten uns, um 18 Uhr gleichzeitig Fernreiki zu senden. Zwei Stunden später wurde ich erneut aus Kanada angerufen und bereits an der Stimme erkannte ich, dass es meiner Freundin viel besser ging.

Zur Reikibrücke kann ich auch ein persönliches Erlebnis beisteuern. An einem Mittwochvormittag holte ich Post aus dem Briefkasten, schaute sie durch und übersah dabei eine Stufe vor dem Haus. Es war wieder ein Lehrstück für mich, nicht zwei Dinge auf einmal erledigen zu wollen, sondern einer Sache bewusst nachzugehen. Ich bin der Länge nach mit voller Wucht hingefallen und konnte infolge großer Schmerzen an beiden Knien und Füßen erst nach einem längeren Zeitraum und dann nur mit Hilfe aufstehen. Mit dem rechten Bein konnte ich kaum auftreten und humpelte durch die Gegend. Nachmittags erhielt ich eine Direkt- und eine Fernanwendung zum gleichen Zeitpunkt. Dies wurde in dieser Form am Donnerstag und Freitag wiederholt, mit dem äußerst erfreulichen Resultat, dass ich nach der dritten „Brückenanwendung" schmerzfrei gehen konnte. Damit ist für mich einwandfrei die absolute Wirkung dieser göttlichen Kraft bewiesen.

Auf eine Besonderheit, was Kinder anbelangt, will ich jetzt hinweisen. Ihr selbst seid als Eingeweihte des zweiten Grades mit einer wesentlich stärkeren und höheren Energie ausgestattet. Deshalb soll bei Kindern nicht mit Symbolen gearbeitet werden und in keinem Fall im Schlaf. Kinder sind äußerst sensibel und schieben Eure Hände weg, sobald sie genügend Energie erhalten haben. Hört in jedem Fall mehr und mehr auf Eure innere Stimme und nehmt vor der Anwendung Kontakt mit der geistigen Führung Eurer Kinder auf.

Ulrike: Kann es den Körper schwächen, wenn bei Kindern mit Symbolen gearbeitet wird?

Gertrud: Nein, es ist nur zuviel Energie. Die Krankheit kann sich dadurch verstärken. Wie heißt es so schön: Allzu viel ist ungesund.

Ulrike: Meine Mutter hat auch den zweiten Reikigrad. Sie hat meinem kleinen Bruder eine Ganzbehandlung gegeben, weil er krank war. Dies geschah etwa um 16 Uhr. Abends hatte er über 39° Fieber.

Gertrud: Das beste Beispiel für ein Zuviel. Hört auf das, was als erstes in Eurem Herzen aufsteigt und setzt Euch mit den eigenen Reikigeisthelfern in Verbindung. Bittet sie, Eure Hände zu führen.

Ich möchte noch etwas zu den Kindern und über die Seele der Kinder hinzufügen. Es ist uns oft nicht richtig bewusst, dass die Seele eines Neugeborenen eine alte Seele ist, d.h. eine erwachsene Seele, die vorher viele Inkarnationen durchlebt hat. Deswegen sagt Elias: *Man erzieht Kinder nicht, sondern man führt sie. Sie sind eigenständige Seelen. Man hat aus dem Göttlichen die Gnade bekommen, diese Kindseelen zu führen. Man sollte auch lernen, in diese Führung Konsequenz hineinzubringen und auch mal Nein sagen zu können. Der jungen Seele helfen und nicht aus einer überdimensionalen Liebe heraus alles gewähren, damit hilft man der Seele nicht. Das Gegenteil geschieht, es wird immer mehr gefordert. Ihr seid die Vorbilder für diese jungen Seelen, die sich gerne führen lassen, doch sie bedürfen einer Konsequenz, einer Geradlinigkeit. Ein hin und her, das macht diese Seelen unruhig und nervös, denn dann wissen sie nicht mehr, welchen Weg sie überhaupt gehen sollen, immer wieder verbunden mit dem Aspekt der Liebe, das ist sehr wichtig, Zuneigung, Zuwendung, doch auch nicht damit überschütten. Junge Seelen sind in ihrer Entwicklung noch offener und freier. Sie haben noch nicht die Komplexe des irdischen Lebens in sich, außer, sie werden von den Eltern hineinprojiziert, man sollte da sehr vorsichtig sein. Die Seele leben lassen, Eigenerfahrungen machen lassen, auch mal auf die Nase fallen - es tut zwar weh, aber dann auffangen und da sein, dieses ist wichtig. Nicht mit einem einfachen Nein abfertigen oder einem einfachen Ja, sondern erklären warum Nein, warum Situationen jetzt nicht gehen oder Dinge, die man machen möchte. Das Ja unterstreichen aus der Freude heraus und über die Freude, dieses Ja umzusetzen. Auch sollte beachtet werden, dass junge Seelen Eure Lehrer sein können. Sie können Euch noch etwas beibringen. Die jungen Seelen erzählen lassen, sie wissen manchmal mehr als man glaubt.*

Kinder, die jetzt auf diese Erde kommen, sind oft Inkarnationen aus hohen Sphären. Da sie längere Zeit im geistigen Reich waren und dort umfassender geschult wurden, können wir von ihnen lernen.

Es ist außerdem sehr wichtig, dass im Umgang mit Kindern nicht irgendeine kindliche Sprache gebraucht wird, sondern dass sie von vornherein als vollgültige Mitglieder der Familie betrachtet, behandelt werden und auch so mit ihnen gesprochen wird. Im Wort wird schöpferische Kraft Gottes lebendig, heiliger Atem wirkt durch das Wort.

Ihr wisst gar nicht, welche Bedeutung Eure Sprache hat. Jedes gesprochene Wort ist wichtig und wie man dieses Wort übermittelt. Die Stimmbänder sind das Sprachrohr der Seele und des Geistes. Je nachdem wie Eure Gefühle sind, kommt dies aus Euch heraus. Es kann fröhlich, lachend, zornig, wütend sein. Nur ganz wichtig ist, immer zu wissen, wann man wie etwas sagt. Ganz schnell kann ein einzelnes Wort einen Menschen so tief verletzen, dass er für eine lange Zeit gekränkt ist, oder es kann schon ein Blick sein. Darum ist es immer wichtig, mit den Worten, mit den Gesten, mit den Augen richtig umzugehen. Ihr könnt mal ein Experiment vornehmen, - und einige von Euch werden dies schon wissen - wenn Ihr ein Lächeln im Gesicht habt, nicht ein künstliches, ein Lächeln, ein richtig seelisches, fröhliches Lächeln, und geht dann mal durch die Straßen. Ihr glaubt nicht, wie viele Menschen von Euch fasziniert sind, weil sie alle in ihren Gefühlen eingeschlossen sind und es kaum wagen, ihre wahren Gefühle zu zeigen.

Marie-Luise: Ich sehe da noch eine andere Schwierigkeit. Heilen, darf ich das? Es kann schließlich ein Eingriff ins Karma sein, weil der Einzelne durch eine Krankheit auch lernen soll.

Gertrud: Um in keinem Fall ins Karma einzugreifen, sprecht sowohl bei Fernreiki als auch bei Direktanwendung immer: Im Sinne des Göttlichen.

Dies hat zur Folge, dass der Empfänger nur soviel an heilender Reikienergie erhält, wie es mit seiner Karmasituation vereinbar ist. Da der Kosmos kein Verschwender ist, so wird der darüber hinausgehende Anteil für den Empfänger ins geistige Depot gelegt. Diese Reikigabe erhält er spätestens, wenn er hinübergeht.

Ergänzend zu Deiner Frage bezüglich des geistigen Heilens einige Ausführungen aus der geistigen Welt: *Wahres Helfen spielt sich auf der geistigen Ebene ab. Die Heilkraft stammt aus der Christussphäre und den dort wirkenden göttlichen Kräften. Je nach dem Reinheitsgrad des Heilers fließt die Heilkraft durch seine feinstofflichen Körper und entströmt seinen Händen und seiner ganzen Aura. Genauso, wie ein klarer Bergbach ein sauberes Bachbett braucht, um rein zu bleiben, benötigt der Heilstrom die reine Aura des Heilers. Es geht nicht nur um das Auflegen der Hände, sondern um den Kontakt mit Christus. Durch diesen Kontakt kann die Heilkraft Christi zum Fließen kommen.*

Wenn ein Mensch krank wird, fehlt ihm etwas, oder er ist in seinem seelischen Gleichgewicht gestört. Der Heiler wirkt in Zusammenarbeit mit den Heilengeln, damit die Seele das, was ihr fehlt, erhält, der Mangel behoben wird, damit sie ins Gleichgewicht kommt, Gesundheit oder Ganzheit erhält. Er ist ein Kanal für die reinen, geistigen Kräfte, und deshalb muss er sich bemühen, so zu sein, wie die Priester und Priesterinnen in längst vergangenen Zeiten waren. Er muss durch reines Leben, reines Denken und selbstloses Handeln wie auch durch korrektes Verhalten zu einem menschlichen Werkzeug des Geistes werden.

Als Lichtarbeiter sind wir ein begehrtes Ziel der negativen Seite, ich bezeichne sie lieber als „Unwissende" oder „die andere Seite". Schutz und immer wieder Schutz hat daher oberste Priorität. Fangt Euren Tag immer mit der Bitte um göttliche Führung, göttlichen Schutz und göttlichen Segen an. Dankt für das Geschenk des neuen Tages. Jeder Tag ist ein Neubeginn und wird Euch in die Hände gelegt mit dem Auftrag, im Sinne des Göttlichen zu wirken. Freude sei dabei Euer Leitmotiv, denn Freude steigert unsere Energie und ist Gottgewolltes Lebenselixier. Dafür ist die Affirmation „Ich bin Freude" der beste Ausdruck. Eine Fülle von Affirmationen zur Selbstentfaltung findet Ihr in dem Buch von Susanne Marx „Das große Buch der Affirmationen". Hüllt Euch jeden Morgen in eine Pyramide,

Kugel, Ei, oder welche Form auch immer, aus weißem strahlendem Licht. Empfindet dies als machtvoll pulsierendes Energiefeld, das Euch während des gesamten Tages durchdringt. Spürt dieses innere Vibrieren als angenehme Wärme, als Eure göttliche Lebenskraft und fühlt Euch in diesem Schutz geborgen.

Im bisher Gesagten habe ich Richtlinien aufgezeigt, empfehle jedoch jedem, ein ganz persönliches morgendliches Ritual zu kreieren.

Die Chakren sind grundsätzlich nach jeder Meditation zu schließen, ebenso nach dem morgendlichen Ritual und in allen Situationen, die uns gewaltsam aus unserer Mitte führen. Das Chakrenschließen hat hauptsächlich den Grund, vor äußerlichen Einflüssen geschützt zu sein. Das sind Schwingungen anderer Menschen, Gefühle anderer Menschen und Belastungen.

Weiterführend zu diesem Thema möchte ich dringend auf folgendes hinweisen: Zwischen dem Spiritismus, wozu unter anderem Gläserrücken und die Tonbandstimmenforschung gehören, und dem Spiritualismus muss deutlich unterschieden werden. Beim Spiritismus kommt man mit Energien niederer Schwingung in Berührung. Diese Energien benötigen die Lebenskraft des Menschen, um selbst zu überleben und behandeln ihn als ihr Eigentum. Sie foppen, ärgern und quälen den Menschen, um nur einiges zu nennen. Die Folgen davon sind Müdigkeit, Lustlosigkeit bis hin zur Depression. Alle Aktivitäten, die mit solchen Geistern zu tun haben, müssen sofort eingestellt werden.

Beim Spiritualismus wird Kontakt zu Geistwesen aus höheren Sphären/Ebenen aufgenommen. Allerdings melden sich solche hohen Lehrer niemals, um menschliche Neugierde oder Sensationslust zu befriedigen. Beim Kontakt mit solchen Wesenheiten fließt die ihnen zur Verfügung gestellte Lebenskraft gereinigt zurück. Diese Botschafter Gottes arbeiten immer aus der kosmischen Liebe heraus, um die Menschen wieder ins Licht zu führen. Menschliche Eitelkeiten werden von ihnen in keinem Fall unterstützt.

Durch Dr. Karl Novotny wird uns die Dringlichkeit des Schutzes noch einmal intensiv vor Augen geführt. *Wenn irgendwelche Aktivitäten vorgenommen werden, seien es Reikigaben, positive Gedanken aussenden, Fernheilungen, dann bitte immer wieder um positiven Schutz und geistige Führung bitten. Ansonsten werden sich Negativeinflüsse um diesen Körper legen, davon Besitz ergreifen, und dies ist nicht sehr angenehm. Wenn man sich auf die Straße begibt, oder unter viele Menschen, vorher alle Chakren schließen. Wenn man aus dem Haus geht, aus seiner positiven gewohnten Umgebung, Chakren schließen. Man kann dies in Gedanken aussprechen oder laut sagen, man kann dies auch symbolisch vornehmen, je nachdem wie man es möchte.* Chakren schließen und Schutz anwenden bedeutet nicht Isolation oder Flucht, sondern schlicht und einfach in meiner Mitte bleiben.

Wenden wir uns einigen sehr wirksamen Schutzsteinen zu. Dazu gehören schwarzer Turmalin und Turmalinquarz. Sie stehen für das Vertrauen zu Gott, zu uns selbst und vermitteln die Erkenntnis, dass wir immer in Gottes Händen ruhen und geborgen sind.

In der indianischen Tradition ist es der Türkis, der eine hohe Schutzwirkung bietet. Darüber hinaus bringt er uns mit anderen Welten in Verbindung.

Der Vulkanstein Obsidian ist Träger der freigesetzten Eruptionsenergie, daher mit Vorsicht zu verwenden. Der Obsidian ist ein strenger Ordnungshüter, der im Einklang mit der Liebe uns ein Wegbereiter für die Rückkehr ins Licht sein kann.

Bei unerledigten Problemen mit lebenden oder verstorbenen Seelen kann ein Gespräch auf der Seelenebene geführt werden. Dazu ist es erforderlich, dass das Gefühl der Liebe zu der Seele der Wahrheit entspricht. Die Wahl des richtigen Zeitpunktes für das Gespräch sollte mit der entsprechenden Seele in Übereinstimmung sein. Dabei ist auf das eigene Empfinden zu achten.

Voraussetzung ist die tatsächliche Freigabe der Seele – da ansonsten Karma aufgebaut werden kann. Sind alle diese Punkte geklärt, kann wie folgt vorgegangen werden:

Ihr zündet eine Kerze an, stellt eine Wasserschale auf – das Wasser dient der geistigen Welt als Energieversorgung, damit sie arbeiten und uns helfen kann – und schließt die Chakren.

1. Wir bitten um göttliche Führung, göttlichen Schutz und göttlichen Segen

2. Im Sinne des Göttlichen bitte ich jetzt um ein Gespräch mit Namen, Vornamen, Zugehörigkeit (Mutter, Tante, Freund...)

3. Das Göttliche in mir grüßt das Göttliche in Dir.

4. Gespräch, z.B. dass wir alles in Ordnung bringen wollen, was zwischen uns steht.

5. Ich liebe Dich. – Die Seele sieht genau, ob diese Worte der Wahrheit entsprechen.

6. Ich danke Dir, verabschiede Dich jetzt und bitte Dich an den Ort zurückzugehen, den die göttliche Ordnung für Dich vorgesehen hat.

7. Ich danke dem positiven geistigen Reich für die Möglichkeit dieses Gespräches und schließe meine Chakren.

Ist diese Seele noch hier auf Erden, so erreicht Ihr sie am besten, wenn sie schläft. Auch Menschen, die im Koma liegen, können wir auf der Seelenebene erreichen, d.h. mit ihnen sprechen.

In diesem Zusammenhang noch ein wichtiger Aspekt. Es ist durchaus möglich, dass Ihr schon einmal mit einer hinübergegangenen Seele ein Erdenleben zusammen durchwandert habt - in welcher Konstellation auch immer -, oder dass Ihr eine zukünftige Inkarnation gemeinsam durchleben werdet. Erläuternd hierzu sagt Elias: *Es gibt den Begriff des Todes, wie Ihr ihn versteht, nicht! Dieser Begriff müsste korrigiert werden. Es ist ein Hinüberwechseln von einer Bewusstseinsstufe in die nächste und kein Anfang oder kein Ende. Es ist ein ewiger Kreislauf, der sich im Moment noch Eurer Wahrnehmung entzieht. Doch das wird sich ändern, und darum ist die Aufklärung so wichtig, da der Mensch dieses Wissen erst wieder langsam lernen muss. Es ist wichtig, sich dieses immer wieder bewusst zu machen, um nicht in eine Traurigkeit zu versinken und somit den Hinübergegangenen in seiner Entwicklung zu behindern. Der Tod sollte betrachtet werden wie eine Reise in ein fernes Land. So, dass man nicht mehr so gut miteinander sprechen kann. Doch die Liebe zur Seele bleibt ja, und das ist ein unlösbares Band, welches Euch immer wieder zusammenführt.*

Die Einweihung ist ein sehr feierlicher Akt, besonders für Eure Seelen. Bevor wir nun in diese Einweihung gehen, lasst mich heiliges Wissen weitergeben.

Aus geistiger Sicht zur Reiki 2 Einweihung sagte Elias: *Alle Handhabungen der Reiki 1, 2 und Meistereinweihung sind verbunden zwischen dem Göttlichen und der Seele. Es geht in keiner Weise um den Körper, den Ihr um Eure Seelen tragt. Die geistige Welt sieht in der Hauptsache immer wieder die Zusammenarbeit zwischen dem geistigen Reich und der Seele. Und je weiter sich die Seele für sich selbst im Reiki entwickelt, umso größer ist die Freude und die Zusammenarbeit vom geistigen Reich. Alle materiellen Aspekte gehören nicht in die Ausbildung zum Reiki. Was damit gemeint ist: es geht nicht um die Schönheit des Körpers, sondern es geht um die Heilung des Körpers. Dies ist mit dem Materiellen gemeint. Wir stehen immer wieder hinter den Seelen und achten darauf, dass es ihnen gut geht. Wer sich mit Reiki beschäftigt, wer es lernen möchte, sollte sich auch Gedanken über die Konsequenzen machen und sich geistig und seelisch damit auseinandersetzen. Ansonsten geht schwierige Arbeit und Schleifen der Kanäle verloren.*

Jeder Seele ist ein bestimmter Stein zugeordnet und nur in dieser Verbindung können die Energien zwischen dem geistigen Reich, d.h. den geistigen Helfern und dem, der Reiki 2 hat, angewandt werden.

Die Größe der Steine im geistigen Reich ändert sich, je nachdem wie sich derjenige, der Reiki 2 hat, dem geistigen Reich öffnet und dieses anwendet. Werden die Energien viel und ständig ausgetauscht, d.h. man gibt sich selbst Reiki, man behandelt sich selbst, man gibt dies weiter, wächst dies. Dann kann aus einem kleinen Diamanten z.B. ein großer werden. Ist aber die Arbeit gering oder kaum, so ziehen sich diese Geistwesen zurück und nehmen natürlich den Stein mit. Der Stein ist immer als ein Symbol des Helfers zu sehen, also er gehört dann zu demjenigen dazu.

Es muss im Materiellen kein Stein sichtbar getragen werden. Wer die Fähigkeit hat, ihn in den Einweihungen vor sich zu sehen, so reicht dies auch aus. Es sollte nur eine Brücke der Verbundenheit geschaffen sein.

Bei der Meisterenergie-Einweihung verschmelzen dann die Kanäle zwischen diesem dazugehörigen Stein, der Seele und den Geisthelfern, d.h. diese Verschmelzung findet dann symbolisch statt, da eine ständige Öffnung bleibt.

Das schöpferische Samenkorn Reiki führt Euch zum Heiligtum Eures Selbst. Geht daher mit Andacht in diese Eure Auferstehung. Lasst die Gaben der Befreiung in Euch aufschimmern und taucht ein in Euer neues leuchtendes Zentrum. Ihr erlangt die Gewissheit, dass Ihr alte Ich-Grenzen hinter Euch lasst, Ihr seid gewandelt, tiefer verankert im Göttlichen und geht mit geheiligtem Herzen in eine neue Morgendämmerung.

Die Einweihung kann vollkommen unterschiedlich erlebt werden. Manche Menschen sehen Farben, Energien, Bilder oder hören Töne. Bei mir verliefen die vier Einstimmungen bei Reiki 1 aus meiner Sicht ereignislos. Die anschließenden täglichen Selbstanwendungen waren und sind für mich stets ein Jungbrunnen. Der immer stärker spürbare Energiefluss bewog mich, meinen Reikiweg weiterzuverfolgen. Der sehr feierliche Moment der Reiki 2-Einweihung hinterließ in mir ein tiefes Gefühl des Friedens, Farben oder Bilder sah ich jedoch nicht.

Allmählich erschlossen sich mir neue innere Welten. Mein Herzenstor öffnete das Seelentor. Mehr und mehr ließ ich geschehen. Meinen Durchbruch erlebte ich bei der Reikilehrereinweihung. Dieser Neuanfang mahnte mich gleichzeitig zur Einhaltung der Lebensgesetze, lehrte mich, die Fülle im Einfachen zu erkennen und schenkte mir den Weitblick für den kosmischen Rhythmus.

Bei Ursula Klinger-Raatz wurde mir der liebevolle Umgang mit den Kristallen und Steinen nähergebracht. Reiki in Verbindung mit Edelsteinen ist ein ideales Zusammenspiel kosmischer Kräfte, doch auch hier gilt es, bestimmte Gesetzmäßigkeiten zu beachten. Engel sind es, die uns diese Energien als Geschenk überreichen.

Zwei Steine sind im besonderen Reiki zugeordnet. Einmal ist es der Rosenquarz: *für die innere Entfaltung mit der kosmischen Verbindung. Er ist ein intensiver Stein, er liegt tief verbunden im Inneren des göttlichen Seins.*

Der zweite Stein ist der Aquamarin: *er ist für die Weitsicht. Bei den Einweihungen wird jedem einzelnen Teilnehmer ein Stein zugeführt, d.h. die Helfer stehen nicht nur so zur Seite und kommen dazu, sondern sie bringen einen Stein mit.*

Erika: Ich hatte ein Erlebnis mit einem Fluorit, den ich mir zusammen mit einem schwarzen Turmalin und einem blauen Sodalith bei Reiki 1 gekauft und im Schlafzimmer in einem Dreieck hingelegt hatte. Letzten Freitag sah ich den Fluorit nicht liegen, sondern hochkant stehen.

Gertrud: Mit Sicherheit hat sich da jemand bei Dir gemeldet und sich kundgetan. Sei es, dass Deine geistigen Führer es waren, um zu zeigen, wir sind wirklich da. Es kann aber genau so gut sein, wenn Du Verbindung zu den Santinern hast, dass dadurch dieser Stein anders gelegt wurde, denn der Fluorit ist ein Santiner-Stein. Wir erlebten so etwas vor zwei Jahren auch auf Teneriffa.

Die Heimat der Santiner ist Metharia. Zu den Santinern habe ich ja schon einiges gesagt (*siehe S. 57 ff*). Die Santiner beherrschen die Materialisation und Dematerialisation und das Austreten des Geistes aus dem eigenen Körper, was auf unserer Erde auch hier und da vorkommt, aber es ist eine besondere Eigenschaft. Die Raumfahrer, die uns besuchen, ruhen mit ihren Körpern in ihren Raumschiffen in der Nähe, ca. 150 Kilometer über dem Ort, wo sie zum Einsatz kommen.

Es sprechen auch Ashtar Sheran oder andere Santiner durch ein Medium zu uns. Während der eigene Körper des Santiners in dem Raumschiff ruht, tritt die Seele aus und benutzt den Körper des Mediums. Die Seele und der Körper im Raumschiff sind aber immer noch durch die Silberschnur verbunden.

Die Santiner stehen, wie schon gesagt, unter der Führung ihrer Führungspersönlichkeit Ashtar Sheran. Er ist außerdem universeller Weltenlehrer im Auftrag Gottes. Die Raumschiffflotte in kaum vorstellbarer Millionenzahl dient der Überwachung der Erde und der Gefahrenmomente für unser gesamtes Sonnensystem.

Gertrud: Ashtar Sheran selbst sagt hierzu: *Der derzeitige Wissensdrang und die Umstrukturierung der Denkweise in den Menschen, ein Finden eines neuen spirituellen Glaubens, wie immer es auch genannt wird, sei es New Age oder Esoterik, es beinhaltet alles ein und dasselbe. Die Suche nach Gott in sich, und da kann man Namen geben wie man möchte. So lange man sich auf dem positiven Weg befindet und Gott in sich leben lassen und spüren möchte, so ist es ein korrekter Weg. Sektenhaftes Verhalten lehnen auch wir ab! Wenn man in einer Gemeinschaft arbeitet und den Weg des Göttlichen in sich, in einer Gemeinsamkeit sucht, so ist es gut.*

Seit einiger Zeit gibt es Santinersitzungen, die von Ashtar Sheran geleitet werden, und dem Gebiet der Forschung gewidmet sind. Wir bekamen die Aufgabe uns mit den Patenten von Nikola

Tesla zu beschäftigen. Das hieß im Klartext, 6 Bücher zu lesen, um herauszufinden, welches dieser vielen Patente speziell für den einzelnen zur Erforschung anstand. Da es sich in erster Linie um Maschinen, Apparaturen und elektrische Zusammenhänge handelte, stand ich erst einmal ziemlich hilflos der Aufgabe gegenüber. So fing ich einfach an zu lesen. Die Seiten mit nur technischen Einzelheiten überblätterte ich.

Was ich absolut nicht erwartete trat dennoch ein. Nikola Tesla war der Wegbereiter in das Zeitalter der Elektrizität und bestimmt mit seinem umfassenden Wissen unseren Alltag. Als nur ein Beispiel sei die vielfältige Kommunikationstechnik erwähnt. Er wurde auch als der große Magier der Elektrizität bezeichnet. Er drückte dem Thema freie Energie seinen persönlichen Stempel auf. Damit kommen wir automatisch zur kosmischen Energie und in Folge zur Reikienergie. Ihre vielfältigen Einsatzmöglichkeiten sind mir teilweise bekannt und bringe sie in meiner Arbeit zum Einsatz. Trotzdem erfuhr ich durch die Beschäftigung mit Nikola Tesla eine Vertiefung der Bedeutung von Reiki. Der Inhalt dieser Energie überschreitet Bewusstseinsgrenzen und birgt ein Potential der Größe und für mich gleichzeitig eines der Einfachheit in sich.

Durch die Präsenz der Santiner, für die die kosmische Energie zum alltäglichen Einsatz gehört, sind wir stärker eingebunden in die Einheit des Lebens. Gibt es doch nichts, dass keine Auswirkung auf das große Ganze hätte. Der Mikrokosmos Mensch steht in Verbindung mit dem Makrokosmos Gott. Jeder Mensch ist ein kleines Energiefeld im großen Energiefeld Licht. Sind wir uns dieser Verantwortung bewusst?

Die Santiner verwenden die kosmische Energie. Nikola Tesla tat es ebenso und wir erhalten dieses kostbare Geschenk über eine Reikieinweihung in die Hände gelegt. Damit sind wir Wegbereiter in eine lichtvollere Zukunft ausgestattet mit dem Siegel der Liebe zu aller Schöpfung.

Jonas: Soweit mir bekannt ist, wissen die Regierungen sehr gut Bescheid über Außerirdische, ihren höheren Wissensstand und halten alles bewusst zurück.

Gertrud: *Irgendwann ist der Zeitpunkt da, dass selbst die Regierungen die verschlossenen Dokumente freigeben. Nur, es wird nicht in dem Rahmen sein, dass es für die Menschen eine Art der Aufklärung sein wird, oder auch nicht eine absolute Beweisdokumentation dafür, dass es Santiner, sprich Außerirdische gibt. Es werden in diesen Bereichen noch Jahre vergehen, bis es endgültig soweit ist, dass alles veröffentlicht wird.*

Jonas: Wenn die Veröffentlichung dieser verschlossenen Dinge sich noch Jahre hinziehen wird, dann könnte das doch so sein, dass erst dann die Menschen fähig sein werden, das auch als Tatsache hinzunehmen, denn die meisten Menschen sind heutzutage sehr ängstlich und haben überhaupt noch kein Empfinden für die ganze Ufologie.

Gertrud: *Es ist so: alles was über die Medien geht - sei es Fernsehen oder andere menschliche Medien - muss geprüft werden. Es ist immer wieder herauszuziehen, was ist an Wahrheit enthalten und was ist unwahr. Die Menschen werden auf der einen Seite so überwältigt von Durchgaben, die angeblich gemacht werden, dass sie davor zurückschrecken. Die Angst verursacht der Mensch selbst. Zum anderen: die Wahrheit, die Realität über UFO-Sichtungen wird in größerem Rahmen geheim gehalten. Es sickert ja nur sehr selten etwas an die breite Öffentlichkeit. Das ganze Dehnungsband hat sich schon erweitert. Nur gibt es immer wieder die Menschen, die ihren Nutzen daraus ziehen wollen. Die Angst wird aber auch durch die Filme, die veröffentlicht werden, den Menschen suggeriert. In den meisten Fällen sind Außerirdische böse, bösartige Wesen, hässliche Wesen. Dadurch wird diese Angst natürlich schon bei den jüngsten Bewohnern dieses Planeten geschürt. Dies ist aber ganz bewusst, damit die Wahrheit im Verborgenen bleibt. Die Schritte, die dort unternommen werden, etwas zu lockern, etwas breiter ausfächern zu lassen, dass es die Wahrheit ist, dass es die Realität ist, dass es Santiner gibt, geht in kleinen Schritten vorwärts, und wir sind schon dankbar darum.*

Jonas: Oder müsste es den Menschen bis dahin so schlecht gehen, dass sie es als Ausweg sehen, dass die Santiner ihnen helfen?

Gertrud: *Auf dem Planeten Erde wird es ja im Laufe der Zeit nicht nur den Menschen, selbst dem Planeten Erde wird es schlechter und schlechter gehen. Dann ist der Mensch in seinem Gedankengut so verankert, dass er sich an den „letzten Strohhalm" hängt. Und dies werden dann die Santiner sein. Es ist nur bedauerlich, dass sie dann in dieser Form gesehen werden, was nicht in ihrem eigentlichen Auftrag liegt, denn die Anerkennung sollten sie nicht als Retter, sondern als Helfer für den Planeten Erde erhalten.*

Sie grüßen uns mit „Gott zum Gruß und Friede über alle Grenzen".

Am Ende dieses Tages wollen wir in eine Meditation gehen, die uns die Gewissheit gibt, an einem Neuanfang zu stehen, unsere eigene Geburt als göttliche Wiege zu erleben.

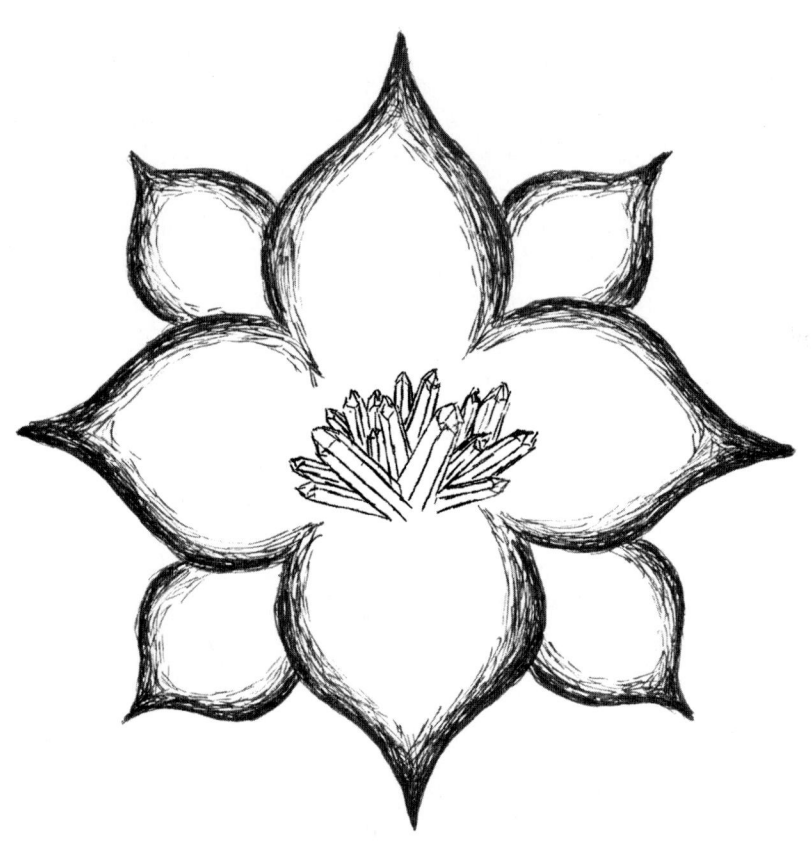

Stell Dir vor

Du bist Kristall
Kristall, der alles durchlichtet,
Klarheit gibt,
Wegweiser zur Seele ist,
Dir Deine Schöpfungsgeschichte erzählt,
Dich dem Weisheitstempel Gottes zuführt.

Stell Dir vor

Du bist Licht
Licht, das erstrahlt,
nach innen, nach außen, nach allen Seiten,
alles zärtlich umarmt,
Wärme schenkt,
Freude bringt und segnende Lichthülle ist.

Stell Dir vor

Du bist Liebe
Liebe, die alles verzeiht,
Liebe, die alles versteht,
Botschaften der Liebe verkündet,
Liebe, die aller Schöpfung Achtung schenkt,
Liebe, die das Wissen in sich trägt:
Ich bin grenzenlose, kosmische Liebe.

Wir erbitten für den Heimweg die Begleitung vieler Engel, die schützend ihre Hände über uns halten. Dem großen Geist der Liebe und seinen Abgesandten sagen wir Danke für das Geschenk der harmonischen gemeinsamen Stunden, und freuen uns auf den morgigen Tag.

Reiki 2
2. Seminartag

Das schöpferische Samenkorn Reiki führt uns zum Heiligtum unseres Selbst. Dies ist in uns jetzt tief und kräftig verwurzelt. In dieser Erkenntnis gehen wir in den zweiten Seminartag. Es ist Sonntag, ein Sonntag für uns selbst und alle, die uns behutsam und liebevoll aus dem positiven geistigen Reich begleiten. Unser Herzschlag empfindet Dankbarkeit.

Jeder von uns ist ein wunderbar glänzender Faden. In der Vereinigung mit den verschiedenen Farbnuancen, unseren Talenten, sind wir ein kostbarer, einzigartiger Faden, der in den Menschenteppich eingewoben ist. Nur das harmonische Zusammenspiel von allem lässt ein wirkliches Kunstwerk entstehen. Begegnen wir einem solchen Werk, so spüren wir die Freude und die Liebe, die darin zum Ausdruck kommen. Liebe zum Detail setzt den Ausgangspunkt für ein gutes Gelingen jeglicher Aktivität. Gleichzeitig sollen wir großzügig sein, und uns nicht in Kleinigkeiten verzetteln. Wie heißt es so schön? Steter Tropfen höhlt den Stein. Dieser Tropfen wollen wir sein. Zuerst einmal im Bemühen um uns selbst, im harmonischen Gleichklang mit unseren Lieben. Dann den Bogen weiterspannen zu den anderen Menschen, zu den Tieren, den Pflanzen, unserem Planeten Erde und darüber hinaus zu der gesamten Schöpfung, in allen Dimensionen. Dies ist ein Werk von unvorstellbarer Größe, doch warum setzen wir uns selbst immer wieder Grenzen? Aller Reichtum, alle Herrlichkeit liegt ins uns. Der Zugang dazu ist unser Herz. Öffnen wir doch endlich unsere Tore und lassen die Liebe wirken. So werden wir in dem herrlichen Teppich ein noch schönerer, leuchtenderer Faden. Haben wir erst einmal die Liebe in jeder unserer Zellen fest verankert, so strahlt sie auch aus uns hinaus in eine Welt, die sich nach Liebe sehnt. Seien wir der Krug, der mit Liebeswasser immer randvoll gefüllt ist, egal, wie viel wir von diesem köstlichen Lebenselixier verschenken.

Wir erbitten göttliche Führung, göttlichen Schutz und göttlichen Segen und lenken unsere Aufmerksamkeit zum Atem. Tief ein- und ausatmen, ein- und ausatmen, wir sind Fluss strömender Energie.

Tief ein- und ausatmen, ein- und ausatmen. Frieden Liebe Licht, Frieden Liebe Licht, Frieden Liebe Licht. Du lässt dies immer wieder in jede Deiner Zellen einfließen, bis Du Frieden, Liebe und Licht bist. Du bist jetzt Frieden, Du bist jetzt Liebe, Du bist jetzt Licht. Wir bitten um göttliche Führung, göttlichen Schutz und göttlichen Segen.

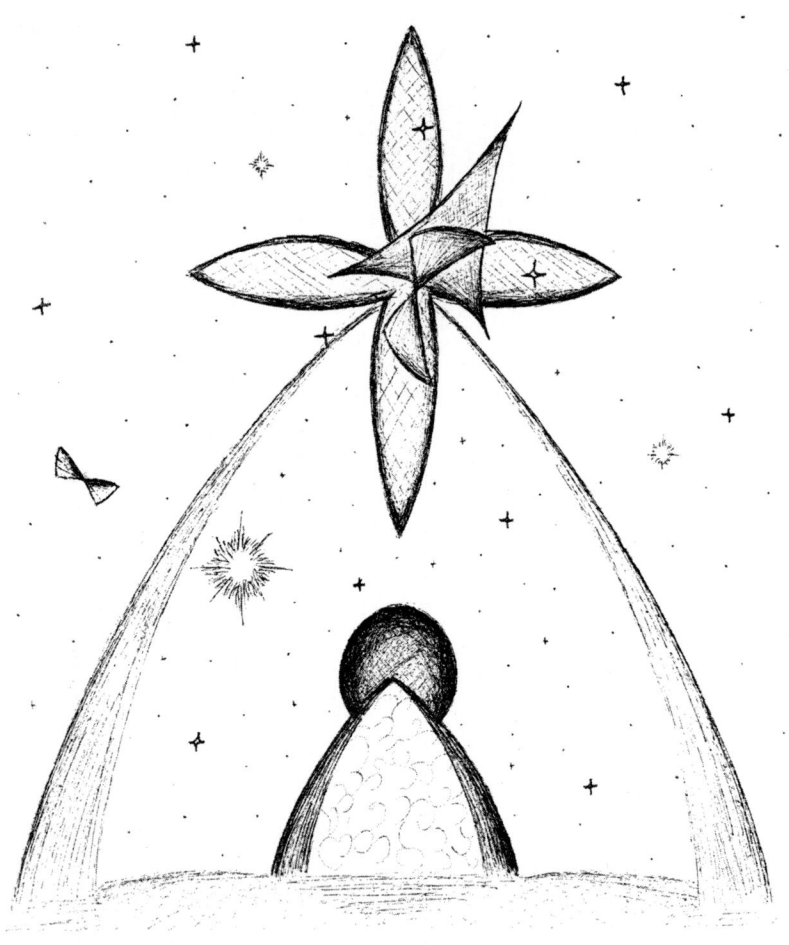

Mit Deiner Aufmerksamkeit gehst Du zu Deinem Herzen. Dort steht die goldene Herzensschale, die Du ausleerst solange bis alles weg geflossen ist. Dann stellst Du sie behutsam an ihren Platz zurück. Du fühlst hin zum Ursprung Deines Seins, der Freude.

In dieser Freude begibst Du Dich an Deinen Lieblingsplatz. und ruhst Dich aus. Nach dem Du gestärkt bist, begibst Du Dich auf einen Weg, der Dich zu einem Tempel führt. Im Näherkommen bemerkst Du wie sich langsam das Sternenportal öffnet. Du betrittst den Tempel und bist überwältigt von der Blumenfülle und dem hellen Licht. In großen Schalen stehen unzählige Weihnachtssterne in rot, rosa und weiß. Dazwischen auf hohen Kandelabern dicke hohe Kerzen, die alles in das helle, wärmende Licht tauchen. In der Mitte des Raumes steht ein hell schimmernder Kristalltisch auf den Du zugehst. Dort liegen verschiedene Sterne darauf. Einen darfst Du mitnehmen. Achte genau auf die Form, die Farbe. Welche Bedeutung hat gerade dieser Stern für Dich, welche Botschaft bringt er zu Dir?

Du legst Deinen Stern in die Herzensschale und bedankst Dich für das Geschenk. Eine Weile erfreust Du Dich noch an dem hellen Kerzenschein, der Vielfalt und Farbenpracht der Weihnachtssterne. Danach gehst Du langsam aus dem Tempel. Hinter Dir schließt sich das Sternentor. Du gehst den Weg bedächtig zurück und fühlst in Deinem Herzen einen Strom der Wahrheit und Klarheit.

Du kehrst jetzt zurück, tauchst ein in diesen Kreis in der lebendigen Gegenwart des Lichtes mit viel Freude im Herzen. Mit einem Lächeln begrüßt Du den neben Dir Sitzenden. Wir schließen die Chakren.

Als nächstes wollen wir in eine Gesprächsrunde einsteigen und hören, wie es Euch inzwischen ergangen ist.

Theodor: Ich war müde, aber wir haben natürlich noch bei unseren Freunden gesessen, denn die Leute sind ja neugierig und wollen alles Mögliche wissen. Außerdem sind sie kritisch. Doch irgendwie ist alles gut gegangen. Ich habe die Dinge vorsichtig und mit den richtigen Worten vermitteln können.

Gertrud: Dank Dir. Habt Ihr ein wichtiges Gespräch vor Euch, so bittet Eure Geistführung um maximale Zusammenarbeit mit der Geistführung Eures Gesprächspartners. Das mache ich vor jedem Seminar, jeder Lebensberatung und vor jedem schwierigen Gespräch. Ihr könnt vorher bereits sagen: „Das Göttliche in mir grüßt das Göttliche in Dir", damit hebt Ihr das Gespräch von vornherein auf das Niveau der Seelenebene. Dadurch ist ein harmonischer Verlauf gewährleistet.

Erika: Meine Freundin, die eine sehr kritische Person ist, fragte nach dem Unterschied zwischen Reiki 1 und Reiki 2 und vor allem nach den Symbolen. Ich habe wirklich gedacht, wie machst Du das jetzt? Denn man möchte ja auch nicht das, was man selbst vertritt oder verteidigt, angegriffen haben.

Gertrud: Du hast das Wort Angriff verwendet. In diesem Fall geht es um Dein Selbstvertrauen. Was Du in Deinem Herzen fühlst, das ist Dein Reich, Deine Wahrheit, und die kann gar nicht angegriffen werden.

Maria: Mir ist es oft ähnlich ergangen, auch mit meiner Familie. Der Angriff war dadurch möglich, dass ich zu wenig Selbstbewusstsein besaß. Heute ist das anders. Da können alle rundherum ihre Meinung äußern, doch es berührt mich nicht mehr. Diese

Sicherheit habe ich im Laufe der Jahre bekommen. Es kommen jetzt auch weniger Angriffe. Es war einfach zum Üben.

Erika: Meiner Freundin und ihrem Mann geht es nicht gut. Sie haben beide eine große Palette von Krankheiten. Im Laufe des Gesprächs habe ich beiden eine Reikianwendung angeboten und bin gespannt wie es weitergeht.

Gertrud: Reiki können wir immer anbieten, doch niemals aufdrängen. Wüssten die zögernden Menschen, was sie sich an Schönem entgehen lassen, dann würden wir wohl kaum eine Ablehnung erfahren. Seid immer dankbar dafür, dass diese einzigartige Energie Bestandteil Eures Lebens ist. Danke Dir.

Gustav: Ich habe mir nur Ruhe gegönnt. Dann ging ich zu Bett und versuchte, mir die Mantren zu vergegenwärtigen. Heute Morgen habe ich mich weiter darum bemüht und habe sie fast alle hingekriegt. Die Symbole sitzen.

Gertrud: Ja, die Menschen sagen immer, das merke ich mir nicht, doch am nächsten Morgen sieht das vollkommen anders aus. Es sind geistige Reikihelfer bei Euch allen, die Euch unterstützen. Vielleicht haben sie Euch in eine besondere Reikihalle oder in einen Reikitempel begleitet, und Ihr seid dort heute Nacht geschult worden. So werdet Ihr weiter in diese Energie hineingeführt.

Kira: Ich war gestern ziemlich geschafft, auch körperlich. Der Abend war ruhig, und ich habe sehr gut geschlafen. Ich fühle mich ganz satt und glücklich.

Gertrud: Schön formuliert. Dank Dir.

Jonas: Ich kann das nur bestätigen. Mir geht es ganz genau so. Ich war gestern in mir rund, habe mich den ganzen Tag wohl gefühlt und bin auch mit diesem Wohlbehagen heimgegangen.

Mit dieser Ruhe und diesem Wohlbehagen bin ich heute wieder hierhergekommen. Aber ich kann da noch eine ganz kleine Geschichte dranhängen. Ich kenne einen kleinen René, den Sohn eines Kunden, der fragte, vierjährig muss er sein, weil er immer vom Kindergarten spricht: Herr Schipper, darf ich mal mit dir

Lastwagen fahren? Kinder sind ja immer fasziniert von großen Lastautos. Da bin ich mit ihm einmal um den Häuserblock gefahren, und er sagte, um ein Gespräch vorzubereiten: Herr Schipper, weißt du, dass ich dich sehr lieb habe? Ja klar, das beruht auf Gegenseitigkeit, ich hab dich auch sehr lieb. Da meinte er: Du, ich möchte dir was erzählen, aber du musst mir versprechen, es nicht meiner Mama zu sagen. Ich gebe wörtlich wieder: Du, vor kurzem ist mein Opa gestorben, und die sagen immer alle, der ist im Himmel, das stimmt aber nicht. Er war nur kurz im Himmel, und er ist als Geist wiedergekommen. Aber sag das bitte nicht meiner Mama.

Gertrud: Wunderbar.

Elisabeth: Ich freue mich, dass ich zu diesem Thema auch etwas beisteuern kann. Mein Enkel hat ab zwei Jahren Zwerglein gesehen in den Pflanzen in der Wohnung und auch draußen im Wald. Wenn wir spazieren gegangen sind, hat er immer gesagt, das Schönste sind die Zwerglein beim Spazierengehen. Er konnte das zuerst gar nicht verstehen, dass wir das nicht auch sehen. Beim Essen zu Hause sagte er plötzlich, da war er so zweieinhalb Jahre, Omi sag mal, warum schaut die Frau immer zu? Immer wenn wir essen. Da sag ich, welche Frau, wo ist denn die? Ja da drüben, bei der Terrassentür. Da war das Rollo runter, und ich fragte, was hat sie denn an? Ein weißes Kleid. Er hat das sehr begeistert aufgenommen, immer gestrahlt dabei, und es war für ihn nichts Ungewöhnliches. Doch in letzter Zeit sagt er nichts mehr. Jetzt ist er fünf. Aber er redet von der geistigen Welt, jedoch ganz anders, nicht mehr so verträumt, mehr wissend.

Gertrud: Für kleine Kinder kann ich wärmstens „Das Buch vom wahren Zaubern" von Linda Waldron empfehlen. Dort wird den Kindern auf spielerische Weise beigebracht, wie sie sich schützen sollen. Das, was ich hier in den Seminaren den „etwas größeren Kindern" beizubringen versuche, nämlich um göttliche Führung, Schutz und Segen zu bitten, wird dort den Kindern wunderschön nahegebracht. Für Kinder ab ca. dem siebten

Lebensjahr empfehle ich „Sven und sein Freund der Apfelbaum" von Ingeburg Graf. Dort wird der Baum, der in vielen Religionen ein wichtiges Sinnbild ist, zum Vermittler und Freund des kleinen Sven, den viele Fragen, Gott und die geistige Welt betreffend, brennend interessieren.

Da die Kinder in diesem Seminar einen breiten Platz einnehmen, was ich persönlich sehr schön finde, will ich noch einiges zu diesem Thema beisteuern, sind doch unsere Kinder der Garant für die „Neue Erde". Sie sind es, die ein globales Friedensbewusstsein mitbringen. Viele junge Menschen kommen daher mit den Schwingungen dieser Erde nicht zurecht, denn sie tragen in hohem Maße die Verantwortung für das All-Eine in sich, spüren das Alleingelassensein und sehnen sich nach der kosmischen Liebe, die eine allumfassende ist. So ist es auch für uns eine Herausforderung, diesen Kindern immer Heimat zu sein.

Wie viele Wunder begegnen uns täglich? Können wir sie mit unseren Kindern teilen?

Marie-Luise: Ich war gestern auch müde, und so habe ich gebadet und bin sehr bald ins Bett gegangen. Meine Kinder waren nicht daheim und haben alle irgendwo anders geschlafen. So hatte ich meine Ruhe, was sehr angenehm war.

Gertrud: Da haben Deine Engel aber gut für Dich gesorgt. Hast Du Dich auch bedankt?

Marie-Luise: Ja, selbstverständlich. Ich habe gut geschlafen, bin früh aufgewacht.

Gertrud: Ich danke Dir.

Artur: Es war ein gutes Gefühl, als wir zwei von hier weggingen. Nach dem Essen im Hotel fuhren wir in die Stadt und haben uns bei der Rückfahrt völlig verirrt. Im Hotel hat es relativ lange gedauert, bis ich einschlafen konnte. Heute früh bin ich sehr munter aufgewacht und fühle mich gut.

Gertrud: Gut, danke Dir.

Ulrike: Das von gestern Abend hat mein Mann schon erzählt. Heute Nacht war ich hellwach und spürte die Energie überall kribbeln. Zusätzlich hat noch der Boden vibriert, und ich dachte, die Erschütterungen passen zu meinem Inneren. Heute Morgen habe ich einen ausführlichen Spaziergang gemacht, um energetisch ins Gleichgewicht zu kommen.

Gertrud: Danke Dir.

Maria: Ich war gestern Abend sehr hungrig und habe mir etwas Feines zu essen gemacht. Ich fühle mich jetzt sehr wohl.

Gertrud: Dankeschön. Ich durfte gestern Abend noch Eure Urkunden schreiben und ein bisschen schöne Musik hören. War um sechs Uhr topfit, bin aufgestanden, habe Büroarbeiten erledigt und alles Mögliche gemacht. Es ist eine schöne Gesprächsrunde gewesen, und ich weiß, dass diese Dinge geführt und wichtig für uns alle sind. Wir können aus jedem immer wieder etwas herausnehmen, wieder lernen, und unsere Wahrnehmung wird eine genauere. Das ist sehr wichtig, damit wir viel bewusster die Dinge sehen und auch leben.

Theodor: Ich bin zwar gewohnt, dass es bei mir immer schön warm fließt, doch so heiß wie jetzt habe ich Reiki nie erlebt. Ich finde das eigenartig.

Gertrud: Es ist nicht eigenartig, es ist einfach die Reiki 2 Energie. Nehmt in Euer Bewusstsein auf, dass diese Energie den Euch bekannten Wirkungsgrad weit übersteigt. Wenn Du das Empfinden hast, dass Deine Hände zu heiß werden, dann gehe doch in die Aura.

Theodor: Moment, Du sagst in die Aura, mit welchem Abstand sollen wir arbeiten?

Gertrud: *Versucht, das für Euch selbst herauszufinden. Verlasst Euch auf Eure innere Stimme, auf Euer Gefühl, und das ist in jedem Fall richtig. Hellsichtige Menschen können die Aura sehen. Strahlt sie in einer Farbenpracht, so geht es der Seele gut. Verblassen die Farben, wird die Aura kleiner, dann ist es ein Hinweis darauf, dass es dem Menschen schlecht geht. Genauso wie die Augen der Spiegel der Seele sind, spiegelt die Aura in ihrer Farbenprächtigkeit die Seele nach außen.*

In Fällen von schweren Krankheiten ist es grundsätzlich zu empfehlen, in der Aura zu arbeiten, und da mit Reiki oder dem Kraft- bzw. Pyramidenmudra.

Mit dem Pyramidenmudra könnt Ihr auch gezielt Schmerzen sozusagen „herausziehen". Doch ist es immer notwendig, sich vorher entsprechend einzustimmen und am Ende die Energien - wie bekannt - abzugeben und zu danken. Diese kosmischen Gesetzmäßigkeiten sind unbedingt zu beachten, um ein Leben lang an Reiki Freude zu haben.

Kira: Ist es wichtig, dass man die Einstimmung vor den Leuten macht? Da habe ich Probleme.

Gertrud: Du brauchst Dich natürlich nicht mit gefalteten Händen hinstellen, wie wir es hier machen, doch Du musst Dich einstimmen.

Kira: Kann man das nicht draußen machen?

Gertrud: Selbstverständlich ist das möglich.

Ulrike: Kann man das nicht mental machen?

Gertrud: Nein, wir sollen sprechen, zwar nicht laut, doch die Lippen bewegen.

Artur: Ist die Weitergabe von Reiki auch abhängig von meiner Verfassung?

Gertrud: *Es spielen alle Kriterien eine Rolle. Der Ort, der Zeitpunkt, der, der behandelt wird und der, der behandelt.* Wenn Ihr Euch nicht wohlfühlt, so fragt zuerst Eure Reikigeisthelfer, ob Ihr Reiki geben dürft. Das ist auch bei Fernreiki zu beachten.

Auf meine Frage, ob bei Reiki noch weitere Kriterien besonders zu beachten sind, bekam ich von Karl aus dem positiven geistigen Reich zur Antwort: Wichtig ist immer wieder, auf den Schutz zu achten und immer wieder auch die Hände auszuschütteln und alles abzugeben. Auch ist darauf zu achten, dass morgens und abends die Chakren geschlossen werden.

Wenn man eine Reikibehandlung bekommt, soll man die gewünschte kosmische Energie ganz bewusst in sich aufnehmen, in den Atem hinein. Dies unterstützt dann, sich ruhig im Inneren zu entfalten, d.h. sich auszudehnen, wohlzufühlen.

Ulrike: Wie verhält sich das mit der Reiki 2 Energie? Ich fühle mich prima, Theodor hingegen sagt, es ginge ihm gar nicht gut.

Gertrud: Alles das, was Ihr jetzt erlebt, ist völlig normal, nur hängt es ganz spezifisch vom Einzelnen ab, inwieweit er diese Energie zulässt. Bei einem Raucher zum Beispiel sind die Kanäle verstopft, so dass die Annahme der kosmischen Energie Probleme mit sich bringen kann. Es können selbstverständlich auch rein körperliche Symptome auftreten.

Elisabeth: Ich habe einen Riesenhunger, was sonst um diese Zeit nicht üblich ist.

Gertrud: Gerne greife ich Deinen Hunger als Stichwort auf und möchte Euch einiges zur Ernährung ins Gedächtnis rufen. Schon die alten Griechen sagten: „Der Mensch ist, was er isst." Deshalb achtet auf reine Nahrung, meidet Alkohol, Betäubungsmittel, Tabak, Zucker und Salz im Übermaß, starken Bohnenkaffee und schwarzen Tee. Achtet auf ausgewogene Mahlzeiten mit vielen Vitaminen. Ein gesunder Körper benötigt ausreichenden Schlaf, den täglichen Spaziergang oder zumindest Gymnastik. Eine gesunde Lebensweise spiegelt sich auch in der Schönheit der körperlichen Erscheinung wieder. In diesem Zusammenhang weise ich auf das Heilfasten hin, das unsere innere Ordnung wieder herstellt. Schenkt Eurem Atem größte Aufmerksamkeit, denn Atem ist Leben. Richtiges, tiefes Atmen reguliert wichtige Körperfunktionen, deshalb atmet bewusst, insbesondere bei einem Waldspaziergang oder am Meeresstrand.

Das Wohlbefinden des Menschen wird auch durch gute, harmonische Musik gefördert und stark beeinflusst. Dies ist Wissens- und Erfahrungsgut der Menschheit aus uralten Zeiten.

Beruhigende Musik ist vor allem auch geeignet, uns in einen entspannten Zustand zu führen, der uns in der Meditation öffnet. Dies ist für uns heute wichtiger denn je, weil sie uns in einen Zustand des Friedens führt.

In diesem Zusammenhang weise ich auf die Wichtigkeit der Chakren als Energiezentren im menschlichen Organismus hin. Musik, die aus göttlicher Inspiration stammt, führt zur Aktivierung und Harmonisierung der Chakren, stärkt sie und entfaltet ihre Heilungsmöglichkeiten für uns Menschen.

Ebenso unterstützt die Eurythmie den Gleichklang von Körper, Seele und Geist. Es gibt mehrere Arten von Eurythmie, künstlerische, hygienische und heilende. Dabei wird versucht, über die Gebärden in unser ganzes Wesen einzutauchen. Je bewusster wir uns wahrnehmen, dem Gefühl sozusagen Gestalt geben, umso besser können wir mit unserem göttlichen Funken in Kontakt treten. So wird die Bewegung in der Eurythmie die Sprache unserer Seele.

Der Weg zum Zentrum eines jeden Menschen geht nur über das Stillesein, um mit dem Schweigen der Unendlichkeit in Berührung zu kommen. Mit Reiki wird ein wichtiger Schlüssel zu diesem Wunderland in Eure Hände gelegt. Mit diesem Schlüssel erhaltet Ihr Zugang zu Kostbarkeiten, die in Eurem Sein schlummern.

Sind wir in der Lage, die gesamte Fülle unseres Begnadetseins zu erkennen? Jeder von uns ist Baumeister seines Lebens. Seine Gedanken, Worte und sein Handeln sind die Bausteine. Nehmen wir die Maurerkelle in die Hand und setzen Stein für Stein wohlgeordnet in unser Lebenshaus, so wird sich unsere Seele in diesem Tempel daheim fühlen.

Erika: Im Reiki 1 Seminar hast Du davon gesprochen, dass die Reikigeisthelfer unsere Kanäle, die zu schmal sind, schleifen. Was ist darunter zu verstehen?

Gertrud: *Nun, es hat etwas mit den Chakren zu tun, denn die sind die Fenster der Seele im Körper, und somit ist es bei Einweihungen nun so, dass sich die Chakren weiter öffnen und in eine größere Drehung versetzen. Es ist auch ein Einfließen von positiven Energien und ein Abziehen von negativen Energien, so dass man nach einer positiven Einweihung das Gefühl hat, man wäre neugeboren. Die Feinfühligkeit wird gesteigert, und dieses sollte langsam geschehen, da es nur so weit geschehen sollte, wie eine Seele es erträgt. Es werden auch karmische Dinge mit aufgelöst, wenn es so im Karma vorgesehen ist. Es ist in jedem Fall verschieden. Solche Einweihungen müssen sehr gewissenhaft und verantwortungsvoll vorgenommen werden. Bei einem Reikiseminar findet eine Präsenz der Seele auf höchstem Niveau statt. Allerdings nur wenn die Seele tatsächlich in die Bereitschaft geht, bei der Einweihung diese anzunehmen und es zuzulassen. Erst dann können die Seelentüren auch wirklich geöffnet werden. Dies ist ein weiterer großer Schritt zu seinem eigenen Seelenempfinden zu kommen, ein neues Fundament aufzubauen, um sein eigenes „Ich Bin" zu finden.*

Gustav: Was heißt eigentlich Reinkarnation?

Gertrud: *Es heißt Wieder-Einkörperung, und zwar versteht man darunter die Lehre von der öfteren Wiederverkörperung der Seele in immer neuen Erdenleibern, zum Zwecke immer größerer Vervollkommnung. Arthur Schopenhauer nannte diese Überzeugung den „tröstlichen Urglauben der Menschheit".*

Es gibt Menschen, die alles, was sie nicht begreifen können, mit dem Wort „unmöglich" abtun. Vor dem Wort „unmöglich" muss man sich allerdings sehr hüten, denn dadurch wird die Wahrheit dem Verstand entzogen. Früher hat man es z.B. für unmöglich gehalten, dass Meteoriten vom Himmel fallen. Man sagte sich, im Himmel gibt es keine Steine, darum ist es einfach unmöglich. Edisons Grammophon wurde abgelehnt, weil berühmte Wissenschaftler es für Bauchrednerei hielten. Sie sagten: „Wir lassen uns nicht zum besten halten." Ebenso wurde die Eisenbahn abgelehnt, d.h. für unmöglich gehalten. Als Graf Zeppelin sein Luftschiff bauen wollte, erklärte man ihn für verrückt, weil es einfach eine Unmöglichkeit sei, so etwas zu bauen. Solche Beispiele lassen sich endlos fortsetzen. Professor Heisenberg hat bewiesen, dass es kein Unmöglich gibt. Unmöglich erscheinen uns alle Dinge, für die wir keine Erklärung haben. Sobald man eine solche Erklärung zur Hand hat, hört das Unmöglich auf und das Unmöglich geht in die Wissenschaft ein.

Genauso ist es mit der Reinkarnation. Die Wissenschaft hat keine plausible Erklärung für dieses Geschehen, aber deshalb ist die Reinkarnation nicht unmöglich. Heutige Forschungen deuten auf die Reinkarnation hin. Wenn man sie anders deutet, so liegt das an denselben Gründen, mit denen man schon früher das Ungewöhnliche für unmöglich erklärt hat.

Gott, der Schöpfer, schafft so großartige Dinge nicht, damit sie der absoluten Vernichtung anheimfallen. Deshalb ist es undenkbar, dass ein so begabtes und kompliziertes Wesen, wie es der Mensch darstellt, einfach nicht über den körperlichen Tod hinauskommt. Dass wir die Seele mit den körperlichen Augen nicht sehen können, ist kein Beweis, dass es keine Wiederverkörperung gibt. Die Wiederverkörperung der Seele lässt sich sogar bei Kleinkindern gut beobachten. Wir brauchen dazu keine Fälle, wo Menschen ihre Umwelt plötzlich wiedererkennen. Es wäre unmöglich, dass Kleinkinder sich so schnell in einer so hoch entwickelten Welt und Gesellschaft zurechtfinden könnten, wenn sie nicht intuitiv über Fragmente verfügten, die im Bewusstsein schlummern, aber hin und wieder zur Erinnerung kommen und ein richtiges Verhalten auslösen.

Die sogenannten Archetypenträume, d.h. Träume, die weit in die Vergangenheit zurückreichen, sind ebenfalls ein guter Beweis dafür, dass die Lehre von der Wiedergeburt stimmt. Es gibt Kleinkinder, die von Wiedergeburt sprachen, obgleich sie in keiner Weise darüber unterrichtet worden sind.

Die Reinkarnationslehre ist das wichtigste Teilstück der universellen Religion. Sie kann umwälzend für das Denken dieser ganzen Menschheit sein. Viele sagen sich, wir sind in einer Welt geboren, die sozusagen fertig ist. Sie genießen alle Vorzüge der Zivilisation, ohne daran selbst mitgearbeitet zu haben. Diese sagen sich, wozu mitbauen für eine nächste Generation, die dann in eine noch bessere Welt hineingeboren wird, ohne dass diese etwas dazugetan hat. Was habe ich dann noch davon, wenn ich nicht mehr lebe. Aber sie denken nicht daran, dass sie zur nächsten oder übernächsten Generation gehören könnten.

Gustav: Das heißt also: der Mensch schafft sich jetzt schon Voraussetzungen für sein nächstes Erdenleben. Ist das so?

Gertrud: *Wenn das nicht so wäre, wo bliebe dann die göttliche Gerechtigkeit? Jeder hat dazu beigetragen, die Welt zu dem zu machen, was sie heute ist. Jeder hat dazu beigetragen, sie aus dem Urschlamm herauszuheben. Das ist überaus wichtig. Das muss jedem Menschen klargemacht werden.*

Gustav: Ist es von besonderer Wichtigkeit, über die Reinkarnation möglichst viel zu wissen?

Gertrud: *Es ist sehr bedeutsam zu wissen, dass der Mensch auf diese Erde zurückkehren kann oder muss. Denn dadurch hat er die Möglichkeit, entweder seine Fehler auszubaden, oder die Ernte seiner guten Saat einzuholen. Es ist alles Gottes Gesetz! Die Erde ist gewissermaßen eine Schulklasse in der Entwicklungsschule des göttlichen Universums. Wer in dieser Schulklasse Erde „sitzenbleibt", der muss sie noch einmal oder mehrmals durchlaufen, bis der Bildungsgrad erreicht ist, auf den es bei der betreffenden Seele ankommt.*

Gustav: Karma und Wiedergeburt ist eine sehr komplexe Materie. Dazu habe ich eine Menge Fragen. Zu welchem Zeitpunkt erfolgt die Inkarnation einer Seele bei der Geburt?

Gertrud: Bei der Durchtrennung der Nabelschnur. Doch bis es soweit ist, hat die neue Seele - die oft eine alte ist - eine ganze Reihe von Vorbereitungen zu durchlaufen. In Zusammenarbeit mit dem karmischen Rat, der ein Gremium höherer Geistwesen ist, werden die geeigneten Eltern, das Land, der Name, die Geburtszahlen sowie die Lebensaufgabe festgelegt. Die Übernahme von Karma spielt dabei ebenfalls eine sehr wichtige Rolle.

Die Karmaübernahme beinhaltet eine breite Palette von Möglichkeiten, z.B. eigene Karmaauflösung basierend auf dem

Gesetz von Ursache und Wirkung aus Vorleben. Dazu gehört auch die Übernahme fremder Schuld, was bei höher entwickelten Seelen öfter vorkommt. Das Abtragen einer fremden Schuld wird durch die positive geistige Welt als eine besonders wirksame Form der Bewährung betrachtet. Dazu gehört z.b. das Hineingeborenwerden in eine belastete Familie, also etwa in eine Alkoholikerfamilie, oder das Geborenwerden mit einer körperlichen oder geistigen Behinderung, wie Blindheit oder geistige Zurückgebliebenheit. Ein anderes Karma kann darin bestehen, dass die Inkarnation in eine geistig wenig entwickelte Familie erfolgen soll. Die Lebensaufgabe des Kindes wird unter anderem sein, seine Eltern so positiv zu beeinflussen, dass diese in ihrer geistigen Entwicklung doch einen größeren Schritt vorwärts kommen.

So kann es z.B. nur zu kurzen Inkarnationen kommen, so dass die Seelen sehr schnell wieder ins geistige Reich zurückkehren, da es für ihre eigentliche seelische Entwicklung nur notwendig war, kurz im irdischen Bereich zu sein, aber für ihre seelische Entwicklung von großem Vorteil.

Vom Augenblick der Befruchtung an verbringt die inkarnationswillige Seele fast ihre ganze Zeit in der Nähe ihrer zukünftigen Mutter. So bekommt sie auch alles „hautnah" mit, was die Mutter sagt, tut, was der Vater sagt, und wir können uns lebhaft vorstellen, wie es auf eine sich zur Inkarnation vorbereitende Seele wirkt, wenn die Mutter z.B. abtreiben will. Jetzt können wir auch ermessen, wieso eine Abtreibung dem Durchkreuzen göttlicher Planung gleichkommt.

Bevor die Seele das Licht dieses Planeten Erde erblickt, fällt sie in den Schlaf des Vergessens über ihre Vorleben und die Zeiten im geistigen Reich.

Habt Ihr nicht schon einmal an einem Ort oder bei einem Erlebnis das Gefühl gehabt, das kenne ich doch, das weiß ich? Dies kann dann eine Rückerinnerung an Eure Vorleben sein.

Hierzu habe ich eine persönliche Erfahrung: Besuchsweise weilte ich bei einer lieben Bekannten. Während sie in der Küche das Essen zubereitete, erhielt ich die Erlaubnis ihre Bücher anzusehen. Dabei fiel mir auch ein großer Stoß Ansichtskarten in die Hände. Beim Durchsehen rief ich angesichts einer wunderschönen Postkarte spontan und freudig überrascht „Shambhala" aus. Erst dann drehte ich die Postkarte um und fand dies bestätigt. Dies ist ein Schulbeispiel dafür, was die Franzosen als déjà vu Erlebnis bezeichnen.

Damit wir göttlich geführt und geschützt sind, begleitet uns der Lebensengel, auch Schutzengel genannt. Entsprechend unserer geistigen Entwicklung und unserer Fähigkeiten kommen Geistlehrer und Geistführer hinzu. Wir alle haben jetzt auch Reikigeisthelfer um uns.

Gustav: Was geschieht beim Hinübergang der Seele?

Gertrud: Sie geht zurück in ihre kosmische Heimat, wobei die Verbindung mit dem Körper, die Silberschnur, reißt. *Im göttlichen Plan ist es so vorgesehen: in dem Moment, wenn sich die Silberschnur von dem Körper löst, kommt ein Teil der Rückerinnerung, also tritt bei einem Menschen im Todeskampf jetzt eine Harmonie, ein Stück Erkennen ein, nicht ein Absolutes, so schnell geht dies nicht. Aber um dieser positiven Seele den Weg freizugeben, ins Licht zu kommen, wird diese Rückerinnerung zum Teil geöffnet. Dies ist dann für viele, die in ihrem Sterbebett liegen, bewusst, und sie wissen darum, dass sie sterben müssen und werden, und sie freuen sich darauf.*

Die Seele wird von helfenden Geistwesen in Empfang genommen und in das Haus des Schlafes geleitet. War ein Mensch verschiedenen Süchten verfallen, z.B. Alkohol, Tabak, oder hat längere Zeit Medikamente eingenommen, so werden seine feinstofflichen Körper dort gereinigt. Danach feiert die Seele mit Familienangehörigen und Freunden ein Fest. Vor dem karmischen Rat sieht die Seele den Grad ihrer Bewährung im vergan-

genen Leben. Je nach dem Ergebnis beginnt eine Läuterungspha-
se, und danach beginnt der Kreislauf von neuem. Das Buch
„Erregende Zeugnisse von Karma und Wiedergeburt" von Gina
Cerminara war für mich der Einstieg in den Spiritualismus. Es
hat mir eine neue Weltanschauung eröffnet, die mir als Katholi-
kin bis dahin verwehrt war. Dazu verweise ich auf die historische
Entwicklung: 451 n. Chr. wurde die Wiedergeburt als Dogma der
katholischen Kirche auf dem vierten Allgemeinen Konzil
bekräftigt. 553 n. Chr. wurde beim fünften Allgemeinen Konzil
in Konstantinopel die Reinkarnationslehre verdammt.

Gustav: Ist es richtig, sich mit der Rückerinnerung an frühere
Leben zu befassen?

Gertrud: *Es wäre ein Fehler, sich an die Vergangenheit und
damit an alle großen Fehler zu erinnern. Die Seele muss frei
nach vorne schauen und darf nicht suchen, was bereits hinter ihr
liegt.*

Gustav: Ich glaube, es ist das Schwerste überhaupt, den Menschen begreiflich zu machen, dass die eigentliche Heimat in der
geistigen Welt liegt, und dass das irdische Leben ein Hinwandern
darauf ist und nichts anderes

Gertrud: *Der Mensch sieht sich als Mensch und als Geist, doch
er vergisst im Grunde genommen seine Seele und dass diese
Seele hier auf diesem Planeten ist, um etwas zu lernen, diesen
Körper zu benutzen, um etwas zu lernen. Die Seele lernt hier
jeden Tag etwas Neues, jeden Tag etwas mehr. Sie lernt Verzicht,
sie lernt Glauben, sie lernt Überzeugung, sie lernt Wunschden-
ken, sie lernt Wünsche abzugeben, sie lernt intensiv zu wünschen.
Dies alles ist für die seelische Entwicklung im geistigen Reich
notwendig, und die wenigsten wissen darum. Es ist ganz einfach,
sein eigentliches Leben so auszufächern und auszuleben, dass die
Seele am meisten davon profitiert. So ist es auch ein Lernen,
Wünsche, die nicht in Erfüllung gehen, loszulassen. Auch dann
ist die Möglichkeit gegeben, dass die Seele daraus etwas gelernt
hat. Durch dieses Lernen erfüllt sich dann etwas auf einer ganz*

anderen Ebene und aus einer ganz anderen Richtung, mit der man nicht gerechnet hat.

Ich könnte auf sehr viele Bücher hinweisen. Eines muss ich jedoch ganz klar herausstellen. Es ist wichtig, Jesus Christus nicht in Büchern zu suchen. Und auch nicht die Erklärung nach ihm in Büchern zu suchen. *Es ist wichtig, sein eigenes inneres Buch zu lesen, oder über das Schreiben des Seelenbuches und das Befassen mit dem Seelenhaus den eigenen Bewußtseinsprozesses zu intensivieren. Das heißt, sich selber zu finden und in sich selber Jesus Christus zu spüren. Wie weit lasse ich ihn durch meine Seele, durch mein Inneres wirken und leben. In jeder positiven Seele ist ein Stück Jesus Christus verankert. Und dies ist wichtig zu finden.* In diesem Zusammenhang verweise ich auf das wichtigste Buch Eures Lebens: „Dein Seelenbuch".

In diesem Zusammenhang wollen wir uns mit zwei Begriffen näher befassen. Zum einen mit der Minderwertigkeit, die destruktiv wirkt, zum anderen mit der Freude, die positiv wirkt. *Erst einmal wollen wir das Wort Minderwertigkeit auseinandernehmen, d.h.: Minder Wert, man hat sich den eigenen Wert selber gemindert. Die Betonung liegt auf ‚man hat sich selbst diesen Wert gemindert', und zwar durch die Umwelt, durch die Erziehung, durch Erlebnisse, die nicht verkraftet worden sind. Es ist bei jedem Menschen verschieden, wo die Ursachen liegen. Das Gegensteuern sollte erfolgen durch die Selbstliebe, der Selbstbestätigung: Ich bin ich, und ich erkenne mich selbst an. Somit bekommt man die Liebe und die Bestätigung, die ein anderer Mensch einem im Moment nicht gibt.*

Gustav: Ich denke, wenn man den inneren Funken in sich erleben kann, dann ist man mit Sicherheit frei von Minderwertigkeitsgefühlen. Ist das so?

Gertrud: *Diese Entwicklung geht nur schrittweise, und man muss sich selber in Geduld betrachten lernen. Erst ist das Erkennen da und dann erfolgt langsam das Erblühen. Zuerst kann man Veränderungen im Alltag sehen, dann werden es einem die anderen Menschen bestätigen, die diese Veränderungen sehen und empfinden. Doch man sollte, wenn man mit dem „Ich bin ich" beginnt, an sich selbst zu arbeiten, dabei in den Spiegel sehen. Die meisten Menschen haben gelernt, sich mit den Augen anderer Menschen zu betrachten und nicht mit den eigenen Augen. Darum ist der Spiegel so wichtig. Zum anderen ist das in den Spiegel sehen lernen wichtig, da sich viele Menschen gar nicht selbst betrachten können und sagen: ich liebe mich. Wie wollt Ihr nach dem Überwechseln ins geistige Reich einmal mit Euch selbst konfrontiert werden, wenn Ihr Euch hier nicht selbst ansehen könnt? Dieses gilt für jeden Menschen. Man sollte es anfangen und dann wie das Zähneputzen zu einer lieben Ge-wohnheit werden lassen. Die Gewohnheit dabei ist wichtig, weil sonst der Lerneffekt nicht da ist, wenn man es nur ein paar Mal macht.*

Gehen wir also weiter auf die Freude und die Harmonie ein. *Wir wissen, dass es im Irdischen die absolute Harmonie nicht geben kann. Je harmonischer ein Mensch in sich lebt, umso mehr wird er von den Mitmenschen attackiert. Jeder Versuch, in sich harmonisch zu werden oder zu sein oder zu bleiben, ist ein schwerer Weg. Doch er ist in einer gewissen Struktur zu bewah-ren und zu behalten, wenn man sich immer wieder zu seiner inneren Harmonie zurückzieht und auch zu der eigenen inneren Freude, und immer wieder daran denkt, wie gut es doch ist, im Irdischen lernen und leben zu können, sich selber entwickeln zu können. Jede Lebenssituation ist so anzunehmen, wie sie kommt, um immer wieder daraus zu lernen, immer wieder Positives herauszunehmen und das Negative abzugeben. Dieses Ablegen und an das geistige Reich abgeben, ist ganz wichtig. Jeder Mensch, der in Eurem Leben auftaucht oder in Euer Bewusstsein hineinkommt, ist vom geistigen Reich geführt, wie immer auch dieses Zusammentreffen aussieht, auseinandergeht oder zusam-mengeführt wird - es gehört in Euer Leben hinein. Lebt Eure eigene Lebensphilosophie. Geht nicht davon ab. Lernt Freude in*

Euch zu leben und lernt zu lachen, und das Leben nicht nur als eine ernste Angelegenheit ansehen. Dies ist ganz wichtig für Euch. Lachen ist Balsam für die Seele.

Kira: Meine Tante ist sehr krank. Wie soll sie damit umgehen, was soll ich ihr sagen?

Gertrud: *Ganz wichtig ist für eine Therapie, nicht soviel darüber nachzudenken, dass man krank ist. Auch wenn man ein schweres Schicksal hat, auch wenn der Körper nicht in Ordnung ist, immer wieder die Krankheit als eine Nebensächlichkeit betrachten, nicht in sein Hauptdenken hineinnehmen. Dadurch schürt man die Krankheit und unterstützt sie und gibt ihr Nährstoff. Krankheiten registrieren, ans geistige Reich abgeben, lernen, damit umzugehen, dazu zu stehen, zu sagen: „Ja, ich habe die Krankheit, aber jeden Tag, den ich lebe, den genieße ich".*

Nicht in Ängste gehen. Ängste bewirken wiederum nur den Nährstoff für die Krankheit. Das heißt, wenn ich eine Krankheit habe, sie nicht unbedingt zu akzeptieren - so weit wollen wir gar nicht gehen - aber sie auch nur zweitrangig zu behandeln, positiv dagegen anzugehen. Es muss nicht immer eine sichtbare Krankheit sein, es kann auch eine seelische Krankheit sein, die im Verborgenen bleibt, wie zum Beispiel Unzufriedenheit, Liebesentzug oder Depressionen. Depressionen, die im Tiefen, im Verborgenen liegen, die der Mensch gar nicht nach außen zeigt, die er versteckt, er immer wieder sagt: „mir geht es gut", doch im Inneren ist er zerrissen. Darum ist es wichtig, wenn sich die Krankheitsbilder nach außen hin zeigen, sie anzunehmen.

Jede Situation in Eurem irdischen Dasein ist im Großen vorprogrammiert. Ihr selber entscheidet, welche Situationen auf Euch zukommen sollen, welche beeinflussbar sind oder aufzulösen sind.

Jonas: Mein Neffe arbeitet in einem Altenheim. Er, als junger Mensch, hat große Probleme mit dem sogenannten Altersstarrsinn. Was bedeutet dieser? Wie gehen diese jungen Menschen, die mit der Pflege der alten Menschen beschäftigt sind, besser damit um?

Gertrud: *Der Geist und die Seele, die sich in diesem älteren Körper befinden, haben aufgehört, sich weiterzuentwickeln. Durch dieses Stehenbleiben werden Widerstände aufgebaut. Zum einen Widerstände gegen das Altwerden seines eigenen Körpers. Viele unwissende Seelen haben Angst, wenn ihr Körper in einen gewissen Alterungsprozess eingetreten ist, sich langsam mit dem Gedanken des Sterbens auseinandersetzen zu müssen. In dem Moment blockieren Geist und Seele, und eine freie Entwicklung oder Weiterentwicklung kann nicht mehr stattfinden. Für junge Seelen ist es natürlich schwer, damit umzugehen, diese Seelen richtig zu behandeln. Doch wenn sie diesen älteren Menschen den richtigen Hinweis geben könnten, so wäre diese Blockade aufgelöst.*

Jonas: Was wäre ein richtiger Hinweis?

Gertrud: *Ein richtiger Hinweis wäre, gerade solche Menschen direkt darauf anzusprechen, wie sie sich gedanklich mit dem Tod auseinandersetzen. Was sie darüber denken, was sie bei dem Wort empfinden und wie sie es sich vorstellen. Denn dann hat man den Punkt getroffen, der ihnen die Möglichkeit gibt, über ihre Ängste zu sprechen. Zum anderen kann es durchaus möglich sein, dass in diesem Prozess mitunter ein Enttäuschtsein entsteht. Enttäuschtsein von der Vernachlässigung der eigenen Kinder, die dann diesen „alten" Menschen fremden Menschen zur Betreuung geben, obwohl sie in ihren jungen Jahren diese Kinder betreut haben. Es sollte immer wieder ein Austausch vorhanden sein. Nicht ein Muss, aber wenn die Möglichkeiten bestehen ein Austausch.*

Jonas: Wenn jetzt noch Verwirrtheit zu diesem Starrsinn dazukommt, ist diese Verwirrtheit eine Flucht vor der Realität?

Gertrud: *Ja, es ist auch so, dass bei vielen älteren Menschen die Handlungsweisen wieder zurückgehen in ein kindliches Dasein. Dies ist von der eigentlichen Entwicklungsstufe her nicht normal.*

Diese Seelen besitzen ja aufgrund ihres irdischen Daseins eine bestimmte geistige Reife, eine seelische Reife, die nicht dazu führt, wieder zurückzugehen in ein kindliches Dasein.

Jonas: Eine Art Hilfeschrei.

Gertrud: *Ja. Denn wenn es den Seelen gut geht und die Betreuung vorhanden ist, kommen des Öfteren immer wieder helle, lichte Momente, wo plötzlich von diesen kindlichen Ambitionen nichts mehr zu sehen ist. Wenn man sich damit befasst, so stellt man dies schon fest.*

Elisabeth: Von vielen älteren Menschen höre ich oft „Ich bin so allein". Wenn man sich ins Bewusstsein bringt, dass man eigentlich umgeben ist von positiven Geistwesen, dann ist man nie allein.

Gertrud: *Kein Mensch ist allein. Nur die Gedanken kommen natürlich dann auf, wenn man sich in eine eingeschränkte Kommunikationszone des zwischenmenschlichen Ausdruckes bringt. „Ich fühle mich allein" ist nur ein Ausdruck des reinen Kopfdenkens, denn die Seele an sich fühlt ja die Anwesenheit der Geistwesen. Wenn ein Mensch sich allein fühlt, dann ist in diesem Wort irgendwo ein Mangel der Zuwendung und der menschlichen Liebe zu spüren. Denn von der Seele weiß dieser ja, dass ein Schutz- und Geistwesen und Lichtboten um diesen Körper herum sind.*

Nur wenn jeder Mensch von der geistigen Seite wüsste und von einer Existenz der Geistwesen und Lichtboten, so könnten sich auch andere Seelen der unwissenden Menschen geborgen fühlen. Andererseits gibt es Menschen, die zwar von der geistigen Welt wissen, es in sich fühlen, dass sie existent ist, jedoch sich trotzdem alleine fühlen. Dann ist es aber der rein menschliche Impuls.

Am Ende eines Seminars bin ich immer gespannt, Eure Meinungen und Eindrücke zu hören. Wie sind Eure Erwartungen an Euer

Leben, das ab heute auf neuen Bewusstseinsebenen verläuft? Erika, fängst Du bitte an?

Erika: Meine Erwartungen sind in jedem Fall erfüllt worden. Ich konnte nicht nur auffrischen, was ich in Reiki 1 gelernt habe, sondern es auch vervollständigen. Ich war sehr gespannt auf das Seminar, und es hat mir auch Intensität gebracht. Das fühle ich sehr deutlich. Ich finde, dass Gertrud das sehr gut macht, weil sie das Seminar sehr klar durchstrukturiert und ihre Anweisungen sehr präzise sind. Ich weiß das zu schätzen. Da fällt mir wieder das Wort Integrität ein, den Engel, den ich gezogen habe. Ich habe durchaus den Eindruck, dass das hier am Platze ist, denn ich beabsichtige das, was ich gestern und heute gelernt habe, in der Zukunft in mein Leben einzubauen. Es gab viele Fehler, die ich begangen habe, doch ab heute bin ich fest entschlossen, die Weichen entsprechend zu stellen.

Gertrud: Elias sagt dazu: *Einen Fehler zu begehen ist nur dann schlimm, wenn keinerlei Erkenntnis erfolgt, da dann die Entwicklung verhindert ist. Und jede Erkenntnis hilft doch in der Höherentwicklung, in der Reife.*

Das finde ich sehr schön. Ich habe heute schon mit Dir darüber gesprochen, dass ich Dich viel lockerer und selbstbewusster empfinde. Für mich ist es immer ein kleines Wunder, die Entwicklung des Einzelnen von Reiki 1 bis jetzt zu erleben. Danke Dir.

Erika: Ich hatte überhaupt keine Vorstellung, was im Seminar passieren würde. Ich habe jedoch jetzt das Gefühl, dass ich einiges in meinem Leben ändern werde. Ich halte es für wichtig, Reiki jeden Tag zu machen und andere Dinge, die einmal wichtig waren, zu lassen.

Gertrud: *Dazu möchte ich Dir noch den Engel der Geduld mitgeben. Die Geduld ist eine der höchsten göttlichen Möglichkeiten, diese im Irdischen zu lernen. Eine Geduld für Situationen aufzubringen, ist gleichzusetzen mit einer gewissen Form der Gelassenheit. Jedoch Gelassenheit bitte nicht gleichsetzen mit*

Gleichgültigkeit. Gelassenheit bedeutet, sich bewusst zu machen, dass niemand im irdischen Bereich deine Seele belasten oder antasten darf. Geduld heißt, die innere Ruhe und den Frieden zwischen Geist und Seele zu bewahren.

Gustav: Meine Erwartung war, dass ich durch das, was wir in diesen beiden Tagen hier geboten bekommen, mehr Sicherheit habe und mehr Reiki anwende, als ich es bisher getan habe und dadurch mein eigenes Energiepotential besser verwalte. Ich muss gestehen, ich hatte irgendwo Hemmungen, etwas falsch zu machen. Diese Hemmungen sind heute nicht beseitigt, aber wesentlich ausgeräumt worden. Ich glaube, ich werde alles, was mit Reiki zu tun hat und was wir hier gelernt haben, in Zukunft mehr in mein Leben einbauen. Was mir sehr gut gefallen hat, ist die Harmonie, die in diesem Kreis gewesen ist. Man hat gespürt, jeder von den Teilnehmern weiß, was er will und kam mit positiven Gedanken her, schon mit einer gewissen Erfahrung, im Gegensatz zu Reiki 1, wo die Leute noch sehr suchend waren.

Theodor: Ich danke ganz besonders dir, Gertrud sowie Euch allen, dass ich in diesem Seminar sein durfte. Da ich Reiki 2 hier wiederhole, sind mir verschiedene krasse Unterschiede aufgefallen. Der geistige Weg in seiner Grundrichtung war mir klar. Es kam jetzt ein Mosaiksteinchen zum anderen, und dies hat mir gezeigt, dass ich bereits auf dem richtigen Weg bin.

Gertrud: Ich greife Deine krassen Unterschiede auf. Ich bitte Euch, bei Interessenten oder Freunden darauf hinzuweisen, dass sie sich vorher vergewissern sollten, dass vier Einstimmungen bei einem Reiki 1 Seminar an zwei Tagen vorgenommen werden. Darf ich Dir noch ein paar Worte mitgeben? *Lass mal Deine Seele baumeln, gönne Dir eine Ruhepause, entspanne Dich und sage: „Ich bin ich." Schon in diesem Moment beginnt man ja Jesus Christus wirken zu lassen - unbewusst, ja? Indem man beginnt, an seine eigene Seele zu denken und nicht an den äußeren Teil, der vielleicht gereinigt werden muss, oder gepflegt. Geht es der Seele im Inneren gut, strahlt dies der Körper sowieso aus. Egal, ob man dann frisch frisiert ist oder nicht. Und dieses erkennt man wiederum an den Augen. Leben, die Gefühle der Seele aufleben lassen, und sich einfach einmal die Zeit für sich selbst nehmen. Wenn man dann noch Menschen findet, wo man sagen kann, wir nehmen uns jetzt gemeinsam diese Zeit für uns, unsere Seelen baumeln zu lassen. Sinnbildlich gesehen: wie auf einer Schaukel zu sitzen oder in einer Wiege zu liegen und einfach die Ruhe und die Stille seines eigenen Seins genießen. Sofort stehen geistige Helfer dahinter und geben Euch Energien und Kraft und lösen wieder ein Stück der verschlossenen Türen auf.*

Elisabeth: Ich möchte mich in erster Linie bei unseren geistigen Führern bedanken, die uns alle hier in einer sehr netten Runde zusammengeführt haben. Ich konnte sehr viel lernen und hoffe, dass dies auch in Zukunft so weitergeht. Mir ist absolut klar, dass ich sehr besonnen mit den Symbolen umgehen werde. Ich möchte mich bei Dir, Gertrud, sehr herzlich bedanken für alles, was Du uns in den letzten Tagen gesagt hast.

Gertrud: Ich danke Dir auch.

Artur: Ich bin ohne Erwartungen gekommen, und es wurde mir sehr viel geschenkt. Der Reikipfad hat sich mir weiter erschlossen. Ich fühle mich wie neugeboren. Dafür möchte ich mich bedanken.

Gertrud: Danke Dir.

Jonas: Ich sehe die Dinge für mich im Fluss. Ich habe in der Strömung, in der ich war, noch sehr viel Verstärkung erfahren, und mir ist durch das, was ich hier erlebt habe, mein zukünftiger Weg noch klarer geworden. Elias sagte ja schon, dass es letztlich noch einiges zu ordnen gibt. Dies hat bereits begonnen. Das ist mir ganz deutlich geworden. Sehr angenehm hat mich das Konstruktive, das von der gesamten Gruppe ausgegangen ist, berührt. Das finde ich ungemein wichtig. Ich weiß von Vorträgen, die ich selber halten durfte in ganz anderen Bereichen, dass ein einziger, der meint, den Clown machen zu müssen, eine ganze Runde torpedieren kann. Das fand ich hier besonders schön. Was mir persönlich noch durch den Kopf gegangen ist, sind Gespräche in der Runde, von denen ich mir mehr wünschen würde. Heute, während des Mittagessens, konnten die Seminarteilnehmer zu den verschiedensten Themen eine Menge beisteuern, und so war ein reger Meinungsaustausch möglich. Ich konnte daraus für mich viele Anregungen mitnehmen. Ich sage noch einmal einen lieben Dank an alle, die mitgeholfen haben, insbesondere an Dich, Gertrud, an Eure geistigen Führer, an meine.

Gertrud: Sehr schön, danke.

Kira: Die beiden Tage waren wieder wunderbar. Danken möchte ich Dir für Deine zusätzlichen Geschenke, seien es Meditationen oder einfühlsame Hinweise für den harmonischen Zusammenklang mit unseren persönlichen Steinen. Ich erwarte für mich den besseren und intensiveren Umgang mit der Reikienergie und den Symbolen. Ich wünsche mir, dass ich vor allem spirituell einen großen Schritt weiterkomme.

Gertrud: Danke Dir.

Marie-Luise: Ja, was soll ich noch sagen? Zuerst ein herzliches Dankeschön an Gertrud, dafür, dass ich kommen durfte. Zu den Erwartungen: ich hatte schon welche, obwohl ich mir sagte, erwarte nicht zu viel. Doch sie sind weit übertroffen worden. Die Einweihung war für mich ein ganz besonderes, feierliches Erlebnis. Es hat mich in meinem gesamten Sein tief ergriffen, ich habe Dinge gespürt, die ich nicht in Worte kleiden kann.

Gertrud: Danke Dir. Ich bitte Euch, die Erwartungen nicht zu hoch anzusetzen. Ihr habt hier einen Riesenschub bekommen, doch jetzt liegt es an Euch, langsam und stetig in diese Energie hineinzuwachsen, am Ball zu bleiben. Nur so geht es wirklich aufwärts. Habt mit Euch selbst und den geistigen Reikihelfern Geduld.

Artur: Ich habe hier eine wesentliche Erfahrung machen dürfen. Mir ist klar geworden, dass ich vor allem anderen meine eigenen

Probleme lösen muss, die zum Teil in meinem Ego begründet sind.

Gertrud: *Jeder trägt den Egoismus in sich und jeder sollte versuchen zu lernen, damit umzugehen, seinen eigenen Egoismus zu bewältigen. Das Wort „Ich will" steht in den meisten Fällen an oberster Stelle. Ich will etwas erreichen, egal wie. Dies ist nicht im göttlichen Sinn. Es gibt eine Aufsplittung dieses Egoismus, d.h., es gibt einen positiven Egoismus und einen negativen Egoismus. Der positive Egoismus beinhaltet, für sich, für seine eigene Entwicklung im Harmonischen, in Demut, in Gelassenheit, in Vertrauen mit sich selbst, mit seinen Mitmenschen umzugehen und in aller Bescheidenheit seinen irdischen Weg zu gehen. Das Streben nach materiellen Reizungen ist ein negativer Egoismus. Jeder in seinem irdischen Dasein bekommt das, was er sich bereits vor seiner Inkarnation selbst auferlegt bzw. zugeteilt hat. Auch der Zeitpunkt, dass sich etwas im Materiellen verändert, ist im eigentlichen die eigene Entwicklung, wann man etwas zulässt, und wann man etwas nicht zulässt. Starrköpfigkeit, Egozentrischsein und eine Sturheit sind alles negative Erscheinungsbilder aus diesem Egoismus heraus. Freundlichkeit, Besonnenheit, Ruhe, Stille, Bescheidenheit, Liebe zu den Mitmenschen und das Gottvertrauen, dies sind die positiven Eigenschaften des Egoismus. In jedem Menschen ruhen wiederum diese beiden Pole, und jeder ist für sich in der Lage, diese Pole in eine Waage zu bringen, auch in dieser Waage zu halten, die Entscheidung zu treffen, wann ist etwas im negativen Sinn und wann ist etwas im positiven Sinn. Man kann nicht mit dem Kopf durch die Wand gehen, außer man hat seinen Körper abgelegt, dann ist es möglich. Im Irdischen ist es nicht möglich, und es bereitet dem Einzelnen nur Schmerzen, Schmerzen an seinem Körper, am Kopf und in der Seele. Dies ist ganz wichtig und wird in den wenigsten Fällen beachtet. Auch nicht den eigenen Willen dem anderen Menschen aufzwingen, ihm Befehle zu geben, was er zu tun und zu lassen hat, sondern jeden in seinen freien*

Entfaltungen freien Lauf lassen, jedoch beobachten und sehen, ob alles im Positiven verläuft. Wenn ich Menschen unter Druck setze und sage sie müssen sich ändern, sie müssen ihre Laster unbedingt ablegen, erfolgt meist das Gegenteil. Dann provoziert der Mensch noch weiter dies hervor, weil er sich in die Enge gedrängt fühlt und geht seinen Lastern noch mehr nach als zuvor, um den anderen wiederum zu provozieren. Dieses hin und her führt zu nichts und führt auch keinen weiter. Lasst den positiven Egoismus in Euch aufleben. Hütet ihn wie einen Diamanten in Eurem Sein. Jede einzelne Seele ist ein Diamant, und Ihr selbst seid diejenigen, die diesen Diamanten schleifen, die Farbenpracht entwickeln, auferstehen lassen. Spätestens wenn Ihr wieder nach Hause kommt ins geistige Reich, werdet Ihr Eure Strahlen, wenn es nicht schon im Irdischen geschehen ist, im Geistigen sehen.

Artur: Die Ausführungen über die zwei Seiten des Egoismus habe ich äußerst interessant gefunden. Was mich am Seminar beeindruckt hat, ist die Kompetenz, mit der Du dieses Ganze betreibst und auch die Einzelheiten dazu herübergebracht hast. Dafür mein besonderes Dankeschön.

Gertrud: Ich danke Dir auch.

Ulrike: Mir hat es ebenfalls hervorragend gefallen, und ich bin froh, dass ich jetzt auch Fernreiki geben kann. Bemerkenswert war für mich das Spüren des verstärkten Flusses der Reikienergie. Was mir besonders gut gefallen hat, war die Tatsache, dass man sich richtig einstimmen, aufpassen, bestimmte Richtlinien einhalten muss und nicht leichtsinnig drauflos arbeiten darf. Ich bin froh, dass ich das jetzt weiß. Vielen Dank.

Gertrud: Deine Worte haben mir sehr gut gefallen, denn sie drücken aus, dass Du das Wesentliche an Reiki zutiefst in Deinem Herzen empfunden hast und auch den damit verbundenen kosmischen Gesetzmäßigkeiten Deine volle Aufmerksamkeit schenken wirst. Danke Dir.

Maria: Mit Euch allen habe ich mich sehr wohl gefühlt, vor allem, weil Ihr so liebevoll wart. Ich bin dankbar dafür, dass ich diese Arbeit machen darf. Besonders schön war es, Euch den vertrauten Umgang mit Steinen und Kristallen zu zeigen. Danke an meine geistige Führung, dass ich auf diesem Wege bin und heute hier sitze.

Gertrud: Danke Dir, Maria.

Es ist mir ein Herzensanliegen, jeden Menschen in seiner Einmaligkeit als Gottesgeschöpf zu würdigen und ihm gerecht zu werden. Aus der Verpflichtung, die Essenz von Reiki, dieser wunderbaren, kosmischen Energie, Euch in aller Klarheit zum Geschenk zu machen, ergibt sich eine Vielschichtigkeit der Themen. Auf der einen Seite ist die Fülle des Stoffes, was Reiki selbst anbelangt, äußerst umfangreich und erfordert eine Beantwortung aller damit verbundenen Fragen, auf der anderen Seite erscheint es mir genau so wichtig, den Einzelnen zur Findung seiner göttlichen Identität hinzuführen. Das Zusammenspiel dieser beiden Komponenten und das Bewusstsein, dass wir immer göttlich geführt sind, lässt uns das Mysterium der Einweihung erahnen. Eure Herzenstore sind hier in diesen zwei Tagen noch weiter geöffnet worden. An Euch liegt es nun, mit dem Schatz der vertrauensvoll in Eure Hände gelegten Symbolschlüssel in wunderbarer Weise Lichtträger für Euch und unseren Planeten zu werden.

Ein besonderes Herzensbedürfnis meinerseits ist es, täglich Mutter Erde Fernreiki zu senden, sie einzuhüllen in den Strom des göttlichen Lichtes und der Liebe. Ein Erlebnisbericht möge dieses Anliegen unterstreichen.

Um mich mit mehr Ruhe dem Buchschreiben widmen zu können, flog ich für zwei Wochen nach Mallorca.

Mein Hotelzimmer hatte zwei schmale Balkontürflügel, die ich fast immer geöffnet hatte. Davor stand ein kleiner Tisch, an dem ich schrieb. Hob ich meinen Blick, bot sich mir eine kleine Bucht mit Sandstrand dar, flankiert von hellschimmernden Felsen, auf denen viele Pinienbäume wuchsen. Zum Teil standen sie schräg, vom Wind gebeugt.

Von einem Spaziergang brachte ich mir Pinienzapfen mit und legte sie zu meinen mitgebrachten Kristallen. Mein Blick fiel oft darauf und erfreute mein Herz. Zwischen den Felsen brandeten die Wellen in die Bucht. Dort, wo das Wasser seicht war, leuchtete es in den verschiedensten Nuancen eines herrlichen Türkis, allmählich wurde das Wasser tiefer, und es nahm dunklere Farbtöne an, die bis zu einem kräftigen Azurblau reichten. Je nach Sonneneinstrahlung und Wellengang veränderten sich die Farben. Es war immer wieder neu, immer wieder anders. Dieses Meer mit seinen Wellen war wie das Leben. Immer in Bewegung - sanft und stürmisch, leise und laut.

Morgens, wenn der Sandstrand mit sich allein war, ohne Menschen, kam immer eine Möwe. Zuerst zog sie große Kreise, sie wurden kleiner, dann noch eine große Schleife, und mit einemmal ein Sturzflug zum Strand. Sanft setzte sie auf, trippelte ins Wasser, wieder heraus und pickte zwischendurch einiges auf. Mein Blick wurde angezogen von den Kreisen einer zweiten Möwe. Ihr Gefieder schimmerte manchmal weiß. Langsam wurden ihre Bahnen kleiner, auch sie landete in der Nähe der ersten Möwe. Begrüßten sie sich, oder waren sie bereits hier verabredet? Sie schienen sich zu kennen. Jeden Morgen konnte ich sie beobachten, manchmal auch abends. Doch mehr als diese beiden Möwen konnte ich nicht entdecken.

Dieses Stück Natur, mit den liebenden Augen der Verbundenheit gesehen, genau das war es, was am Ende meines Buches stehen musste. Von Tag zu Tag spürte ich es mehr. Immer drängender kam der Impuls: verbinde Dich noch stärker mit uns. Wir sind doch eins.

Je inniger die Verbindung wuchs, desto mehr entdeckte ich.

Ich liebe die Natur, und sie nimmt meine Schwingung auf. So hält sie immer wieder Geschenke für mich bereit. Als erstes bekam ich Margeriten geschenkt. Ich konnte zwei Blumenvasen damit füllen. Dann hätte ich gerne einen Pinienzweig mit Zapfen gehabt, würde aber niemals einen solchen abreißen.

Eines Tages kam ich von einem Spaziergang zurück, und wer beschreibt mein Entzücken? Schon von weitem sah ich, dass ein Gärtner im Hotelgarten die Pinien ausastete. Eine Menge davon lagen bereits am Erdboden, und ich konnte nach Herzenslust viele Zweige mit offenen und ganz geschlossenen Zapfen mitnehmen. Ich hatte viel Freude an den Zweigen, und sie empfingen mit Sicherheit diese Schwingungen, denn alles ist fließende Energie. Dort, wo Harmonie ist, ist Austausch spürbar. Was für die Äste das Ende war, war für mich ein freudevoller Anfang. Der Kreislauf hatte sich wieder einmal geschlossen.

Für die folgende Meditation bitten wir um göttliche Führung, göttlichen Schutz und göttlichen Segen.
Im Rhythmus Deines Lebensstromes atmest Du bewusst ein und aus, ein und aus, ein und aus.

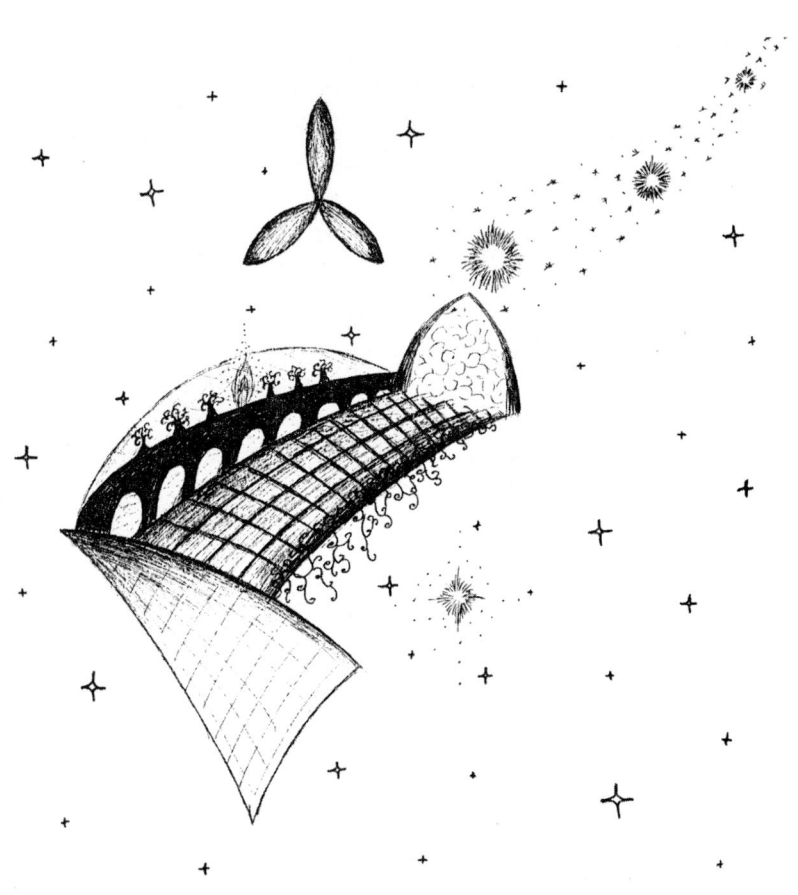

Nehme nun behutsam Deine Herzensschale und leere sie aus. Achte darauf was darin ist. Findest Du immer das Gleiche in ihr, so bist Du in Deiner Entwicklung stehen geblieben. Ändere Dich und gehe weiter, Schritt für Schritt. Stelle die Herzensschale wieder an ihren Platz.

Heute ist eine goldene Kugel darin. Durch Dein weit geöffnetes Kronenchakra fließt mit jedem Deiner Atemzüge goldenes Licht zu der Kugel. Sie wächst und wird größer, füllt Deinen Brustraum aus und dehnt sich über den Körper hinaus, Du atmest noch stärker das goldene Licht in diese Kugel hinein, solange bis sie Dich vollkommen umschließt. Du fühlst Dich darin geborgen und eine angenehme Wärme durchströmt Dich. Langsam hebt sich die goldene Kugel und Du schwebst mit ihr empor. Sie trägt Dich in die Tiefen der Unendlichkeit und fliegt durch das Sonnentor. Du bist erstaunt über die Fülle, die sich Dir in der Sonnenwelt offenbart. Liebe empfängt Dich, Liebe umfängt Dich, durchpulst Dich, Du bist eingebettet in das All-Eine. Du weißt, Du bist daheim angekommen. Du bist Ursonne. Verankere die Botschaft des Sonnenlogos vertrauensvoll in Deinem gesamten Sein,

Langsam löst sich die goldene Kugel mit Dir aus dem Liebesstrom und durchquert die Sonnenwelt bis sie durch das Sonnentor zurückschwebt. Du trägst ein neues, tiefes Liebesempfinden in Dir. Danke dem Licht, dass Dich heute Deinen Ursprung, Deine Heimat spüren ließ.

Zusammen mit der goldenen Kugel kannst Du immer in die Ursonne zurückkehren und die Liebe erleben. Lasse Deine goldene Hülle wieder zur Kugel in Deiner Herzensschale werden.

Komme ins Außen zurück und umarme aus diesem neuen Lebens-Liebesgefühl heraus Deine Nebenfrau oder den Nebenmann.

Schließt Eure Chakren.

Ab heute seid Ihr Gesandte des Lichtes. Spürt den Pulsschlag des Neuen, Einmaligen. Erlebt die wirkliche Freiheit, das Einordnen in den ewigen Kreislauf des Friedens und der Liebe. Taucht ein in die Heimatmelodie des göttlichen Strahles. Verankert den Strahl der kosmischen Liebe in Eurem Herzen und umschließt alle Schöpfung damit in Dankbarkeit.

Gemeinsam danken wir der großen Reikifamilie, allen unseren geistigen Führern, den Hütern und Meistern des Lichtes. Danken dafür, dass unsere Lichtkörper neu entzündet wurden und bitten um die liebevolle schützende Begleitung auf unserem Heimweg, um die göttliche Führung in die neue Lebensvielfalt.

Wir erbitten das Erkennen der Essenz des Gnadengeschenkes Reiki 2 und der allumfassenden immerwährenden Christusliebe.

Gott zum Gruß und Friede über alle Grenzen.

Reiki 3

Mit einer Botschaft der Liebe an alle Menschen dieses Planeten Erde möchte ich über die Reikimeisterenergie beginnen. Verstehen werden es jene, die mit dem Herzen denken und sich dem allumfassenden göttlichen Liebesstrom hingeben, im Jetzt leben und gleichzeitig hineinströmen in die kosmische Friedenskomposition des göttlichen Klanges.

Gott, Allmacht, Urkraft, All-Eins, großer Geist, göttliches Sein, kosmisches Zentralbewusstsein, wie immer Menschen das Schöpferische, das Allerschaffende benennen, von Anbeginn an entsteht alles aus der Liebe. Sie war immer, sie ist immer, sie wird immer sein. Das beständigste unter dem Firmament und hinter dem Horizont, die Antriebskraft in allen Universen ist die Liebe. Eine Liebe, die jede Vorstellungskraft übersteigt, eine Liebe ohne Unterbrechung, ohne Erwartung, ohne Wertung, ohne Bedingungen. Liebe, die nur Liebe, immerwährend und in allerhöchstem Maß schöpferisch ist. Eine Ahnung dieser kosmischen Liebe schlummert in jedem Herzen, in jeder Seele. Können wir uns dieser Liebe öffnen, so ziehen Frieden, Fülle, Freude und Schönheit in unsere Herzen ein. Jeder Mensch ist ein Kelch, den der Schöpfer von Ewigkeit an mit der Essenz seiner Liebe angefüllt hat. Christus in der Inkarnation als Jesus Christus ist die menschgewordene Liebe, eine Hymne, die in jedem Menschenherzen zum Erklingen kommen kann.

Um dem Mysterium der Reikimeisterenergie näher zu kommen und ihren Facettenreichtum aufzuzeigen, lade ich den Leser/die Leserin zu einem Seminar ein. Es ist außergewöhnlich, informativ, lehrreich und hält einige Schlüssel zum Aufsperren der Seelentüren bereit.

Gertrud: Mit einem Gott zum Gruße, Frieden und Freude über alle Grenzen, wollen wir die Reise zu unserem inneren Meister beginnen.

Mysterium bedeutet Geheimnis, einen Weg einzuschlagen, der uns in Verbindung mit neuen Erkenntnissen bringt, die uns am Ende einen Aspekt der Vollkommenheit in die Hände legen. Wir können entscheiden, wann wir bereit sind, für ein weiteres Mysterium der Entschleierung dessen, was in uns als Licht brennt, wir als unstillbare Sehnsucht empfinden.

Sehnsucht nach „Zuhause" wird von jedem von uns auf eine sehr persönliche Art und Weise erlebt. Für den einen ist sie ein tosender Wildwasserstrom, für den anderen ein ruhiges, plätscherndes Bächlein. Gesegnet sind die Menschen, die diese Sehnsucht spüren. Sie wird sie mit ihren Höhen und Tiefen weiterbringen, dem Ziel entgegen. Die Sehnsucht nach Gott ist die Sehnsucht nach der eigenen Seelenentfaltung. Diese Sehnsucht ist in unserer Seele ein ewiges Leuchtfeuer, das in den sicheren Hafen des göttlichen Seins mündet.

Menschen mit Zweifeln an ihrem inneren Leuchtfeuer werden manchen Umweg gehen. Vielleicht sogar über mehrere Inkarnationen hinweg. Letztlich wird der Hunger nach Licht entscheiden, wann der Zeitpunkt für das kosmische Festmahl der richtige ist. Der freie Wille, als Gnadengeschenk betrachtet, ist der höchste Beweis kosmischer Liebe. Sind wir seiner auch würdig?

Bleiben wir ein wenig bei der Würde. Für mich verbindet sich damit eine hohe Gestalt im langen Gewand, die gemessenen Schrittes in einen Tempel schreitet. Versuchen wir in unserem Tempel mit Würde zu leben, ist doch unser Körper der Tempel für unsere Seele, und eben diese Seele in ihrer Ewigkeitsstruktur soll sich im Körpertempel wohlfühlen. Ein reiner, sauberer Tempel erfreut die Seele. Sind die Gänge vermoost, die Zellzimmer in desolatem Zustand, rebelliert die Seele, wundern wir uns über Schmerzen und Kranksein. Wo bleibt die würdevolle Verantwortung uns selbst gegenüber?

In den Mysterienschulen Ägyptens war ein langer Weg der Ertüchtigung für Körper, Seele und Geist Voraussetzung, um einer Einweihung für würdig erachtet zu werden. Sie waren

Hochburgen des Gehorsams sich selbst und den kosmischen Gesetzen gegenüber. Heutzutage ist davon lediglich ein Schimmer übrig geblieben. Jeder prüfe sich daher sehr sorgfältig, ob zu diesem Zeitpunkt ein derart weit reichender Schritt vollzogen werden kann. Die Einweihung ist nur dann richtig, wenn bereits im Vorfeld die Weichen für ein geändertes Verhalten mit allen Konsequenzen gestellt wurden. In besonderem Maße trifft dies für die Einweihung zur Reikimeisterenergie zu.

In Eurem Leben vollzieht Ihr mit der Reikimeistereinweihung einen weiteren Schritt zur Ganzwerdung. Ein magischer Prozess mit der Grundschwingung Freude kommt in Bewegung. Noch mehr als bisher werden sich die Wertigkeiten, die Bedeutung Eurer Lebensfelder und Interessen verschieben, so wie auf einer Bühne, wo eine voll erleuchtete Szene ganz langsam, fast unmerklich ausgeblendet wird, und stattdessen in einer anderen Ecke der Bühne, vielleicht hinter einem Vorhang, der durchsichtig wird, eine neue Szene immer deutlicher hervortritt. Gebt deshalb der Entdeckerfreude in Euch Raum, damit Ihr selbst der eigene Wegweiser zu neuen Horizonten seid.

Heute ist ein besonderer Tag, ein Festtag, vor allem ein Festtag für Eure Seelen. Es ist ein Tag, der Eure Seelen in Einklang bringt mit Eurem ganzen Sein, der alle Eure Aspekte zusammenschließt, der eine symbolische Vorwegnahme dessen ist, was Euch im geistigen Reich erwartet. Haltet Euch vor Augen, Ihr seid nicht Körper mit einer Seele, sondern eine unsterbliche Seele in einen Körper. Es ist ein Tag, der achtsam und ehrfurchtsvoll, mit demutsvoller Haltung und viel Freude durchlebt werden soll.

Ein Tag, der ein Neuanfang ist, ein Neuanfang auf allen Ebenen, ein Neuanfang für Euer Gottesbewusstsein und für das, was Ihr wirklich seid, nämlich Licht, Licht in seiner Fülle, in seiner Vollkommenheit. Dieses Licht wird noch stärker in Euch aufleuchten, wird Euch noch mehr durchströmen. Ihr werdet es fühlen, spüren und in Euer Leben integrieren. Irgendwann wird es sich auch im Außen manifestieren. Dieser Schritt, in die Reikimeisterenergie einzutauchen, ist ein Neuentzünden Eures kosmischen Bewusstseins und das grenzenlose Wahrnehmen der kosmischen Liebe.

Soweit zur Einführung. Ich möchte nun gerne eine Gesprächsrunde durchführen. Nennt bitte Euren Namen und wie Eure Erwartungen an diesen Tag sind. Wer hat den Mut anzufangen?

Gustav: Mein Name ist Gustav. Ich erinnere mich an das erste Reikiseminar, in dem ich überhaupt den ersten Kontakt zu dem Begriff Reiki geknüpft habe und zu der Energie, die dahinter steckt. Ich erinnere mich an Reiki 2. Da verspürte ich schon einen wesentlichen Unterschied. Danach wurde ich zu den Edelsteinen geführt, die eine zusätzliche Steigerung bedeuteten. Heute habe ich das starke Gefühl, dass mein Ich dem Licht wesentlich näher gekommen ist. Ich hoffe sehr, dass es für mich heute, für mein Ich, für meine Seele, ein Neuanfang im Sinne eines Beginns auf einer höheren Ebene sein wird. Ich hoffe es nicht nur, ich glaube auch, dass es so ist und meine Entwicklung im Hier dann dementsprechend weitergehen wird. In diesem Zusammenhang gleich eine Frage: Wie siehst Du den elementaren Unterschied zwischen Glauben und Wissen?

Gertrud: *Wissen ist etwas, was sich zwischen Geist und Seele manifestiert. Glauben ist ein Weg dahin, Wissen zu erarbeiten. Wenn ich etwas weiß, ist es mit meiner Seele identisch. Glauben beinhaltet zunächst auch einen Funken Unsicherheit. Also will ich es wissen, wenn ich etwas glaube. Habe ich Glauben und Wissen vereint, so sind Geist und Seele verankert.*

Gustav: Ist ein Funken Unsicherheit und Zweifel nicht ein sehr gesundes Medikament?

Gertrud: *Natürlich und ganz wichtig. In jeder Lebenssituation, in allen Dingen, die geschehen, ist ein gesunder Zweifel berechtigt und muss sein.*

Frederik: Mein Name ist Frederik. Ich komme aus dem Ausland hierher. Bei einem Vergleich zwischen den beiden ersten

Seminaren bei einer kanadischen Meisterin bemerke ich hier sofort einen gravierenden Unterschied. Intuitiv verspüre ich, dass dieses Seminar ein Geschenk und eine Gelegenheit zu wahrem spirituellem Wachstum darstellt. Es ist mir ein großes Anliegen, im Ausland einen Stützpunkt für Reiki zu schaffen und dann mit den Menschen zusammen zu arbeiten, die hier in Deutschland bereits aktiv sind. Ich wünsche mir auch, einen besseren Kontakt zu den Geistwesen um mich herum zu bekommen. Ich wünsche mir, dass ich noch mehr Liebe spüren kann, noch mehr geöffnet werde, um Gott besser dienen zu können. Das ist alles.

Gertrud: Das ist eine ganze Menge, Frederik. Ich danke Dir.

Joachim: Ich bin Joachim und befinde mich seit gestern Abend in einer inneren Vibration. Seit heute früh empfinde ich mich als zentralen Punkt einer liegenden Acht, in den alles an altem Wissen einfließt und wieder ausströmt. Ich bin überzeugt davon, dass ich in meinen früheren Inkarnationen eine mir gemäße und erfüllende Bestimmung gefunden hatte, die ich durch die folgenden Inkarnationen weiter getragen habe. Heute ist der Tag, an dem sich diese Bestimmung wieder in mir manifestiert und sich von nun an weiter entwickeln wird.

Gertrud: Bei einem früheren Reikiseminar habe ich Dich einmal gefragt, ob Du einen Bezug zu Tibet hast. Kannst Du Dich erinnern?

Joachim: Natürlich. Du hast eine Frage aufgeworfen, die sich für mich mit Inhalt gefüllt hat.

Gertrud: Du schöpfst aus heiligem Wissen und wirst Dein eigener Meister. Eine sehr gute Voraussetzung für die Reikimeister Einweihung. Danke Dir.

Henrik: Ich bin Henrik und immer der Methusalem. Vorher habe ich bereits überlegt, du hast Reiki 1 und Reiki 2, das ist doch etwas. Warum musst du eigentlich vor dem Tore zur Ewigkeit stehend noch den Meistertitel erwerben? Meine weiteren Überlegungen gingen dahin, den angefangenen Weg zu Ende zu gehen. Vielleicht ist das die Quintessenz all dessen, was ich suche.

Gertrud: Henrik, es geht nicht darum, den Meistertitel zu erwerben. Ihr erhaltet heute das Meistersymbol zur Entfaltung des inneren Meisters und tretet damit in die Meisterschaft Eures Lebens ein.

Um diesen Wachstumsgedanken zu vertiefen, möchte ich die Worte des Lichtträgers Elias über das Leben zitieren.

Wann beginnt ein Mensch tatsächlich zu leben? Nicht von dem Moment seiner Inkarnation an. Er beginnt erst dann zu leben, wenn er sich selbst gefunden hat, wenn er zu sich selber steht und wenn er mit allem und jedem in seinem Umfeld, in dem gesamten göttlichen Plan, eins ist und sagen kann, ich liebe das Leben, denn ich habe es so gewählt.

Wenn dieser Zeitpunkt da ist, dann beginnt der Mensch zu leben, im Inneren zu leben und den Mut zu besitzen, dieses nach außen hin zu dokumentieren. Dem Menschen ist nicht mehr bewusst, wo sein eigentlicher Ursprung liegt: in dem göttlichen Sein.

Göttliches Sein bedeutet das vollkommene, positive, harmonische geistige Reich, also göttlicher Ursprung, und in sich und seinem eigenen Sein, seiner eigenen Seele, die absolute Vollkommenheit zu sehen und zu haben. Ich danke Dir.

Michael: Mein Name ist Michael Marius. Vor etwa einem Jahr war ich hier, und das hat wirklich mein ganzes Leben auf den Kopf gestellt. Ich weiß nicht, wie ich das beschreiben soll, ich habe mich vollständig verändert. Es ist nichts mehr, wie es war. Seit vier Wochen gehe ich wieder zur Schule und stehe völlig anders im Leben. Es wendet sich alles zum Besten, auch hinsichtlich meiner Krankheit. Ich bin zwar noch nicht völlig gesund, doch die Sorgen darüber sind verschwunden. Es funktioniert tatsächlich.

Gertrud: Du bist jetzt auf dem Weg in Deine Mitte. Die Gedanken in uns stets dem Positiven zuzuführen, ihnen Raum zu geben, sie, wenn nötig, umzuwandeln und in der anscheinend aussichtslosesten Situation die gute, helle Seite zu suchen, ist ganz wichtig. Das Gute zu finden ist oft mühsam, denn es ist unter viel Gedankenmüll versteckt. Die Geduld kann auf eine harte Probe gestellt werden, besonders dann, wenn ein langer Zeitraum verstreicht, bis sich eine Lösung abzeichnet. Geduld ist ein langer Faden, der oft einer harten Zerreißprobe unterworfen wird. Du, Michael, und alle anderen, Ihr seid nicht die kleine Welt, als die Ihr hier in Euren Körpern sitzt, nein, Ihr seid Welten in Welten. Geht auf Entdeckungsreise. Dazu fällt mir ein Gebetsseufzer ein: Herr - ich gehe Deine Wege für mich in der Geduld, die Du mit mir hast.

Jenny: Ich bin Jenny. Mir fiel gerade ein, wir haben Pfingsten. Vor zwei Jahren zur Pfingstzeit besuchte ich das erste Mal eine Gästesitzung des SFK. Danach habe ich die ersten beiden Reikigrade sehr schnell bei Dir erworben. Im Januar darauf erlitt ich einen sehr schweren Unfall, der dazu führte, dass ich mich während dieser Zeit sehr mit mir selbst beschäftigte. Es war eine harte Zeit, zumal ich auch unter dem zeitweiligen Verlust meines Kurzzeitgedächtnisses litt. Trotzdem bemühte ich mich voranzuschreiten. Nachdem ich mich entschloss, den Meisterkurs zu belegen, erfolgte eine schwere Herzattacke. Vor vier Wochen durfte ich eine außerkörperliche Erfahrung machen, die mir sehr wohl tat. Jetzt habe ich alles losgelassen, mich kann nichts mehr erschüttern.

Gertrud: Es war ein langer und schwieriger Weg, Jenny. Doch ich glaube, er hat sich gelohnt.

Jenny: Ja, ich habe ebenfalls dieses Gefühl, doch in der Zwischenzeit konnte ich auch mein Herz und meine Emotionen entdecken. Du weißt, dass ich lange Zeit nur über meinen Verstand erreichbar war, was auch beruflich bedingt war. Jetzt habe ich viel Sensibilität dafür entwickelt, was mir gut tut. Ich achte nicht mehr auf den Kopf, sondern auf mein Herz. Gleichzeitig habe ich auch das Vertrauen entdeckt.

Gertrud: Fundament unseres Lebenshauses oder die Wurzel unseres Lebensbaumes ist das Vertrauen. Um es zu stabilisieren, ist Wissen notwendig, das uns zum Erkennen führt. Spirituelles Erwachen und Wachstum bedeutet, aus der Eigenverantwortung heraus frei zu entscheiden und zu lieben. Je sicherer wir uns fühlen, desto offener sind wir uns und aller Schöpfung gegenüber. Daraus resultiert die Achtsamkeit. Sind wir dort angelangt, gehen wir automatisch bewusster durch unser tägliches Leben.

Ursula: Ich bin Ursula und habe die Kraft gespürt in dem, was Du gerade gesagt hast. Ich würde mir sehr wünschen, in die gleiche Kraft eintauchen zu können. Sicherlich ist eine meiner Aufgaben, noch mehr loszulassen als bisher. Ich habe drei Wochen gefastet, was zu einer ganz neuen Erfahrung führte. Ich stehe vor einer Operation, die ich um ein halbes Jahr verschoben habe. Wenn sich bis dahin keine andere Lösung findet, möchte ich trotzdem loslassen und die Situation annehmen. Es kommt so, wie es richtig ist. Doch es ist leider noch nicht so, wie ich es gerade von Dir gehört habe. Ich wünsche mir sehr, diesen Schritt vollziehen zu können, ganz zu vertrauen und alles anzunehmen.

Gertrud: Du bist auf dem Wege dahin, und ich finde es sehr gut, dass Du drei Wochen gefastet hast. Damit hast Du ein Signal auf der Körperebene gesetzt. *Die Menschen haben immer wieder Talente in sich - ich nenne dies ganz bewusst Talente - sich irgendwelchen irdischen Zwängen zu unterziehen, sich einem Großteil an Muss-Dingen zu unterziehen. Dass man die alltäglichen Arbeiten verrichten muss, sich waschen, seine Umgebung reinigen muss, ist in Ordnung. Doch wenn es um die eigene Seele geht, darf man die Seele nicht unter Zwang setzen. Dann kommt man nicht weiter, dann behindert man seine eigene Entwicklung. Man braucht nicht danach hetzen, etwas zu erreichen, sondern soll die Dinge auf sich zukommen lassen. In sich eine eigene Uhr, einen Rhythmus entwickeln, der für Geist, Seele und Körper in Harmonie läuft.*

Sabine: Mein Name ist Sabine, und ich bin sehr glücklich und dankbar, dass ich heute hier sein darf. Seit dem letzten Mal, als ich hier war, hatte ich große familiäre Probleme, insbesondere mit meiner Tochter. So habe ich viel um Unterstützung und Begleitung meiner Geistfreunde gebeten. Als wir aus dem Urlaub zurückkamen, hat mich eine liebe Bekannte angerufen, dass ein Enkelkind angekommen ist und meine Tochter sich nach zweieinhalb Jahren freuen würde, wieder den Kontakt mit mir aufzunehmen. Ich bin sofort ins Krankenhaus gefahren. Wir wissen, dass wir beide sehr viel tun müssen, um das gute Verhältnis wieder herzustellen. Aber mir geht es seit dieser Zeit wesentlich besser. Ich bin sehr dankbar dafür, dass die Familie wieder zusammenfindet.

Gertrud: Liebe Sabine, ich glaube, dass diese neue Seele auf die Erde gekommen ist, um das Band in Eurer Familie wieder zu knüpfen. Die neuen Kinder, die heute kommen, sind ja meistens sehr alte Seelen. Sabine, habe keine Erwartungen und stelle vor allem keine Forderungen. Lasse voll und ganz Deine Tochter auf Dich zukommen. Auch wenn im ersten Moment nicht alles so ist, wie Du es Dir vorstellst. Es ist wichtig, dass sie wieder in den Schoß der Familie zurückkehrt und dass Du den Kontakt zu Deiner Enkelin bekommst. Das ist vorrangig. Versuche Deine Tochter mehr loszulassen. Es ist schön, wenn Ihr wieder zusammenkommt, doch das Band, das zwischen Euch war, war ein sehr enges. Lass es locker, und Du wirst viel mehr Freude daran haben. Ich danke Dir.

Das Resümee aus dieser Gesprächsrunde ist sehr unterschiedlich. Ihr seht, wie die Menschen mit Reiki 1 oder Reiki 2 bis hierher ihren Weg gegangen sind und welchen Veränderungen - vor allem zum Guten - sie unterliegen.

Atmet tief und ruhig ein und wieder aus, ein - aus, ein und aus. Wir erbitten göttliche Führung, göttlichen Schutz und göttlichen Segen. Öffnet die goldenen Tore Eures Herzenstempels, um den Strom der Liebe und des Lichts zu empfangen.

Ich bin das gottgewollte Erleben in seinem Da - Sein.

Ja, Sein ist alles von der Rosenknospe bis hin zu fernen Welten.

Reiche mir Deine Hand Du Erdenkind und lasse Dich hinführen in die alles übersteigende Einfachheit des Christusglaubens und die Demut von Jesus.

Spüre das Unfassbare, Unsagbare in Deinem Herzen, in Deinem gesamten Sein, erlebe:
Ich bin wahrhaftig Teil der Liebe im Schöpferbündnis.

Steige hinab in die Einöde, damit Du auf der Höhe den Palmengarten der Schönheit entdeckst in seiner unbeschreiblichen Pracht.

Wasser des ewigen Lebens steht für Dich bereit. Leere den Becher, so wirst Du leuchtender Stern, der zu neuen Himmeln strebt. Vertraue Deiner Seele, empfinde den Treuebund mit dem Licht, bleibe kraftvoll im Glauben und danke immer. So erhält Dein Leben Weitblick und Tiefgang und Du bist auf allen Wegen Deines Lebens gesegnet.

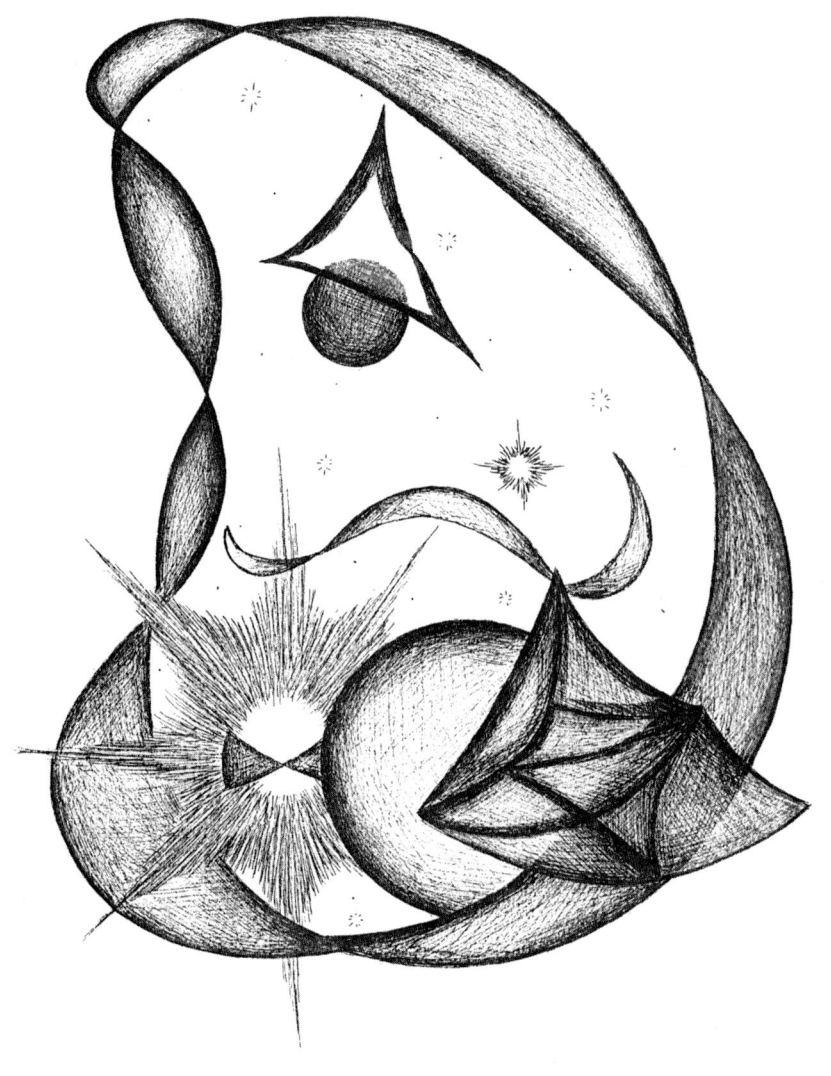

In Dir sind Harmonie und unendlicher Frieden eingekehrt. Die Freude darüber lässt Dich tief ein- und ausatmen. In Deinem Lebensrhythmus kehrst Du ins Außen zurück und faltest dankbar Deine Hände, und schließe Deine Chakren.

Heute seid Ihr mit der Bereitschaft hier hergekommen, Euch hohen Energien zu öffnen. Am anschaulichsten könnt Ihr Euch die Einweihung folgendermaßen vorstellen: in Euch befindet sich eine geheime Truhe mit einem großen Schloss davor. Während der Einweihung wird diese Truhe von geistigen Händen geöffnet, und wenn die Einweihung erfolgt ist, wieder geschlossen. Während die Truhe offen ist, strömt reine Christusenergie in Euch ein, um Eure Reikikanäle weiter zu öffnen. Da diese Energie sehr stark ist, muss die Truhe immer wieder geschlossen werden. Bei der Meistereinweihung bleibt sie allerdings ein Stück geöffnet, da Ihr zu diesem Zeitpunkt bereits zu einem Reikienergiestrom geworden seid.

Die Truhe ist eine Schatzkammer, gefüllt mit vielen Edelsteinen. Einer davon steht für den freien Willen. Seht ihn immer als ein besonderes Geschenk an. Ein anderer Edelstein beinhaltet die eigene Verantwortung. Auch dieser ist eine kostbare Gabe. Betrachtet mit liebendem Herzen die bunte Vielfalt in Eurer Schatztruhe. So kann das Verständnis für Euer Dasein und Einssein an Transparenz gewinnen.

Nach der Reikimeistereinweihung seid Ihr in einem ständigen Fluss der Christusenergie. Inwieweit sie strömt und in welcher Intensität, das ist wiederum die Arbeit im Zusammenhang mit Eurem persönlichen Reikimeister. Der Einzelne bestimmt den Grad der Öffnung für Erkenntnisse in Wahrhaftigkeit. Lässt er geschehen, vertraut und dankt, oder denkt und analysiert er verstandesgemäß? Räumt er seinem Verstand immer noch den Spielraum als Meister ein, oder ist der Verstand sein Diener? Davon wird es weitgehend abhängen, ob der Erkenntnis- und Wachstumsprozess ein göttlicher ist.

Nach C. G. Jung, dem wohl bekanntesten Symbol- und Seelenforscher im europäischen Raum, erschaffen wir mit Symbolen lebende Energiefelder. Entsprechend ihrer Bedeutung und ihres Inhaltes sind sie demnach Energieverstärker. Ein Symbol ist die verschlüsselte Form tiefster Weisheit. Das Symbol steht für eine Tatsache, die wir mit Worten nicht beschreiben können. Es ist ein Synonym für ewige Wahrheit.

Jedem Symbol im Reiki ist ein Mantra zugeordnet. Es ist ein wirkungsvoller, energetisch aufgeladener Klanglaut oder eine „heilige Silbe". Mantren finden wir in allen Religionen. Eines der bekanntesten dürfte das Aum oder OM der Hindus sein. YHWH ist der hebräische Name Gottes, und vom „Ich bin der Ich bin" sprechen die Menschen des Westens.

Das Zusammenwirken von Symbol und Mantra befähigt den Eingeweihten, noch tiefer in den Prozess der Um- und Neustrukturierung einzutauchen. Die gesteigerte absolute Empfindsamkeit führt früher oder später mit absoluter Sicherheit in die Selbstverwirklichung.

Das liebevolle Eingehen in einer Meditation auf die geistige Aussage sowohl des Symbols als auch des Mantras erschließt die wahre Wirklichkeit und ist somit Wegbereiter auf dem geistigen Weg ins Lichtbewusstsein.

Seid im Umgang mit den Symbolen und Mantren stets sehr achtsam, aufmerksam, voller Hingabe bei der Ausführung und dankbar beim Anwenden dieser universellen Lichtenergie.

Nun folgt ein Gebet:
Sei gelobt, Du meine Seele, Du bist Teil des göttlichen Feuers. Dein Funke erhellt alle Seelenfacetten. So ist Dein Glanz ein uferloser. Du Seele bist eine Kreation des Ewigen, der Unendlichkeit entstiegen, geboren aus dem Schaum der Liebe. Einer wunderbaren Kette gleich reihst Du mit jeder Inkarnation eine weiße Perle an die andere, bis zuletzt die Perlenkette auf dem Altar der kosmischen Liebe ihre makellose Schönheit zur Freude

der Schöpfung versprüht. Ein Zyklus ist beendet, um in einen glanzvolleren Zyklus einzumünden, der im Rad der Ewigkeit eine neue Speiche ist. Im Ende ruht stets ein Anfang. Du meine Seele sei gelobt im Licht des göttlichen Seins.

In der Zeit vor der Einweihung könnt Ihr Euch sowohl mit den Symbolen und Mantren als auch mit Eurem Reikimeister in Verbindung setzen. Was bedeutet das Symbol für mich? Wozu inspiriert mich das Mantra? Ab heute seid Ihr Euer eigener Meister. Ihr erhaltet die Meisterwürde. Ab morgen beginnt eine Zeit der weiteren Wandlung in Euch, Wandlung all dessen, was noch aufzulösen ist. Selbstverständlich können in den kommenden 21 Tagen der Reinigung starke Prozesse in Bewegung kommen, und zwar auf allen Ebenen, Körper, Seele und Geist. Nehmt sie an als das, was sie sind: Schritte - Lernschritte auf dem Weg zu Eurem inneren Licht. Seht sie in Liebe an, in wahrhaftiger göttlicher Liebe. Danach gebt sie ab. Eure Geistführungen warten darauf, sie von Euch zu übernehmen, mit Euch zu tragen und in Licht und Liebe umzuwandeln.
Die Achtsamkeit, die Ihr dieser hohen Energie erweisen solltet, ist ein fundamentales Gesetz. Es ist Achtsamkeit Eurer Seele, Eurem Licht, Eurem gesamten Schöpfersein gegenüber. Mit dem Meistersymbol tretet Ihr in die Schöpferebene ein, die machtvoll ist.
Früher haben wir einen jahrelangen Einweihungsweg durchwandert, bevor wir dieses Meisterzeichen erhalten durften. Dieser Einweihungsweg ist aufgrund unseres alten Wissens, das wir in uns tragen, aber auch aufgrund der besonderen Zeit, in der wir jetzt inkarniert sind, abgekürzt worden. Trotzdem sollen wir uns über die Bedeutung und über die Größe dieses Symbols und des Mantras ganz im Klaren sein. Ab heute - mit dem Zeitpunkt der Einweihung - kommt auch ein Reikimeister aus dem geistigen Reich offiziell zu Euch. Dieser Meister bleibt zusammen mit Euren Reikihelfern jetzt bei Euch. Nach zwei Jahren verabschie-

den sich die Reikihelfer. Diesen Tag solltet Ihr in Ruhe und als Fest der Dankbarkeit diesen Reikihelfern gegenüber begehen. Es ist ein wichtiger Tag, denn dann, nach diesen zwei Jahren, ist die Öffnung Eurer ganz persönlichen Kanäle abgeschlossen. Deshalb sind die kommenden zwei Jahre besondere Jahre. Wie intensiv Ihr diese durchlebt, ist in Euer Empfinden gestellt. Denkt bitte daran, dass entsprechend Eurer geistigen Entwicklung bis zu fünfzehn Reikigeistwesen um Euch sein können, wenn Ihr zukünftig Symbole aktiviert und Reiki gebt.

Joachim: Der Reikimeister bleibt?

Gertrud: *Der Reikimeister bleibt so lange, wie er sieht, dass sich die Seele auch entwickelt. Bei Rückentwicklung geht der Meister, bei Fortentwicklung erhöht sich die Energiezufuhr des Meisters. Und wenn er nach seinem eigenen Ermessen erkennen kann, dass er für diesen Körper, Geist, Seele genug an Energie übermittelt hat, so wechselt auch der Meister. Mit der Reiki-Meistereinweihung vereinigt Ihr die Lebensmeere in Euch. Ihr erhaltet Zugang zu Eurer Schöpferebene und vor Euch liegt die Chance, im Sinne des Göttlichen die Quelle allen Seins direkt zu erfahren.*

Ursula: Ich habe noch eine Frage dazu. Gertrud, woher weißt Du, dass z.B. die Reikihelfer, die bei Reiki 1 und 2 zu uns kommen, sich nach zwei Jahren verabschieden?

Gertrud: Seit vielen Jahren war ich auf der Suche nach einem Medium, das einen hohen Anschluss hat. Wie stets, wurde ich auch hier von der positiven geistigen Welt hervorragend geführt, und ich fand den Spirituellen Forschungskreis in Bad Salzuflen. Dort spricht der Lichtträger Elias durch ein Volltrancemedium. Sie ist eine aktiv im Leben stehende, unkomplizierte Frau und humorvolle Mutter. Sie arbeitet innerhalb eines Kreises. Dort sitzen Menschen, die wachsam und aufmerksam sind, mitdenken und die Antworten überprüfen. Bei einem Einzelmedium ist dies nicht der Fall. Es ist auf sich allein gestellt und deshalb größte Vorsicht geboten.

Während der Lichtträger Elias durch sie spricht, ist ihre Seele im Sommerland. Dies ist eine Sphäre, die der irdischen am nächsten ist. Sie selbst erzählt darüber folgendes:

„Die ganze Sphäre ist in ein zartes, kristallklares, reines Licht getaucht. Fühlbare Harmonie umgibt mich und gleichzeitig auch die Berge und Hügel, die großen Wälder und die unzähligen blühenden Felder, alles ist überstrahlt vom warm glänzenden Schein dieses wunderbaren Lichtes. Gott ist eine Flut von geistigem Licht, heißt es. Ja, hier wird die große Bedeutung dieser Worte in ihrer ganzen Tiefe fühlbar.

Ich sitze bequem an meinem Baum, mein Bein lässig an die große Wurzel gelehnt. Die schattigen Zweige wiegen sich leicht im Rhythmus ihres eigenen Seins. Liebevolle Geistwesen, gehüllt in lichte und helle Gewänder, umgeben mich wie ein schützender Lichtwall, lichtvolle Gestalten, die sich telepathisch nicht nur untereinander sondern auch mit mir unterhalten. Ich fühle, wie sie mich gleichzeitig mit strahlender Energie aufladen, wie sie mich erfüllen mit ihrer ganzen Liebe. Vollkommene Harmonie herrscht hier, tiefer Frieden.

Die Seelen, die hier wohnen, freuen sich aneinander, denn hier sind wahre Liebe, Vertrauen und Gott-Erkenntnis in jeder Seele fest verankert.

Weit entfernt und doch recht nahe sehe ich einen hellen Licht-kreis. Ich weiß, dort findet jetzt unsere Kreis-Sitzung statt. Eine mediale Sitzung, ein irdischer Kontakt mit der hohen Geisterwelt Gottes, die belehrende Verbindung zu autorisierten Jenseits-Lehrern, die uns führen bei der Suche nach dem wahren Sinn des Lebens."

Erläuternd hierzu der Lichtträger Elias selbst: *Jesus Christus ist das größte Medium überhaupt. Ihn zu erreichen ist nicht möglich. Auch hier möchte ich nochmals einflechten, dass es Medien gibt, die behaupten, dass Jesus Christus sich durch sie meldet. So können wir von hier aus nur sagen, dass dies nicht möglich ist. Man kann als irdisches Wesen die Nähe von Jesus*

Christus nicht verkraften. Die Energie wäre so groß, dass der Mensch nicht damit umgehen könnte. Also seid vorsichtig mit diesen Äußerungen! Was Jesus Christus jedoch sendet, sind Boten. Boten, die in seinem Namen versuchen die Menschen aufzuklären. Und dafür werden Medien gebraucht und benutzt. Doch in jedem von Euch ist eine Medialität eingeschlossen. Bei dem Einen ist die Medialität sichtbar, bei dem Andern wird sie sichtbar und bei dem Nächsten bleibt sie für ewig im Verborgenen. Und wenn Inspirationen angenommen werden, so ist dies in dem Zusammenhang schon eine Medialität. Egal auf welchem Sektor man tätig ist, sei es im Künstlerischen, sei es im Musischen oder einfach in Gesprächen. Die geistige Welt ist ständig um Euch. Dieses den Menschen einfach begreifbar zu machen, ist ja das Schwere.

Im Gegensatz zu den vorherigen Reikiseminaren erwartete Euch heute auf Eurem Sitzplatz ein Namensschild mit einem Stein.

An einem ruhigen Tag stimme ich mich auf die einzelnen Teilnehmer ein und wähle nach meinem Empfinden einen Stein aus, der eine besondere Bedeutung für Euch hat. Nehmt daher bitte diesen Stein zur Einweihung mit.

Seht Ihr einen Stein während der Reikieinweihung, so ist er für Euch wichtig und schenkt Euch gleichzeitig seine Energie. Das Wissen um den Stein selbst reicht aus, die geistige Verbindung genügt, denn der Geist beherrscht bekanntlich die Materie. Ihr selbst entscheidet also demnach, ob Ihr Euch mit einem Stein auf der geistigen Ebene verbindet oder ihn Euch selbst zum Geschenk macht.

Die Vielfalt der Steine spiegelt sich in unzähligen Variationsmöglichkeiten wieder. Vielleicht kommt Euch ein Haus aus Backsteinen in den Sinn. Großmutter legte noch einen angewärmten Ziegelstein ins Bett, statt eines elektrischen Heizkissens. Fließendes Magma wird ausgekühlt zu Lavagestein. Unsere Füße wandern auf Steinen, Berge sind aus Stein, im Flussbett finden wir glatte Kieselsteine. Das Innere der Erde birgt eine

Überraschung, ein Diamant, geschliffen brilliert er in weißer Schönheit. Und noch viel mehr hält das Dunkel der Erde für uns bereit: Kristalle, Lapislazuli, Rubine, Smaragde, Fluorite und den Bernstein. Sie alle hatten seit altersher ihren besonderen Stellenwert. Pharaone und Könige wussten um ihre Bedeutung. Ihre Insignien waren mit entsprechenden Edelsteinen besetzt. Wertvolle Gegenstände, z.B. Zepter, Kelche, Monstranzen waren mit kostbaren Steinen verziert.

Mehr und mehr rückt die Bedeutung der verschiedensten Heilwirkungen von Steinen in den Vordergrund. Im Mittelalter stand Hildegard von Bingen im deutschsprachigen Raum mit ihrem Wissen an vorderster Stelle. Weiter zurückverfolgt, lag fundiertes Wissen in der Heilbehandlung mit Steinen in den Händen der Priester Ägyptens und Chinas. Der zusätzliche Einsatz von Klang und Essenzen erbrachte eine große Palette von Kombinationsmöglichkeiten. Steine als Begleiter vermitteln Schutz, Kraft, Heilung, Lösung aus Verstrickungen und sind Hilfe bei der Selbstfindung. Ein Stein - ob Diamant oder Kiesel - ist ein Geschenk des Schöpfers, uns gegeben zur Freude.

Eine Empfehlung meinerseits: Nehmt Euch für heute keinerlei Aktivitäten vor, welcher Art auch immer. Es geschehen sehr einschneidende Dinge auf allen Ebenen Eures Seins. Ihr solltet in die Stille gehen und mit Euch und Euren Seelenaspekten Verbindung aufnehmen. Wie immer diese Stille aussieht, sie wird für Euch die richtige sein. In der Stille liegt die Kraft, das ist eine Tatsache. Gönnt Euch viel Ruhe, schenkt Euch Zeit, schenkt Euch Achtsamkeit und vor allem Liebe, die Liebe zu Euch selbst.

Heute stehen wir wieder an einem Wendepunkt in der Evolutionsgeschichte der Erde. Das Fischezeitalter klingt aus und räumt dem Wassermannzeitalter seinen Platz ein.

Auch für uns ist jetzt der Zeitpunkt gekommen, Altes über Bord zu werfen, damit unser Lebensschiff im neuen, unbekannten Hafen vor Anker geht. Ruhige Zuversicht lässt uns etwaige

Klippen umschiffen. Räumen wir uns und damit allen Menschen und dem Planeten Erde die Chance ein, erfüllt von göttlichem Urvertrauen, dem neuen Wagnis zu begegnen. Eingehüllt in die göttliche Liebe sind wir Zeugen einer epochalen Umwandlung von großer Bedeutung, von der Finsternis zum Licht.

Die Reikisymbole mit den dazugehörigen Mantren beinhalten die heilsamen Erkenntnisse für Körper, Seele und Geist. Jeder Mensch ist in der Lage, mit den Symbolen im Sinne des Göttlichen segensvoll zu wirken.

Mit göttlichen Energien zu arbeiten, kann als Privileg angesehen werden. Darüber sollte sich jeder Mensch im klaren sein.

Die ausgehende Ursprungskraft „Rei" bedeutet: vom Schöpfer, der sowohl Quelle als auch Summe alles Geschaffenen ist. Ohne Anfang, ohne Ende fließt kosmische universelle Energie zu allem Seienden des gesamten Universums. „Ki" bedeutet die Umsetzung der universellen Schöpferkraft zu der Energie, die in allem irdisch Lebendigen zur Lebenserhaltung und Weiterentwicklung fließt.

Das Symbol eins steht für die Manifestation der universalen Energie, der höchsten göttlichen Kraft des Lichtes an diesem Ort, im Jetzt und Heute. Gleichzeitig ist damit die Zentrierung der Kraft verbunden. Mantra und Symbol sind der Garant für das Fließen der Reikienergie. Jetzt kann geschehen - nach dem göttlichen Willen und dem seiner Abgesandten. Das erste Reikisymbol beinhaltet eine Schlüsselfunktion. Die Seele erhält den Impuls sich zu öffnen. Eng damit verbunden stellt die gleichzeitige Herzöffnung, den Gleichklang von Herz und Seele dar. Begreift Ihr nun die Kraft, die liebender Ausgangspunkt für heilendes Geschehen ist?

Das Reikisymbol zwei – der Fluss der Christuskraft – liegt unbewusst in allen Menschen verankert. Durch eine Einweihung erhält das Bewusstsein die Kraft, sich dem Lebensfluss anzuvertrauen. Im Christus begegnen wir dem Geheimnis Gott als greifbare Wirklichkeit.

Das zweite Symbol mit seinem Mantra stellt die Verbindung zwischen dem ersten und dem dritten Symbol dar. Erreichen wir, im Leben mehr und mehr in die eigene Mitte zu kommen, rückt das Ziel der Lebensreise in greifbare Nähe.

Jede Seele trägt das Wissen der Gotteszugehörigkeit in sich. Die Geburt löscht dieses Wissen, und es ruht im Unbewussten. Christus als Mittler erweckt das „alte" Wissen zu neuem Leben.

Gott ist allumfassende Liebe. Diese Liebe überbrachte uns Jesus Christus. Er war es, der die Mission übernahm, den Erdenmenschen die allumfassende Liebe ins Herz zu legen.

Mit seiner Inkarnation öffnete er der Menschheit die Türen zur Bewusstwerdung.

Das dritte Reikisymbol bringt uns gezielt mit unserer Leiblichkeit in Verbindung. Körper, Seele und Geist wollen als Einheit gesehen und gelebt werden. Diese drei Ebenen finden wir bei Gottvater, Sohn und Heiligem Geist, bei Vater, Mutter, Kind. Die Reikigrade sind zu durchwandern um in die eigene Meisterschaft einzusteigen. In jedem Falle sollte sich der Mensch für die Verinnerlichung der einzelnen Reikigrade genügend Zeit lassen. Werden doch stets tiefgreifende Prozesse in jedem Seminar ausgelöst und wollen aufgearbeitet werden. Mit dem dritten Reikisymbol erhalten wir die Gabe Grenzen und Zeitmesser aufzuheben. Ein großartiges Geschenk im Schöpfungsprozess.

Als praktizierende des zweiten Reikigrades können wir helfen, den Friedensgedanken auf diesem Planeten Erde auszubreiten. Die Möglichkeiten, die wir mit den Symbolen in die Hände gelegt bekommen, sind grenzüberschreitend und zeitlos. Sehen wir uns als Menschen, die das Samenkorn für einen weltumspannenden Frieden in ihren Händen halten. Der Segen dieses göttlichen Geschenkes ist in seinen Ausmaßen für uns Menschen kaum fassbar. Umso höher ist die Verantwortung im Umgang mit der Reikimacht.

Im Mantra kommt zum Ausdruck, dass Gott und wir eins sind. Welche Größe begegnet uns als Selbstverständlichkeit! Das Meistersymbol versteht sich als Anfang auf dem Weg zur eigenen Meisterschaft. Es ist der Beginn eines Weges zu Klarheit und Wahrheit. Symbol und Mantra stellen eindeutig die Verbindung von Himmel und Erde im Menschen dar. Als Siegel des ewigen Lebens strömt das Meisterzeichen in das irdische Leben und erschließt damit neue Dimensionen. Kostbares Wissen, wie in einem handgeschriebenen alten großen Buch, offenbart sich dem Suchenden, beflügelt die Seele. Weihestunden erschließen sich, bringen Licht ins Dunkel. Der Mensch erfasst sein Leben als Ganzes, eingebettet in die Urkraft und Allmacht. Liebe vom Ursprung ausgehend kehrt zur Liebe in die Unendlichkeit zurück.

Das Meisterzeichen beinhaltet eine priesterliche Aufgabe. Es ist etwas Einmaliges, das in Eure Seelen eingebrannt wird. Damit seid Ihr Geweihte des Lichtes. Diese hohe Funktion bedingt naturgemäß sehr viel Verantwortung. Verantwortung in erster Linie Euch und der gesamten Schöpfung gegenüber.

Mit diesem Reikigrad sind wir unmittelbar in das Schöpfergeschehen mit einbezogen. Geht es in erster Linie um die Erlangung der eigenen Meisterschaft und das auf allen Ebenen, so sind die Veränderungen sowohl im engeren Umfeld, als auch global gesehen, bemerkbar. Denn alles ist miteinander verwoben. Ein guter Gedanke, eine gute Tat findet ebenso wie eine ungute Handlung ihren Niederschlag im Weltengedächtnis. Wir selbst erfahren unser gutes oder Fehlverhalten nach unserem Hinübergang vor dem karmischen Rat. Das alltägliche „Üben" in unserer Mitte zu bleiben, erhält so eine neue Wertstellung.

Durchwandern wir das Evangelium unseres Lebens von jetzt an in göttlicher, kosmischer Liebe.

Die Reiki-Symbole 5 bis 7

Am 03.10.1998 erklärte Elias auf Anfrage: „Es gibt insgesamt sieben Reikisymbole. Dies könnt ihr über Gertrud erfahren, wenn sie die Inspirationen zulässt."

Diese Aussage war wieder einmal mehr der Anlass mich verstärkt in meine große Pyramide zu begeben. Sie stand in Heidelberg zusätzlich auf einem Kraftplatz. Dort erhielt ich die klarsten Antworten auf meine Fragen. In Bezug auf die weiteren Reikisymbole gestaltete sich die Auswertung etwas schwierig. Ich bekam nicht nur drei sondern sechs Symbole und war zuerst etwas verunsichert. Mit der Zeit kristallisierte sich heraus, dass es drei Reikisymbole und zusätzlich drei Sonnensymbole gab. Nachdem ich mir ziemlich sicher über die Bedeutung war, legte ich alles Elias vor und er bestätigte die Richtigkeit.

Bei den weiteren Symbolen fünf, sechs und sieben geht es in erster Linie um die Vertiefung des eigenen Lebensweges, der ein lebenslanger ist. Unsere Seele erfährt eine Bereicherung im Gottes und Christusverständnis. Wichtig ist dabei die Verinnerlichung der Botschaft der einzelnen Symbole. Eine entsprechende Meditation kann dabei sehr hilfreich sein.

Um die Wahrheit und Weisheit des Reikisymbols fünf zu erfassen, steht eine intensive Auseinandersetzung mit dem eigenen Ego, den alten Mustern und Mechanismen an. Blaise Pascal bemerkt sehr gut: „Es ist seltsam zu beobachten, wie Menschen, die allen Gesetzen Gottes und der Natur abgeschworen haben, sich ihre eigenen Gesetze auferlegen, die sie genau befolgen". Durchforstet deshalb genau Euer Denken, Euer Handeln. Vielleicht pflegt Ihr die eigene Opferrolle, statt selbst Schöpfer zu sein. Ein türkisches Sprichwort sagt: „Die Seele ist das Schiff, Vernunft das Steuer und Wahrheit der Hafen". Geben wir doch der Wahrheit die Chance in unser Leben Bewegung zu bringen, öffnen wir neuen Erkenntnissen die Türen und kommen so der eigenen Wahrheit immer näher.

Ich wünsche Euch die Echtheit, denn jeder von Euch ist ein Original, absolut einmalig auf diesem Planeten Erde. Ich wünsche Euch dass Ihr selbst dem verzeihst, wo es Euch am schwersten fällt: Euch selbst. Verfolgt mit Beharrlichkeit und großem Vertrauen in die eigenen Kräfte, was Ihr im Innersten als Euren Weg erkennt. Ich wünsche Euch, dass Ihr immer mehr lernt, das Wesentliche vom Unwesentlichen zu unterscheiden.

Einfachheit, Vertrauen und Zufriedenheit sind die Pfeiler des Reikisymbols sechs. Wir Menschen heute befinden uns auf dem Pfad zum erweiterten Christusbewusstsein. Jesus sagte: „Ich bin der Weg, die Wahrheit und das Leben". Diese Worte sprach er vor über 2000 Jahren. Geistige Erneuerung ist angesagt. Ein Prozess der eigenen Wertschätzung und gleichzeitiger Erwartungslosigkeit wird eingeleitet. Unsere Hingabe an das Mysterium wertneutraler Begegnung, sowohl im Mitmenschen als auch in der Natur, ja der gesamten Schöpfung hält den Schlüssel der Erlösung für uns bereit. Vertraut vor allem Euren Entscheidungen.

Ich wünsche Euch das Erkennen der inneren Werte, das Erkennen des Einfachen in Eurem Leben. Hebt Eure Seelenschätze ins Licht, lasst Träume Wirklichkeit werden. Geht mit Entdeckerfreude an das Lesen Eures Seelenbuches. Ihr allein bestimmt den Kurs, seid Schauspieler und führt Regie in Eurem Leben. Ich wünsche Euch Vertrauen in die göttliche Sinnfindung des Lebens, seid stets zufrieden und bleibt Euch treu.

Einen Teil der fünften Schriftrolle, die in vorchristlicher Zeit aufgezeichnet wurde, möchte ich dem siebten Reikisymbol voranstellen:

„In dieser Welt dienen alle Menschen einem von zwei Herren.
Mit jedem Gedanken und jeder Tat dienen wir entweder
der Liebe
oder der Furcht.
Wenn ich verletzt zornig, neidisch oder rachsüchtig bin,
beherrscht mich die Furcht.
Wenn ich mich mit meinen Mitmenschen ohne Furcht verbunden fühle,
diene ich der Liebe"

Freude und Liebe, die Essenz des siebten Reikisymbols verlangt von uns Geduld, Hingabe und Achtsamkeit. Ausschließlich mit der notwendigen Konsequenz können wir die Verwirklichung unserer Meisterschaft anstreben. Meisterschaft bedeutet Einheit. Leben in der Gegenwart des Seins führt zur Einheit. Licht ist nicht gleich Licht. Der Unterschied in der Wahrnehmung ist der jeweiligen Bewusstseinsebene vorbehalten.
Ich wünsche Euch, dass Euer Leben schon jetzt von großer Dankbarkeit erfüllt ist.
Meine Bitte: erkennt, dass Leben und Sterben eins sind – göttliche Einheit -, dass Ihr nichts und niemanden verlieren könnt, ewig lebt und in göttlicher Liebe geborgen seid. Wenn dies alles verinnerlicht ist, dann könnt Ihr bedingungslos lieben. Es ist in jedem Fall einen Versuch wert. Ich wünsche Euch das Annehmen Eurer Einmaligkeit. Eure Seelen sind das Kostbarste, das entwickelt und gewürdigt werden will. Hört Eure Seelenmelodie und gebt Euch ihrem Rhythmus in Freude hin. Gott wirkt innen in Euch in kosmischer ewiger Liebe.

Nun kommen wir zu den Sonnensymbolen. Die Sonne als lebensspendendes Element kreiert den Schöpferwillen. Sie ist es, die dem immer währenden Licht ihren Leib schenkt. In Demut und Gehorsamkeit dem einen gegenüber verteilt sie tagaus tagein ihre verschwenderische Pracht, ohne Unterschied, an alles Leben. Ohne Sonne, ohne Licht kann kein Leben möglich sein. Alles was im Dunkel der Erde liegt, wartet auf den Sonnenkuss des Erweckens. Dann erst kann das Wachsen und Blühen seinen Anfang nehmen. Welche Kraft steckt in dieser Sonnenberührung. Jesus Christus ist ein Sonnenmensch, brachte er doch die Liebe und das Licht den Erdenbewohnern. Buddha brachte die Weisheit, doch die Liebe überstrahlt alles. Wir alle sind hineingehoben in das Licht, den hellen Sonnenschein, mit der Aufgabe, allem Sein unser Licht zu schenken.

Die Sonnensymbole sind ein weiteres Zeichen ihrer Zuneigung zu den Menschen. Allen Symbolen liegt die persönliche erweiterte Lichterfahrung zu Grunde. Gerade in der Jetztzeit, die ein großes Potential an Veränderungen in sich birgt, kann das Neue an Energien gleich einem gewaltigen Strom unser Leben nachhaltig beeinflussen. Sind wir bereit, sich diesem Großen zu stellen? Was heute noch im Dunkel, doch zum Aufbruch bereit steht, ist eine der größten Herausforderungen in der Menschheitsgeschichte. In Demut und Freude sollte sich jeder Einzelne diesem Geschehen öffnen.

Das Sonnensymbol eins unterstützt unsere eigene bewusste Entwicklung zum Göttlichen hin. Das ist eine große Chance im jetzigen Erdenleben. Die Vielfalt und Farbenpracht des Lichtes erschließt uns den Lebenskreis, dessen Mittelpunkt durch das Symbol eins dargestellt wird. Grenzen öffnen sich, um die vollkommene Sicht wahrzunehmen. Verbinden wir uns daher andächtig mit der Bedeutung des Christusprinzips für unser Sein. Die Sonne steht für Schöpferkraft, Herrlichkeit, Vollkommenheit und für die Christuskraft. Sie bewirkt im Menschen das Erwachen und führt zum „Ich bin". Eine Empfehlung: Begrüßt die Sonne mit hoch erhobenen Händen und nehmt das Gute, das sie so verschwenderisch schenkt, über Euer Bewusstsein in Euren Körper auf. Es vermittelt die Kraft und schenkt der Seele das Schwingen in Christus in Gott. Licht spielt in jedem Schöpfungsbericht eine entscheidende Rolle. Als Beispiel erwähne ich von Echnaton, Pharao in der 18. Dynastie die Hymne an die Sonne.

„Herrlich erhebst Du Dich am himmlischen Lichtberg,
Ewige Sonne, Ursprung des Lebens!
Wenn Dein Glanz am östlichen Himmelsfeld aufsteigt,
Wird die Welt so licht von Deiner Schönheit.
Du hast die Erde geschaffen nach Deinem Belieben,
Allen Lebendigen gibst Du Speise für immer,
Du erteilst das Maß der Lebenszeit einem jeden.
Aufgang und Untergang schaffst Du, lebende Sonne,
Dunkel vergehst Du, und strahlend kehrst kehrst Du wieder.
Du bist das Pochen in meinem Herzen!
Alles, was wir in Deinem Lichte schauen, wird vergehen,
Du aber lebst und blühst für immer und ewig."

Das zweite Sonnensymbol führt in die Verantwortung im eigenen Leben und darüber hinaus in das Solare Bewusstsein, das unser Leben verwandelt, um es wirklich zu erleben. Spirituelle Verantwortung zu übernehmen, ist ein Teil unserer Aufgabe. So vermögen wir besser mit unseren Seelenprüfungen umzugehen. Verantwortung zu übernehmen, erhält somit eine tiefe Bedeutung. Das Sonnensymbol zwei führt in diese neue Verantwortung. Sie ist der beste Lebenslehrer. Tief in unserem Herzen ruht das Wissen, dass wir Licht sind, das in uns grenzüberschreitend wirkt. Licht ist Zuneigung, Licht ist die Wirklichkeit, Licht ist die Sonne Gottes, Licht ist Wahrheit, und gleichzeitig ein Strahlenkranz der Liebe.

Hildegard von Bingen hinterließ uns weise Worte: „Die Liebe ist die Mitte von allem: im Menschen wie im Wirken Gottes. Und von der Mitte her breitet sie sich aus wie eine Flamme. Wer sich die Liebe ganz zu eigen macht, der wird in keiner Richtung fehlgehen. Denn die Liebe ist in der Mitte von allem. Sie übertreibt und vernachlässigt nichts, sie weicht nicht aus und verliert nichts. Sie ist und bleibt der Kern unseres Daseins. Sie ist die Seele und das Auge. Sie rundet den Lauf der Welt und verwirklicht das Gute".

Die Lebensspirale in ihrer Unendlichkeit ist in die Kraft des ewigen Lebens verankert, und die ewige Taufe ins Licht geschieht. Kosmische Geborgenheit im allerschaffenden ewigen Lebensrhythmus öffnet im Sonnensymbol drei die einzigartige Wirklichkeit, das Zentrum des Göttlichen im eigenen Herzen. Alles wirkt zusammen, entfaltet sich gemeinsam im unerschöpflichen, lebendigen Jetzt, setzt schöpferische Energie frei und schwingt im Einklang. Gott vertraut Euch mit der Übergabe der Sonnensymbole etwas kostbares an. Nämlich in Ehrfurcht und Demut inmitten seiner wunderbaren, vielfältigen Schöpfung mitzuwirken, sie mitgestaltend emporzuheben. Lebt in Eurer inneren und äußeren Gewissheit, dass wenn Ihr seine Gesetze befolgt, immer seine sieghafte Gegenwart seid.
Mit Worten von Elias möchte ich die Ausführungen über die Sonnensymbole beschließen:
„Die Sonneneinweihung stellt für den Bereich des kosmischen Seins eine der höchsten Darstellungen dar, da sie in einem Licht vollzogen wird. Die Dunkelheit der Vergangenheit der Seele wird mit einem Sonnenlicht gereinigt und durchlichtet. Deshalb ist es von größter Wichtigkeit in diesen Reinigungs- und Lichtintegrationsprozess bewusst hineinzugehen.

Sich auf den Schritt zum Reiki-Meisterlehrer vorzubereiten, ist sehr entscheidend und verantwortungsvoll. Darum prüfe sich jeder äußerst gründlich und sehr genau. Das erstellen einer Lebensbilanz auf der Basis von Wahrheit und Aufrichtigkeit sich selbst gegenüber kann zu Erkenntnissen führen, die ein Überdenken fördern.

Reiki ist untrennbar mit der Spiritualität verbunden. Gerade beim zukünftigen Lehrer ist es unabdingbar, der Seele und damit der Liebe den entsprechenden Raum zu geben. So kann die eigene, innenwohnende göttliche Kraft bewusst werden. Im weiteren Verlauf geht es darum Führung zuzulassen und die göttlichen, geistigen Gesetze als Richtschnur anzuerkennen und zu leben.

Der zukünftige Lehrer wird eine persönliche Änderung seines Energiekörpers erleben und damit die Entwicklung seiner Reiki-Energiestruktur einläuten. Eine weitere Voraussetzung ist eine gute Intuition. Nur das individuelle Eingehen auf die einzelnen Teilnehmer garantiert ein harmonisches Seminar. Als Voraussetzung für einen Lehrerkandidaten sehe ich die Auseinandersetzung mit jedem einzelnen Symbol und dem dazugehörenden Mantra, sind doch die Symbole das Fundament für ein lebensveränderndes Ritual. Besitzt der zukünftige Lehrer das notwendige Bewusstsein- und Verantwortungsgefühl für das Maß seines Eingreifens in die Gesamtseele des Schülers? Um als Reikilehrer die Aufgabenstellung im Sinne des göttlichen zu erfüllen, steht das Dienen und die Achtung in allem was er denkt und ausführt an erster Stelle. Die Einweihung zum Reiki-Meisterlehrer befähigt und ermächtigt die höchste Stufe der göttlichen Reikienergie zu verwalten. Bitten wir deshalb gemeinsam die positive geistige Welt um behutsame und liebevolle Führung und den Segen aus dem Urlicht allen Seins.

Christus sagt, dass die, die reinen Herzens sind, Gott schauen werden. Die Reinheit in Allem ist Bedingungsstufe wahrer Größe. Erreichen wir diesen Lichtkreis, diese Entwicklungsstufe, damit eine unmittelbare Ausstrahlung der Gottheit auf uns fällt und uns erfüllt.

Schreitet in das innere Reich Eurer Wesenstiefe und erlebt die Einweihung. Die Wiege des Werdens erwartet Euch und läutet die Geburtsstunde für Eure Seelen ein. So wie jeder Sonnenaufgang eine Lichtgeburt ist, so tretet Ihr jetzt in das Heiligtum Eurer Lichtwirklichkeit ein.

Der allumfassende Klang des All-OM bringe Euch zum Tönen. Lasst jede Zelle des Mikrokosmos von der spielerischen Leichtigkeit des Sonnentanzes berühren. Weiß-goldenes Christuslicht durchflute Euch, damit Ihr Euch in völliger Hingabe dem Urton kosmischer Liebe öffnen könnt.

OM ist in Euch, um Euch, umhüllt Euch sanft und bringt die kosmische Vibration seiner Tonfülle in Euch zum Schwingen. Der Urton voll des Segens bringt sein Ewigkeitslied in Euch zum Erklingen. OM ist göttliche Wirklichkeit.

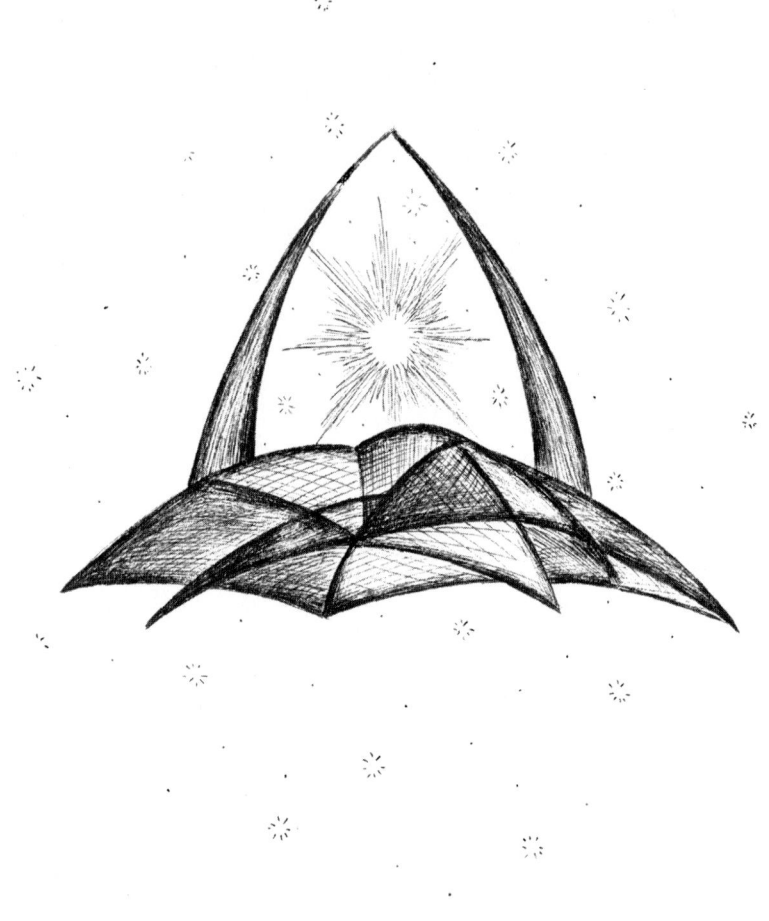

Wir erbitten für diese Meditation und für alle Tage der Zukunft göttliche Führung, göttlichen Schutz und göttlichen Segen. Erdet Euch gut nach Eurem Empfinden und atmet tief ein und aus und schließt die Tür zur äußeren Welt.

Du bist jetzt in diesem Augenblick am richtigen Ort und in der richtigen inneren Verfassung, um Dich ganz bewusst an die ursprüngliche universelle Lebensenergie anzuschließen. Es gibt in Deinem Leben nur das Jetzt, die Gegenwart des Friedens und die Macht der Liebe, die nicht besitzen will, die Macht und die Gegenwart der Weisheit, die nicht mehr ergreifen will, sondern ergriffen macht. So lässt Du Dich ergreifen von dem geistigen Impuls, der das gesamte Universum ausfüllt, der Harmonie des Friedens und der Liebe. Es ist Stille in Dir, das Schweigen der Unendlichkeit. Du bist Stille.

Du näherst Dich einem großen Gebäude, das sich lang gestreckt Deinem Auge darbietet. Drei breite Stufen führen zur Reikihalle hinauf. Nachdem Du die erste Stufe betreten hast, bemerkst Du, dass alles, was war, für Dich unwichtig ist. Auf der zweiten Stufe spürst Du die Reinigung aller Deiner Körper, auch der feinstofflichen. Die dritte Stufe gibt Dir das Gefühl der Herzöffnung. Es ist ein gutes, tiefes Gefühl der Befreiung, des Friedens. Beim Betreten der Halle fallen Dir die breiten Fenster auf, die von der hohen Decke bis zum Boden reichen. Allmählich wird Dir bewusst, dass alles in ein weiß-goldenes Licht gehüllt ist. Dein Reikimeister erwartet Dich und führt Dich in die Mitte des Raumes zu einem Kristalltisch. Dein Blick fällt auf das Meistersymbol. Das Leuchten dieses Symbols fließt in Dein Herz.

Du erahnst den Himmel in Dir und erlebst das Licht Gottes auf eine besondere Weise.

Der Reikimeister spricht: „Achte auf Deinen ersten Impuls, vertraue stets Deiner inneren Führung. Du bist geborgen in Dir selbst."

In Dir steigt die Gewissheit auf: „Ich begebe mich nun vertrauensvoll in den göttlichen Reikistrom.

Ich weiß um meine Verantwortung im Umgang mit der universellen Lebensenergie und um meine Verantwortung für die machtvollen Reikisymbole.

Ich weiß, das Göttliche in mir trägt mich. Ich lebe im Schutz von Gottes unendlichem Licht, ich bin umhüllt von göttlicher Liebe."

Erbitte nun in feierlicher innerer Haltung für die Reikimeistereinweihung die Entsiegelung des Christuskanals und das Geöffnetbleiben in dem Umfang, wie es die kosmische Ordnung im Sinne des Göttlichen vorsieht. Die Reinheit und Klarheit Deiner Gefühle mündet in eine neue Selbsterkenntnis.

Im Vertrauen auf die Schwingung des weiß-goldenen Lichtes entdeckst Du die Liebe zum Leben neu. Es ist, als ob Du in eine Auferstehung Deines Selbst hinein gleitest und Deine Wahrheit fühlst.

Sanft berührt Dich die Hand Deines Reikimeisters und führt Dich aus der Reikihalle die drei Stufen hinunter. Ihr verabschiedet Euch in Dankbarkeit voneinander. Mit dem Gefühl, am Anfang eines neuen Lebensabschnittes zu stehen, kehrst Du ins Außen zurück. Du bewegst Deine Füße und Hände, faltest Deine Hände, bedankst Dich für alles Erlebte und öffnest Deine Augen.

Wir schließen die Chakren.

Gustav: Welche Bedeutung hat Reiki im Moment hier auf der Erde?

Gertrud: *Die Reikienergie ist immer noch eine Hilfe und in ihrem wahren Ursprung ist sie nichts anderes als ein Ausdruck der bedingungslosen Liebe, die den Menschen wieder in Erinnerung gerufen wurde. Im Moment befinden sich all jene, die diese Energie hilfreich zur Verfügung stellen, in einem wichtigen Auseinandersetzungsprozess. Jeder erhält große Unterstützung darin, dass in ihm Klarheit entsteht, in welchem Bewusstsein stellt er diese Hilfe zur Verfügung? Nicht alle, die diese Hilfe den Menschen zur Verfügung stellen, tun dies in der Absicht, wirkliche Hilfe und Unterstützung anzubieten. Einige sind sich nicht bewusst, dass sie in erster Linie ihr Gefühl von Minderwertigkeit dadurch ausgleichen möchten. Einige stellen diese Hilfe zur Verfügung, um sich wertvoll und wichtig zu fühlen. Einige stellen diese Hilfe zur Verfügung, um selbst einmal ganz legitim Macht und Manipulation ausüben zu können. All diese Erfahrungen sind legitim, dessen seid Euch bewusst. Sie sind für den Einzelnen, für den Bewusstwerdungsprozess von Bedeutung. Doch all diese unbewusst vorhandenen Absichten überlagern die wirkliche Absicht, die in dieser Hilfe enthalten ist. Diese Hilfe ist Euch übermittelt worden als wahre Unterstützung und Möglichkeit, der bedingungslosen Annahme und Liebe zu begegnen, um sie wieder in Euch und um Euch herum zu fühlen, um Euch zu erinnern: es gibt mehr, als Ihr mit Euren physischen Sinnen in der Lage seid, zu erfassen. Diese Energie muss nicht weiterentwickelt werden. Diese Energie und ihre Art und Weise sie weiter zu vermitteln und weiter zu tragen, musste nicht so sehr aufgeteilt werden in so viele Schritte. Diese Energie war perfekt und vollkommen in dem Augenblick, wo sie durch einen Boten auf der Erde in Empfang genommen wurde.*

All jene, die dieses Ursprüngliche noch empfinden, die ursprüngliche Absicht, um es in dieser Absicht anzuwenden und umzusetzen, tragen dazu bei, dass all diese Überlagerungen behutsam abgebaut werden. Die Liebe versorgt jeden, sie lässt niemanden aus und sie muss niemals perfektioniert werden.

Die göttlichen Aspekte von Reiki sind in allem und jedem im kleinsten Detail im Universum zu finden. Reiki ist eine Universalenergie, die um und durch jeden Menschen fließen kann, der bereit ist, die Aspekte des Wirkens, des Helfens, des Beschützens, des Bereitseins anzunehmen. Die tiefer liegenden Aspekte beinhalten, die Reikikanäle, die individuell bei jedem Menschen geöffnet oder geschlossen sein können, anzunehmen, und sie bis in das kleinste Detail bei sich selber auszufeilen. Auch in der Reikiuniversalenergie darf es nie ein Stehen bleiben geben. Jedes göttliche Gesetz, jedes einzelne Detail gehört zur Reikienergie. Gott ist in allem und jedem und auch in dieser Energie. Der negative Anteil liegt im Missbrauch dieser Energie.

Reiki ist eine Lebensenergie, die angeschlossen ist an das göttliche kosmische Bewusstsein, an das Hohe Ich.

Es gibt natürlich viele Menschen, die aus einer Euphorie, aus einem Fanatismus oder aus einem Egoismus heraus diese Seminare besuchen, es lernen wollen, und im Nachhinein gar nicht anwenden. Bei diesen Menschen wird natürlich automatisch der Reikikanal wieder geschlossen.

Gustav: Bewirken die Symbole etwas, wenn die Liebe zu den Menschen fehlt?

Gertrud: *Nein, dann gehen sie in die Endlosigkeit des Kosmos.*

Gustav: Bei der Reikimeistereinweihung erhält man von geistiger Seite Symbole in die Aura gelegt. Was geschieht mit diesen Symbolen, wenn der Mensch ins geistige Reich wechselt?

Gertrud: *Das ist sehr individuell. Auf der einen Seite werden sie wieder abgegeben, manche bewahren sich diese Symbole als Begleiter in der geistigen Welt auf. Es kommt auf die Seelenentwicklung an, was dann damit geschieht. Es kann auch sein, dass diese Symbole abgegeben und einem Nachfolger übergeben werden.*

Ein Symbol in die Aura gelegt, gleicht einer Flamme, die stets genährt werden möchte. Ein hell aufloderndes Feuer verlangt das Nachlegen von Holz. Genau so ist es mit den uns anvertrauten Symbolen. Sie vertrauen auf unsere Zuwendung und Aufmerksamkeit. Um zu leben und zu wachsen, erwarten sie Liebe.

Als in der Verantwortung stehende Reikimeisterlehrerin sehe ich es als meine Pflicht an, auf die bewusstseins- und persönlichkeitsverändernden Techniken der Transzendentalen Meditation hinzuweisen. Diese Methode respektiert nicht den freien Willen des Menschen, den wir als Gotteskinder zum Geschenk erhielten. Darüber hinaus geschieht eine Globalbeeinflussung. Von Interesse sind hierzu die Ausführungen von Dr. Karl Nowotny, Mitteilungen eines Arztes aus dem Jenseits in „Mediale Schriften", sowie das Buch „Lebenskraft" von Anton und Marie-Luise Stangl.

Lasst uns nun in einer Gesprächsrunde anstehende Fragen behandeln und die Erfahrungen in der Einweihung austauschen.
Frederik: Ich habe noch eine zusätzliche Frage und spreche jetzt nur von mir. Im Augenblick besteht keine Gelegenheit, jemanden zu behandeln oder eine Fremdanwendung zu geben. Reicht es, wenn ich mich nur selbst behandle?
Gertrud: Natürlich.
Frederik: Ist das nicht Egoismus?
Gertrud: *Nein. Nehme zuerst die Verantwortung für Deine Person in Anspruch. Spreche in Deinem Morgenritual und auch während des Tages „Ich bin ich, ich liebe mich, ich bin, mit all dem äußeren Erscheinungsbild", dann ist schon ein Stück an Selbstbewusstsein und auch an Wertschätzung gewachsen. Dies ist dann eine Verbindung zwischen Geist und Seele, des Anerkennens seines eigenen Seins. Man kann nicht einem anderen Menschen helfen, wenn man dies bei sich selbst auch nicht schafft.*

Frederik: Bei Deinem Eingehen auf Symbole sprachst Du vom Erschaffen von Energiefeldern. Gedanken sind doch auch Energien?

Gertrud: *Ja. Wenn man sie einmal gedacht hat, sind sie da und vergehen nicht mehr. Sie bleiben als Energiefelder bestehen. Mit positiven Gedanken baut man positive Energiefelder auf. Das Gegenteil passiert mit negativen. Wenn man ständig schimpft und sich mit negativen Gedanken befasst, baut man um sich herum ein riesengroßes negatives Energiefeld auf. Und das hat dann eine Rückwirkung auf die eigene Seele. Stellt Euch den Gedanken als einen Punkt vor, und um den Punkt herum die Gedankenwelle. Ihr seid also der Punkt und strahlt über die Gedanken das aus, was Ihr selbst seid. Wenn Ihr begreift, dass Ihr universelle Schöpfer seid, dann wird sich automatisch Eure Gedankenwelt ändern.*

In diesem Zusammenhang möchte ich noch einmal auf die Wichtigkeit der Gedankenhygiene hinweisen. Lebensqualität hat immer mit Harmonie zu tun. Die Gedanken bilden das Fundament für die Harmonie und kennen keine Grenzen. Noch eine weiterführende Erklärung aus dem positiven geistigen Reich hierzu: *Ihr habt in Eurem Inneren die Kraftpotentiale, die in Euch ruhen oder die in Euch aufgebaut werden können, oder die Ihr verschnürt haltet, aber nicht das Erkennen darüber, was ein einzelner Gedankenimpuls schon bewirken kann.*

Jenny: Mir schwirren meistens viele Gedanken im Kopf herum, wie kann ich das ändern?

Gertrud: *Dein Kopf, Deine Seele, es ist einfach alles zu voll. Von der Vergangenheit, von der Kindheit, von allem zu voll.*

Jenny: Wie soll ich das lösen?

Gertrud: *Koffer packen. Alles einpacken, alles, was gewesen ist, alles, was an unschönen Dingen gewesen ist, wegpacken.*

Jenny: Ich habe immer das Gefühl: So, jetzt musst Du irgendetwas machen und musst jetzt zurande kommen, aber irgendwie habe ich das Gefühl, ich drehe mich im Kreis.

Gertrud: *Es ist ganz einfach. Wenn Du schon mal dieses „muss"* *weglassen würdest, dies wäre schon ein großer Schritt. Bitte die* *geistige Welt, Deinen eigenen Schutzpatron, geistige Helfer:* *„Ich möchte vorwärts kommen". Nicht „Du musst". Dann* *beginnst Du selber zu strampeln. Doch wenn Du in Verbindung* *mit der geistigen Welt anfängst zu gehen, so können sie Dir auch* *die Kraft und Gedankenimpulse übermitteln und Deinen Kopf* *frei machen für neue Ideen und Gedanken. Nur Du bist der* *Schlüssel dazu. Du „musst" dies auch zulassen, ja.*

Jenny: Ich möchte dies gerne zulassen, aber...

Gertrud: *Siehst Du, Du fängst schon wieder gleich mit einem* *„aber" an. Du gehst vor, zurück, vor, zurück. Lass es doch weg.* *Sage doch einfach: „Ich möchte es" und „ich kann es". Das ist* *die Gedankenaffirmation, die man sich geben kann, um auch* *wirklich vorwärts zu kommen. Das ist auch wiederum in Verbin-* *dung mit dem Selbstbewusstsein zu sehen, die Stärke zu besitzen:* *„ich kann es". Dann kommt es nämlich darauf an: will ich es,* *möchte ich es und soll ich es. Selbstbewusster mit sich umgehen,* *zu sagen: ja, hier bin ich! Ich bin ein Teil des Göttlichen, ich bin* *ein positiver Teil des Göttlichen. Ich bin Ich. Sich das zu* *verinnerlichen, zu wissen, ein positiver Teil des Göttlichen zu* *sein, ist allumfassend. Zu wissen, ein großer Teil der göttlichen* *Energie zu sein. Ohne sich dabei unbedingt in die Sonnenseite zu* *stellen, aber „Ich bin ich". Ein positives Voraussetzen seines* *eigenen Ichs.*

Joachim: Es gibt auf der Erde ständig kriegerische Auseinander-setzungen, meistens um unterschiedliche Glaubensauffassungen. Diese Tatsache macht mir sehr zu schaffen. Wie sieht das positive geistige Reich diese Situation?

Gertrud: *Dort ist es wichtig aufzupassen und kraft seiner* *positiven Gedanken entsprechend einzuwirken. Nicht in die* *Negativ-Denkrichtung gehen. Denn wenn man Gedankenhygiene* *betreibt, so heißt dies, negative Gedanken hinauszuwerfen. Wenn* *man auf seine Gedanken achtet, und dort ist es wieder wichtig, wenn ein ganzes Volk darauf achten würde oder die gesamte Welt ein und denselben Gedanken hätte, mit diesem Szenario aufzuhören, so würde es auch beendet sein. Genauso wäre es, wenn der Mensch sich darüber klar wäre, was er überhaupt an Gedankenkraft besitzt, dann kann er damit auch Kriege entfachen. Dort ist es wichtig, für die Menschen zu beten, die im eigentlichen aus Eurer Sichtweise unbeteiligt sind, andererseits jedoch genau in dieses Land geboren wurden, um dieses Karma zu durchgehen. Es ist ihr Schicksal, auch wenn es für Euch unverständlich klingt oder unlogisch. Aber es ist so.*

Joachim: Ja, das ist schwer nachzuvollziehen.

Gertrud: *Genauso ist es mit den Menschen, die in Ländern inkarnieren, in denen große Not und Hunger herrschen. Der Körper leidet zwar in dem Moment, doch welche Erkenntnisse die Seele aus dieser Inkarnation ziehen kann für ihre geistig spirituelle Entwicklung, ist für Euch nicht nachvollziehbar. Das könnt Ihr auch erst dann sehen, wenn Ihr selber im geistigen Reich seid. Ihr vergesst immer, dass Ihr einen Mantel tragt, und das, was da drinnen steckt, ist wichtig. Wenn Ihr gedanklich und seelisch in eine Krise geht oder in einen absolut positiven Aufschwung oder in tiefe Depression, so ist es stets Eure Entscheidung, nicht die von Gott oder Jesus Christus.*

Sehr eng mit dem Gedanken ist das gesprochene Wort verbunden. Stellt doch die Sprache die schöpferische Ausdrucksmöglichkeit für den Menschen dar. Worte können sich in vielerlei Gestalt ausdrücken, z.B. als Signal oder als Brückenschlag, die die Menschen einander nahe bringen. Sie können Macht ausüben, Krieg und Frieden diktieren oder wie eine klingende Symphonie das Ohr eines anderen erreichen.

Die daraus resultierende Empfehlung heißt: Worthygiene. In einer französischen Kirche findet sich ein gehaltvoller Sinnspruch:

Achte auf deine Gedanken,
denn sie werden Worte.
Achte auf deine Worte,
denn sie werden deine Handlungen.
Achte auf deine Handlungen,
denn sie werden deine Gewohnheiten.
Achte auf deine Gewohnheiten,
denn sie werden dein Charakter.
Achte auf deinen Charakter,
denn er wird dein Schicksal.
Achte auf dein Schicksal,
denn in ihm liegt der Schlüssel
für den Sinn deines Lebens.

Henrik: Wirkt Reiki bei einem Alkoholiker genauso wie bei einem nicht abhängigen Menschen?

Gertrud: *Bei einer Reikianwendung geht es ja in der Hauptsache um die Seele, darum, dass der Seele Energie zugeführt wird, die auch auf den Körper ausstrahlt.*

Henrik: Dann habe ich noch eine Frage zur Einweihung. Ich hatte das Gefühl, dass von geistiger Seite an mir gearbeitet wird, was ich auch körperlich spüre. Ist dieses Gefühl richtig?

Gertrud: *Ja, das ist richtig. Bei jeder Reikieinweihung öffnen sich die Heilungskanäle, und Menschen, die eine höhere Sensibilität besitzen, spüren diese Energien sehr genau und können auch spüren, wie diese Kanäle geöffnet, erweitert werden und es zum Fließen kommt. Du wirst offen für Inspirationen und Du wirst auch mehr angegriffen.*

Achtet daher besonders auf Schutz. Schließt öfters Eure Chakren, besonders wenn Ihr Euren Wohnbereich verlasst.

Seht Euch nach der Einweihung als eine leuchtende Säule, die Funken und Strahlen nach allen Seiten versprüht. Für die „andere Seite" ist dies natürlich ein hoher Aufmerksamkeitsfaktor. Deshalb ist vermehrter Schutz eine absolute Notwendigkeit.

Stellt Euch in eine goldene Lichtsäule und erbittet das umhüllende, segnende Christuslicht. Ihr fühlt Euch dann sicherer. Haltet eine konsequente, intensive, vertrauensvolle Verbindung zum positiven geistigen Reich aufrecht und lasst Euch nicht aus der Ruhe bringen.

In diesem Zusammenhang weise ich auf das Kraft- bzw. Pyramidenmudra hin. Die Anwendungen des Pyramidenmudras sind vielfältig und sollen stets in Ehrerbietung und mit der Bitte um göttliche Führung, göttlichen Schutz und göttlichen Segen ausgeführt werden. Setzt in jedem Fall hinzu, im Sinne des Göttlichen.

Die Symbolik des Kraftmudra entsteht aus der Kraft des Dreiecks der Pyramide.

Dort ist die Verbindung zwischen dem Göttlichen, dem Geist und der Seele, oder aber Geist, Erde, Mensch - Kosmos, Erde, Mensch - Gott, Kosmos, Planeten, immer in einem Verbund.

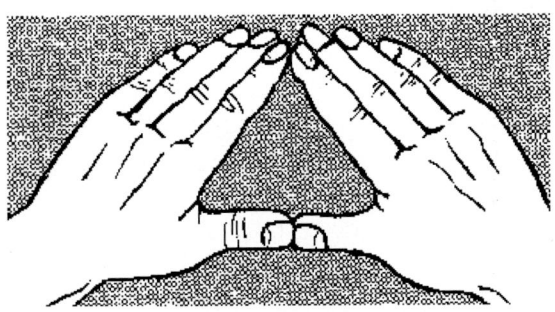

Als Kraftspender über alle Speisen und Getränke.

Zur Raumreinigung daheim und in jeder fremden Umgebung, z.B. am Urlaubsort.

Als Kraftgeschenk an unsere Raumbrüder und Raumschwestern.

Als Lichtsendung zur freien Weiterverwendung des positiven geistigen Reiches.

Als Hilfe für unsere Mutter Erde und die Elemente.

Nach jeder Anwendung sollen die Hände in Form des Kraftmudras mit den Fingerspitzen zum Boden gehalten und Mutter Erde gebeten werden, alles aufzunehmen und in Licht und Liebe umzuwandeln. Mutter Erde und der Pyramidenkraft wird gedankt.

Die Pyramiden sind Kraftorte mit für uns Menschen zum Teil heute noch geheimnisvollen Energien. Die Form der Pyramide mit ihren nach oben strebenden Linien ermöglicht einen besonders intensiven Energieaustausch zwischen der Erde und den kosmischen Dimensionen. Die Pyramiden haben in allen Kulturen einen festen Platz. Warum? In diesen Bauwerken haben sich wie in keinen anderen Himmel und Erde berührt. Die Pyramide ist ein in der Materie erstarrtes Schöpfungswort, ausgestattet mit dem universellen Wissen.

Die Cheopspyramide auf dem Felsplateau von Gizeh, nahe Kairo, ist das größte Bauwerk der Antike und zählt zu den sieben antiken Weltwundern. Für mich persönlich war sie niemals Grabmal sondern diente wissenschaftlichen Zwecken, war ein Zentrum der Himmelsbeobachtung, Sonnen- und Kalenderuhr, harmonisierte die kosmische Energie, die sie dann über die Pyramide der Mutter Erde schenkte. Für mich stellt die Cheopspyramide einen bedeutenden Kraftort für Einweihungen dar.

Auf ein bemerkenswertes Buch möchte ich in diesem Zusammenhang hinweisen: „Unsere Lehrmeister aus dem Kosmos" von S. E. Waxmann. Zitat von der Umschlagseite: „Universum und Menschen erkennen wir als Realität. Bewusstsein ist Geist, fließend wie die Zeit. Beides kann man vergeuden oder intensiv im positiven Sinne nutzen. Die Materie Mensch - durch den Geist beseelt - ist auf der Erde nur ein Gast auf Zeit, auf der Reise durch die Welten. Um uns nicht noch weiter zu verirren, müssen wir uns die Frage stellen, woher wir kommen, wer wir sind und wohin die Reise gehen wird. Erst dann können wir versuchen, die Frage zu beantworten, was der eigentliche Sinn unseres irdischen Lebens ist. In diesem Buch wird jeder unvoreingenommene Leser wissenschaftlich untermauerte Antworten finden, die man bislang für utopisch hielt."

Ursula: Wie ändert der Glaube an die Reinkarnation das Verhältnis zum aktuellen Leben, zur aktuellen Inkarnation?

Gertrud: *Der Glaube an die Inkarnation zum aktuellen Leben hin verbessert die eigene seelische Qualität im Hier und Jetzt. Wenn ich weiß, dass ich wiedergeboren werde oder wiedergeboren werden kann, was von jeder einzelnen Entscheidung der Seele abhängt, so kann es die Lebensqualität im Hier und Jetzt erhöhen, das eigene Selbstwertgefühl, Selbstvertrauen, Selbstbewusstsein und den Selbstglauben steigern.*

Jede Inkarnation ist eine Prüfung, eine Prüfung zwischen dem Geist, der Seele und Gott. Wenn man versucht, Gott in einem äußeren Bild zu suchen, so versucht man, sein eigenes Bild zu verankern und ist nicht mehr in der Lage, sich selber zu betrachten. Prüfungen heißt aber auch, die irdische Entwicklung zu durchwandern, einen steinigen Weg zu gehen, Probleme zu bewältigen und nicht in die Resignation zu gehen. Aus jeder Situation sollte man versuchen zu lernen, etwas Positives für sich herauszufinden.

Ein Karma legt man vor der Inkarnation sich selber auf. Es kann für eine andere Seele sein, es kann für Gott sein, es kann für Jesus Christus sein, aber auch für seine eigene Entwicklung.

Das irdische Leben ist eine Gratwanderung, die Ihr selbst bestimmt habt. Nehmt Euer Leben in die Hand und zieht immer das Positive daraus. Bei schwierigen Situationen geht in die Stille, bei freudigen Situationen freut Euch und seid dankbar.

Gustav: Seit einiger Zeit empfinde ich eine neue Energie um mich. Kann das bereits der Reikimeister sein?

Gertrud: Selbstverständlich ist es möglich, denn der Reikimeister, der Euch an die Seite gestellt wird, ist vorher um Euch und prüft: Ist das der richtige Kandidat auch für mich? So wie wir in unserer Entwicklung vollkommen verschieden sind, sind es auch die Geistwesen aus dem positiven geistigen Reich in ihrer Entwicklung. So wie wir uns vor der Geburt die Eltern ansehen und um die Mutter herum sind, so ist auch der Reikimeister, der heute offiziell zu Euch kommt, erst einmal eine zeitlang um Euch und schaut sich das zu betreuende Menschenkind mit seinem Seelenlicht an. Wenn er der Meinung ist, das ist die richtige Seele, mit der er gerne zusammenarbeiten möchte, und er auch für sich selbst einen Fortschritt sieht, dann kommt er zu Euch. Eine Besonderheit gleich in diesem Zusammenhang: Der Reikimeister kann auch entsprechend Eurer geistigen Entwicklung wechseln. Je intensiver Ihr mit dieser neuen Energie arbeitet, desto intensiver gestaltet sich auch die Zusammenarbeit mit dem Reikimeister und den Reikigeisthelfern. Ihr seid alle soweit, dass Ihr selbst den Namen Eures Reikimeisters erfahren könnt, wenn es für Euch wichtig ist. Fragt bitte nicht bei mir nach, er soll in Euch wachsen. Im Zusammenhang mit der Reikimeistereinweihung werden auch die Intuitionskanäle stärker geöffnet. Ihr visualisiert mehr Bilder, mehr Farben. Es ist auf allen Ebenen ein Riesenschritt nach vorne. Hört mehr und mehr auf das, was in Euch ist, denn alles Wissen liegt in Euch.

Gustav: In dem Augenblick, als Du sagtest, wir sollen nicht nachfragen, blitzte plötzlich ein Name in mir auf, ein ungewöhnlicher Name.

Gertrud: Es ist wichtig, dass Ihr alle Eindrücke und sämtliche Erlebnisse während des heutigen Tages aufschreibt.

Es können Botschaften von ausschlaggebender Bedeutung sein. Versucht, während der nächsten 21 Tage einen intensiven Kontakt mit Eurem Reikimeister herzustellen. Diese Zeit wird von Erfahrungen geprägt, Euch entsprechend Eurer Öffnung und Bereitschaft mit dieser neuen Energie auseinanderzusetzen. Erbittet das Wissen um die geistige Botschaft des Meisterzeichens für Euch persönlich. Die Enthüllung dieses Geheimnisses führt Euch auf dem Pfad der Erkenntnis weiter.

Seht diese 21 Tage als besonderes Geschenk des positiven geistigen Reiches an.

Henrik: Was hältst Du von Runen ziehen?

Gertrud: Runen - Götterzeichen, den Menschen in die Hände gelegt zur Lösung schwieriger Lebenssituationen - nur behalte trotzdem Deine Unabhängigkeit. Seit Urzeiten gab es eine Vielzahl an Werkzeugen, die beim richtigen Umgang segensvoll wirkten. Zu allen Zeiten gab es jedoch Menschen, die mehr wollten. Das mehr im Sinne von zu viel endete meistens im Missbrauch.

Ursula: Die Frauen rücken auf allen Gebieten mehr und mehr in den Vordergrund, weichen sozusagen die Männergesellschaft auf. Wie siehst Du ihre Stellung?

Gertrud: Die Frau ist die Hüterin des goldenen Zeitalters. Sie ist Bewahrerin des Alten, der Tradition gehorchend, allem Neuen gegenüber aufgeschlossen, abwägend, was gut ist, um in Aufrichtigkeit dem Leben zu dienen. Die Frau ist selbstbewusst, allem Schönen zugetan, umsichtig, zartfühlend, liebt die Ordnung und kennt ihren Platz im Ablauf der kosmischen Gesetze. Das goldene Zeitalter wird von Frauen geleitet, deren Maßstab in allem die goldene Mitte ist.

Die ideale Ergänzung ist ein Mann, dessen Prinzipien sich mit denen der Frau decken. Eine Partnerschaft in Liebe, als gleichberechtigtes Team arbeitend, ist eine Ergänzung, die das Optimum darstellt.

Kinder sind in einer derartigen Gemeinschaft erwünscht, fühlen sich getragen und gestalten ihr Leben von Kindesbeinen an in einer selbstverständlichen Verantwortung.

Viele Wege der Schulung und Umschulung sind notwendig, bevor dieser Zustand erreicht wird. Deshalb lasst uns jetzt beginnen. Leben ist lernen, Leben ist stete Wandlung, ob auf diesem oder einem anderen Stern.

Sabine: Es gibt derzeit so viele unterschiedliche esoterische Strömungen. Wie soll man sich da verhalten?

Gertrud: *Es ist eine schwierige Sache. Es gibt im Moment sehr viele Menschen, die - ich sage einmal ganz bewusst - auf die irdische esoterische Schiene gehen, um etwas für sich zu erreichen, aber nicht für die anderen und dort ist Vorsicht geboten. Es ist genauso wie mit Büchern: Für den einen sind manche Bücher gut, da sie der spirituellen Entwicklung entsprechen, für andere sind sie wiederum nicht gut, können als Ballast oder als etwas Irreführendes gelten, da die seelische Entwicklung noch nicht ausreichend vorhanden ist oder schon über diese Entwicklung hinaus ist. Es ist für jeden Menschen individuell zu erforschen, was für ihn gut ist und was nicht gut ist. Wichtig ist im Großen und Ganzen - das habe ich schon oft gesagt -, sucht nicht im Außen, sucht in Euch, sucht Eure eigene Ankopplung an das göttliche Ich, Ich bin, Ich bin Geist, Ich bin Seele, Ich bin ein Kind Gottes, das eigene innere Buch lesen, den eigenen irdischen Lebensweg finden. Es ist wichtig, nicht woanders zu suchen, nicht danach forschen, wer hat mir wann was irgendwie zu sagen, zu welcher Gruppe soll ich hin? Die Gruppenbildung geschieht von ganz allein, je nachdem wie die Schwingungen der Seelen harmonieren. Gott ist in Euch, warum sucht Ihr ihn dann im Äußeren? Warum sucht Ihr ihn bei anderen, wenn er Euer Begleiter ist? Ihr braucht Euch nur zu fragen, so fragt Ihr automatisch über den Geistlehrer, den Geistführer das Göttliche. Und wenn jemand eine Hellsichtigkeit besitzt oder eine phantastisch glänzende Möglichkeit der Voraussage, so rennt dort nicht hin. Dort beschneidet ihr Eure eigene Entwicklung. Seht jeden Tag so an, wie er ist. Er ist gut. Solltet ihr im Irdischen auf menschlicher Seite Enttäuschungen erleben, traurig sein, so nehmt auch dies an. Jeder Tag ist ein Geschenk, jeder Tag bringt Euch in Eurer spirituellen Entwicklung für Eure Seele im geistigen Reich einen Schritt weiter. Achtet auf Euer Innenleben, achtet auf Eure Seelen, denn sie werden weiterleben. Folgt nicht irgendeinem Phantom, sondern folgt dem Licht in Euch!*

Jenny: Die Einweihung war für mich eine Farbenpracht, und dazu möchte ich noch eine Anmerkung machen. Anlässlich der Körper-Seelen-Analyse wies die Therapeutin mich darauf hin, besonders auf die Farben bei der Einweihung zu achten. Der Reikimeister könnte sich auch über eine Farbe mitteilen.

Gustav: Das ist interessant. Bei mir war auch eine Farbe vorhanden, ohne dass ich in dem Moment daran dachte.

Gertrud: Ich erwähnte bereits, dass Euer Intuitionskanal heute weit geöffnet wird, und dass Ihr keine Fragen stellen müsst, denn alle Antworten ruhen in Euch. Seht alle diese Dinge, die Ihr heute erlebt, als Geschenke an, die Ihr immer wieder überreicht bekommt. Ich glaube, wir können nicht dankbar genug sein und es kaum erfassen, was von geistiger Seite immer wieder für uns getan und in Bewegung gesetzt wird. Letztlich kommt es stets auf uns selbst an, wie offen wir sind, wie weit wir uns all dem Wunderbaren hingeben können und was es uns zu sagen hat. Wenn wir dann noch mit dem Herzen denken und mit dem Kopf fühlen, dann wird unsere Seele ein Dankeslied anstimmen. Ich weiß, dass das mit dem Herzen denken und dem mit Kopf fühlen in der praktischen Ausführung nicht ganz einfach ist. Jedoch ist diese Fähigkeit ein wesentliches Merkmal eines spirituellen Menschen.

Frederik: Mir kommt der Gedanke, wenn die Meisterenergie so viel stärker ist, sollte bei einer Kontaktanwendung die Zeit verkürzt werden, oder gibt es keinen Unterschied?

Gertrud: Ein Unterschied ist in jedem Fall feststellbar. Maria, meine Kollegin, und ich haben manchmal Schwierigkeiten bei der gemeinsamen Demonstration. An manchen Tagen kann ich meine Hände nicht direkt bei ihr auflegen, sondern muss in der Aura arbeiten, und da auch manchmal noch höher gehen. Da sie selbst in der Meisterenergie ist, kann sie an manchen Tagen meine Energie nicht zusätzlich vertragen. Gehe nach Deinem Gefühl und frage den Reikiempfangenden, wie er sich fühlt, bitte Deine Reikihelfer und ab heute auch Deinen Reikimeister um

Beistand, und so wird Deine Anwendung in jedem Fall für beide Teile harmonisch sein.

Um schädliche Auswirkungen auf den Reikigebenden und Reikiempfangenden auszuschließen, sind folgende Punkte besonders zu beachten:

• Das Einhalten kosmischer Gesetzmäßigkeiten.

• Die richtige Einstimmung: „Wir erbitten die Reikikraft, die Christuskraft. Wir bitten um göttliche Führung, göttlichen Schutz und göttlichen Segen. Wir bitten unsere geistigen Helfer uns bei dieser Handlung im Sinne des Göttlichen beizustehen."

• Alle Anwendungen von Reiki erfordern Intensität, Ehrerbietung und die entsprechende Achtsamkeit.

• Liegen beim Menschen Besetzungen vor, darf in keinem Fall Reiki verabreicht werden, da dies zu einer Schädigung des Körpers führen kann. Trotz göttlichem Schutz besteht die Gefahr, dass die Besetzung an den Reikigebenden übergeht. Der Grad der Besetzungen kann sehr unterschiedlich sein, z.B. direkt in der Seele, an der Seele, an der Aura oder um die Aura herum. Über Fernreiki kann einem besetzten Menschen geholfen werden, wenn die Reikigabe dem Schutzengel zur Verfügung gestellt wird. Ist ein Mensch, eine irdische Seele, von einer Besetzung befreit und leidet körperlich oder seelisch unter dieser Befreiung, so darf mit Reiki geholfen werden. Einmal, um die körperlichen Wunden zu heilen, und in der Seele, an der Seele, an der Aura und um die Aura herum.

• Vorsicht ist geboten bei grellem Egoismus, der sich selbst überschätzt. Man muss sich fragen, wie tief das Urvertrauen in die Reikienergie und zum Göttlichen ist. Ist dieses nicht gegeben, so ist es wichtig, seine Reikikanäle zu schließen und erst an seinem Urvertrauen, seiner eigenen Entwicklung zu arbeiten.

• Grundsätzlich darf Reiki nur dann verabreicht werden, wenn man selbst in der Mitte ist und sich körperlich wohl fühlt. Treten Unsicherheiten, Ängste oder Bedenken auf, so darf in diesem

Moment Reiki nicht weitergegeben werden, denn dadurch kann dem Empfangenden nur geschadet werden.

• Bei Übernahme von Fremdenergien (z.b. Schmerzen in den Händen, Armen oder im Rücken) sind dieselben sofort abzugeben an Mutter Erde zur Umwandlung in Licht und Liebe. In hartnäckigen Fällen ist der Name Jesus Christus auszusprechen, die Geistführung anzurufen und auf das eigene Gefühl zu achten, die Entscheidung zu treffen, ob die Reikigabe weitergeführt oder beendet wird.

• Zwei Tage vor und zwei Tage nach dem Vollmond und am Vollmond selbst, dürfen keine Reikianwendungen durchgeführt werden, oder es sind erhöhte Schutzvorkehrungen zu treffen. Das gleiche gilt für Meditationen und Energiearbeiten.

• Bei Kleinkindern ist die Anwendung mit Symbolen auszuschließen. Im Allgemeinen ist bei Kindern oft weniger mehr.

• Bei Beendigung der Reikigabe ist auf das kraftvolle Abgeben der Fremdenergien zu achten und der Dank auszusprechen.

An dieser Stelle möchte ich die Erfahrungen von Hilde einfügen, die besonders anschaulich darstellen, wie wichtig die Beachtung der vorstehenden Punkte ist. Hilde wurde von der Schwiegertochter angerufen, die ihr mitteilte, dass ihr Enkel Michi mit starken Schmerzen in der Kinderklinik Heidelberg liege und der behandelnde Arzt nicht wisse, ob es sich um einen Virus oder eine Vergiftung des Körpers handele. Hilde war überaus erschrocken und beunruhigt und schickte ihrem Enkel in Absprache mit ihrer Schwiegertochter Fernreiki. Anschließend gab Hilde noch einer Bekannten Fernreiki, die an Brustkrebs erkrankt ist. Danach bekam Hilde Schmerzen im Bauchbereich und hatte große Schwierigkeiten beim Einschlafen, was sie sich überhaupt nicht erklären konnte. Am nächsten Tag rief Michi fröhlich von zuhause an, er war wieder gesund. Zu dem Zeitpunkt als Michi von Hilde Fernreiki erhielt, verließen ihn die Schmerzen und er konnte die Nacht wieder durchschlafen, was vorher nicht der Fall war. Es war wie ein Wunder.

Hierzu ist zu bemerken, dass es sehr stark auf die Intensität der Reikigabe ankommt, die auf den Weg geschickt wird. Da Hilde sehr stark mit ihrem Enkel verbunden ist und emotional sehr engagiert war, ist eine Sofortübernahme der Schmerzen absolut im Bereich des Möglichen, fast schon vorprogrammiert. Das Fernreiki an Hildes Bekannte erfolgte in einem „normalen" Zustand, was immer der Fall sein sollte. Daraus erseht Ihr, wie wichtig es ist, immer in seiner Mitte zu sein und zu bleiben.

Bei allen aufgeführten Punkten kommt es stets auf die eigene Verantwortung an. Reiki ist angeschlossen an das göttliche kosmische Bewusstsein. Damit sind wir Mitgestalter im ewigen Evolutionsprozess. Die Eigenverantwortung ist daher dementsprechend hoch. Erfolgen die Reikigaben korrekt und aus den tiefsten Inneren Seelenbereichen heraus, ist die universale Lebensenergie ein Segen, ein Geschenk des Himmels.

Auch beim gedanklichen Reikisenden ist das Einhalten kosmischer Gesetzmäßigkeiten unbedingt erforderlich, wie vorab beschrieben. Dann kann man im Sinne des Göttlichen jeglichen Gedanken zu anderen Menschen schicken. Entweder kommen diese Gedanken an und es geht dem Menschen gut oder besser, oder derjenige, der die Gedanken empfangen soll, ist derart blockiert, dass eine Direktverbindung nicht hergestellt werden kann. Dann kommen diese Gedanken in ein Depot und werden der Seele über die Geistlehrer, Geistführer oder Helfer zur Verfügung gestellt. Wenn man selbst nicht die Gelegenheit hat, sich gedanklich auf jemanden einzustimmen oder eine Blockade von negativer Seite vorliegt, so kann man seine geistigen Helfer oder seinen Reikimeister aktivieren, dorthin Energie zu schicken. Am Ende darf das Abgeben der Energien nicht vergessen werden, ebenso der Dank.

Frederik: Interessant finde ich, dass der Stein, der heute Morgen auf meinem Sitzplatz lag, genau die Farbe hat, die ich während der Einweihung gesehen habe.

Gertrud: Es gibt keine Zufälle. Je offener Ihr seid für die Intuition, das Gespür und Gespräch von oben, desto mehr kann es in Euch bewirken. Versucht bitte, Euren Verstand und Eure Gedanken nach Möglichkeit auszuschließen. Lasst geschehen, vertraut und dankt. Diese Affirmation war für mich eine der wichtigsten, die ich oft wiederholte und auch heute immer wieder spreche.

Am Ende des Seminars würde ich gern Eure Meinung über das Erlebte erfahren. Wie sind Eure Erwartungen? Wem darf ich meinen „Zauberstab" überreichen, der nach der Meinungsäußerung weitergegeben wird?

Gustav: Vorab noch eine Frage. Wer ist für die Schöpfung verantwortlich?

Gertrud: *Alles kann man für die Schöpfung verantwortlich machen. Selbst Deine Seele kann man dafür verantwortlich machen.*

Gustav: Habe ich meine Seele selbst erschaffen oder habe ich sie erschaffen lassen?

Gertrud: *Du bist aus der Liebe des göttlichen Seins entstanden und kehrst in diese Liebe des göttlichen Seins irgendwann nach Deinen Entwicklungen zurück.*

Gustav: Danke. Meine Seele hat diesen Tag genossen vom ersten Augenblick bis jetzt. Den Frieden, die Kraft und das Licht nehme ich mit. Dafür möchte ich mich bei allen, die mitgewirkt und die dazu beigetragen haben, bedanken. Erwartet habe ich nicht viel. Ich weiß, dass man seine Erwartung nicht zu hoch schrauben soll. Zu prophezeien, was dieser Tag bei mir ausgelöst hat, ich hoffe einiges.

Gertrud: Mit Sicherheit. Danke Dir, Gustav.

Sabine: Meine Seele und mein ganzes Sein freuen sich. Ich möchte mich bei allen lichtvollen Begleitern, bei den Reikimeistern, bei den lieben Geistwesen und bei Euch bedanken. Ich habe gespürt und empfunden, dass ich mich wiederfinden konnte. Es war eine so große Verbundenheit mit dem geistigen Reich während der Einweihung, dass ich dachte, ich muss jetzt wieder zurück, hier auf diesem Planeten Erde habe ich meine Aufgabe zu erledigen. Zu den Aufgaben kann ich nur sagen: Wenn wir es schaffen, nur annähernd an das heranzukommen, was Du, Gertrud, uns hier verheißt, dann bedanke ich mich dafür schon jetzt.

Gertrud: Du schaffst das ganz sicher.

Henrik: Heute ist für mich ein Tag der Geburt in zweifacher Hinsicht. Meine Tochter feiert heute ihren 30. Geburtstag, und dies ist für meine Frau und mich ein besonderes Fest. Heute ist es ein Stück eigene Geburt. Während der Einweihung sah ich Bilder, die in ihrer Wirkung unterschiedlich waren. Zuerst sah ich ein Grau, dann ging dieser Schatten ins Violett über. Als meine Hände in die Öffnung gingen, hatte ich das Gefühl, es kommt viel Gold von oben herab, im Aussehen wie kleine Kronen mit Zacken versehen. Die Farben wurden immer heller. Als meine Hände nach oben gingen, wölbten sie sich, als hätte ich eine Kugel dazwischen. Plötzlich stand ich weit außerhalb dieser Kugel. Sie war symbolisch für mich die Erde, die in grünen und blauen Farben mit leichten weißen Wolken verhüllt geschwebt ist. Bis zu diesem Moment, wo Du vor mir standest, war immer eine Hand als Schutz zu spüren. Bemerkenswert war für mich die Klarheit der Erde, die ich von außen sah. Dann kam ich zurück.

Gertrud: Henrik, Du hattest eine Vielzahl von Bildern. Gehe damit in eine Meditation. Ich empfehle allen, in der nächsten Zeit vermehrt zu meditieren, Euch mit den gegebenen Bildern und Farben auseinanderzusetzen und natürlich mit dem Meisterzeichen. Alles steht nämlich in Beziehung zueinander. Es hat wenig

Sinn, wenn ein anderer Hinweise gibt. Ihr selbst sollt Eure Botschaft entschlüsseln. Henrik, ich möchte noch einmal zurückkommen auf die Klarheit, mit der Du den Planeten Erde gesehen hast. *Dieser Planet ist von seiner Farbgebung, von seiner Intensität der Farben der intensivste von allen. Und darum wird auch um diesen Planeten am meisten gekämpft. Wer sich also auf diesem Planeten hier inkarnieren lässt, zeigt an, dass er an Kraft und Energie wachsen möchte, um der positiven Evolution ihren gebührenden Verlauf zu geben und sich der negativen Welt zu stellen, sich mit ihr auseinanderzusetzen und ihr gegebenenfalls den inneren sowie äußeren Kampf anzusagen.*

Michael: Du sprachst die Farben an. Kannst Du grundsätzlich noch etwas zu den Farben sagen, die wir während der Einweihung sahen?

Gertrud: *Nehmen wir z.B. das Rot, da kommt es je nach dem auf den Ton des Rot an. Wenn es ein warmes Rot ist, dann gibt es Energie und Kraft. Dies ist nötig, um die Kanäle zu weiten. Blau geht in die Tiefe, gelb in das Göttliche. Die Zwischenfarben violett oder rosa spielen nur eine Nebenrolle. Weiß ist das göttliche Licht. Die Seele sieht sich dann selber im göttlichen Strahl. Jede Farbe hat ihre Bedeutung. Sieht jemand etwas bunt, so werden auch bunt seine Kanäle geöffnet, denn dann ist es der Spiegel zwischen seiner geistigen Entwicklung, seinem irdischen Dasein und den göttlichen Helfern. Es wird in diesen Momenten sehr viel Energie aufgewendet.*

Henrik: Mir gefiel besonders die friedliche und feierliche Atmosphäre. An dem Farbenreichtum, den ich bei der Einweihung erleben durfte, möchte ich Euch teilhaben lassen. Genau in dieser Reihenfolge kam weißes, rosafarbenes, goldenes und blaues Licht. Es war ein Tag der Bereicherung, ich bin heute ein anderer geworden und von Herzen dankbar, dass ich gerade in dieser Gruppe sein durfte. Es hat mir mehr als gut getan und ich danke Euch allen. Noch eine konkrete Frage: Wie finde ich meinen Reikimeister? Wie gehe ich da vor?

Gertrud: Über eine Meditation und das Meistersymbol.

Henrik: Er wird sich dann wohl irgendwie einklinken, bei mir melden?

Gertrud: Zum Teil wurde er bereits gesehen, zum Teil verschwommen wahrgenommen. Übe Dich ein bisschen in Geduld. Ich danke Dir.

Ursula: Sowohl die Meditationen als auch die Einweihung waren wunderschön. Ich hätte mir gewünscht, dass es etwas länger ist, damit ich mehr Zeit habe, mich umzusehen. So eine intensive Meditation, wo ich mich umdrehen kann, Purzelbäume schlagen und überall hineingehen kann, was da ist oder wer, genau das war heute wieder der Fall. Auch erlebte ich Bilder aus vergangenen Zeiten. Die Energien arbeiten in mir. Dies war bereits gestern und heute Nacht. Was mir das alles bringt, kann ich noch nicht sagen. Ich habe Geduld und werde abwarten. Ich bedanke mich ganz herzlich.

Gertrud: Du hast ein sehr starkes Empfinden. Und wenn eine Meditation zu lange ist, kannst Du abdriften.

Ursula: Ja, die Gefahr besteht.

Gertrud: Ich bin verantwortlich für Dich. Und ich spreche jetzt auch zu Euch: Wenn ich ein Seminar abhalte, muss ich genau abschätzen, wie weit eine Meditation gehen kann. Bei Anfängern, z.B. bei Reiki 1, könnte ich eine derartige Meditation überhaupt nicht durchführen. Die Teilnehmer müssen in so einem Fall wieder zum Ausgangspunkt zurückgeführt werden. Ich weiß natürlich, wie weit Ursula ist, das empfinde ich durch die Schwingungen. Deshalb habe ich das jetzt auch angesprochen.

Ursula: Die Möglichkeit, eine derartige Meditation zu erleben, besteht leider nur alle halbe Jahre. Alleine daheim würde ich das in jedem Fall unterlassen.

Gertrud: Wir sind in einem geschützten Raum, das muss man auch bedenken. Ich danke der positiven geistigen Welt, dass sie uns diesen hohen Schutz einräumt und die vielfältigen Erlebnisse ermöglicht.

Joachim: Im Wesentlichen habe ich nicht viel zu sagen. Ich kam ohne besondere Vorstellungen hierher. Ich möchte mich nur noch einmal nach diesen Gesprächen vergewissern, ob das Symbol mit dem dazugehörigen Mantra bei der Meistereinweihung dafür da ist, um die göttliche Kraft, die Verbindung mit der geistigen Welt, mit meinem Reikimeister und mit den Reikihelfern herzustellen, zu verstärken und die Verbindung zu stabilisieren?

Gertrud: Ja. Es geht in erster Linie darum, das spirituelle Wachstum zu intensivieren.

Michael: Ich fange mit heute morgen an. Wieder einmal kam ich mit Panik hier an. Ihr habt mich liebevoll aufgenommen und mir diese Panikstimmung genommen, und so konnte ich mich in Ruhe und Frieden in den Kreis einordnen. Während des Tages habe ich so viel erlebt, das kann ich gar nicht in Worte kleiden. Es ist sehr viel, was ich zu verarbeiten habe. Das kann einige Tage, Wochen oder Monate dauern, ich weiß es nicht. Die Einweihung war erhebend. Die Meditation bei Dir genieße ich ganz besonders und vertraue Dir vollkommen.

Gertrud: Dann kann man eine Meditation auch anders erleben.

Michael: Ja, alles geht tiefer.

Gertrud: Eine derartige Meditation würde ich noch nicht einmal bei Reiki 2 führen. Ein bestimmtes Feeling ist absolut notwendig und vor allem die Zusammenarbeit sowohl mit meiner geistigen Führung als auch mit den Geistführungen von Euch.

Frederik: Meinen Einweihungserlebnissen möchte ich vorausschicken, dass ich im Oktober vor einem Jahr in Ägypten war. Für mich stand seit jeher fest: Unter der Sphinx rechts sind Gänge, was sich inzwischen bestätigt hat. Während der Einweihung war es für mich ein großes Erlebnis, mich in einer Pyramide zu sehen und eben diese Gänge zu erkennen. Ich empfinde dies für mich als große Verantwortung und danke Euch und allen Wesen, die jetzt hier sind für dieses Geschenk.

Es ist immer schön, wenn man zu seiner geistigen Familie zurückkehrt. Das, was ich hier erleben durfte, ist ein tiefes Gefühl des Friedens. Die Verbundenheit untereinander zu spüren, so als würde man sich schon seit langer Zeit kennen.

Gertrud: Schön, dass Du es so siehst.

Joachim: Ich möchte auch mit meinem Dank beginnen und bin froh, jetzt dieses Einweihungsgeschenk erlebt zu haben, insbesondere in meiner momentanen Situation. Sie ist jetzt absolut klar, und ich weiß, wie ich meinen Weg gehen muss und werde. Den Energiefluß verspüre ich sehr stark, besonders im Schläfenbereich. Während der Einweihung war ein verschwommenes Gesicht wahrnehmbar.

Jenny: Ich möchte doch noch etwas fragen. Auch ich habe einen neuen Kopfdruck.

Gertrud: Das ist ganz normal. Im Bereich des Kronenchakras wird viel an Euch von geistiger Seite aus gearbeitet und Eure Kanäle erweitert. Wie Ihr wisst, ein Anbau kostet Zeit und Energie. Bei Euch wird jetzt weitergebaut. Seht es mal von dieser Seite. Sollte der Druck zu stark werden, könnt Ihr die Geistwesen bitten, ihre Arbeitsintensität zu reduzieren. Sie selbst sind nämlich schmerzunempfindlich.

Joachim: Ich möchte gern noch etwas Interessantes ergänzen. Vor vier Tagen war ich wegen eines Magenproblems bei einer sehr guten Kinesiologin. Unter anderem stellte sie im Kopfbereich sehr viel Weite fest, so als ob irgendetwas im Kopf an Geistesarbeit bevorstehe. Sie wusste nichts von meiner Absicht, die Reikimeistereinweihung zu erleben.

Gertrud: Ja es ist eine sehr schöne Untermauerung dessen, was ich Euch während des Seminars immer nahe bringen möchte. Ihr seid Vertreter des Lichtes, und ich wünsche Euch, mit der Vision im Herzen heimzufahren: Ich bin ein erwecktes Kind Gottes, empfangsbereit zum Eintritt in die kosmische Gemeinschaft.

Da während dieses Seminars so besonders der Farbenreichtum bei allen Anwesenden angesprochen wurde, möchte ich ein persönliches Erlebnis mit Euch teilen. Während der Einweihung sah ich ein wunderschönes, großflächiges, helles Aquamarinblau. Die Umrandung erstrahlte in einem kräftigen Royalblau. Ihr seht, nicht nur Ihr seid mit Farben und Bildern beschenkt worden. Für mich war es eine besonders beglückende Gabe, da ich seit vielen Jahren mit dem blauen Strahl arbeite. Blau steht für die kosmische Liebe, und die Liebe ist das Höchste.

Ihr wart eine wundervolle Runde. Ich danke jedem Einzelnen, dass er den Weg hierher gefunden hat, wenn auch der eine oder andere von geistiger Seite aus geschoben werden musste. So danke ich den Helfern nach oben. Den Dank sollten wir öfters während des Tages an unsere geistigen Begleiter senden. Wie viel an Hilfeleistung und Unterstützung erhalten wir immer wieder, manchmal sogar spürbar? Mein Dank in den Kosmos gesandt, hilft den Geistwesen und gibt Energie, um weiterzuwirken. Unser Dank verbindet den Himmel mit der Erde, der Kreislauf ist wieder geschlossen! Ganz interessant war auch die Sache mit Sabine. Das Seminar war ausgebucht, da rief Sabine an und jammerte: „Jetzt habe ich mich entschlossen und nun soll es nicht für mich möglich sein, das Seminar mitzumachen?" Ich sagte zu Sabine: „Wir übergeben es jetzt beide ohne irgendwelche Wünsche dem positiven geistigen Reich. Wenn es sein soll, wird jemand absagen, auch wenn es am letzten Tag ist." Und so geschah es. Auch das möchte ich Euch mit auf den Weg geben: Ich lasse geschehen, vertraue in jeder Situation und danke.

Reiki, ein Siegel des Heilungsvermächtnisses von Jesus Christus uns in die Hände gelegt, verbindet den Himmel und die Erde, das Oben und Unten im Menschen. Der schöpferische Kreislauf in seiner Vielfalt zeigt zahlreiche Möglichkeiten auf, die richtig umgesetzt den Inkarnationswechsel bereichern. So gesehen sind wir Sprossen auf der Evolutionsleiter im universalen Geschehen. Erkennen wir Reiki als das, was es wirklich ist: Ein Mysterium auf dem Einweihungsweg des Menschen. Der Ursprung ist Gott in formloser Form, als eine schöpferische Energie, in der alles enthalten ist. Das Fluten dieser universalen Energie, uns spürbar geschenkt über die Hände, ist ein Beweis für die erfahrbare Macht Gottes. Wie viel Liebe erreicht uns mit diesem Geschenk? Danken wir dem Schöpfer aller Schöpfung mit dem immerwährenden Sein in unserer Mitte. Schwenken wir die Fahne der Harmonie mitten im Chaos, meditieren wir anstelle der Flucht in äußere Dinge, sprechen wir aufbauende positive Affirmationen statt Schlagzeilen zu lesen, statt Verdrängung leben wir im vollen Bewusstsein unserer Verantwortung. Heilung geschieht dann, wenn wir reif dafür sind.

Mit Euch zusammen verspürte ich in den gemeinsamen Stunden tiefen Frieden und sehr viel Freude. Und das ist eines der wichtigsten Dinge, die Freude, denn Gott ist Freude. Alles, was wir Menschen hineininterpretieren in Gott, das kommt aus einer begrenzten Sicht. Gott ist immer das, was uns mit Freude, mit Licht und Liebe erfüllt. Das soll in Euch zur Gewissheit werden.

Mein Wunsch für Euch: Klarheit und Wahrheit in allen Euren Gedanken und Handlungen sowie deren Beweggründen. Die kristallhelle Klarheit des Geistes selbst und die klare Erkenntnis aller Empfindungen. Erfüllt jede Aufgabe, die er vertrauensvoll in Eure Hände legt, mit Eurer Kraft, dem Können, der Geduld, der Demut und der Liebe. Das Leben ist ein ständiger Transformationsprozess, der Euch in das eigene Mysterium einweiht.

Mit dem Empfang der Reikimeistereinweihung seid Ihr Geistespartner der Christusenergie geworden. Christus ist Allgegenwart im Kreislauf der Schöpfung. Seine Gegenwart ist Verheißung und Erfüllung zugleich. Sein Auge und seine Hand sind die Zielgerade im universellen Weltenlauf.

Geht mit dem Vertrauen in das Göttliche auf Eurem weiteren Lebensweg. Gott hat Euch mit dem Meistersymbol etwas Heiliges anvertraut: in Demut und Ehrfurcht inmitten Seiner wunderbaren, vielfältigen Schöpfung mitzuwirken, sie mitgestaltend emporzuheben und ihr zu dienen.

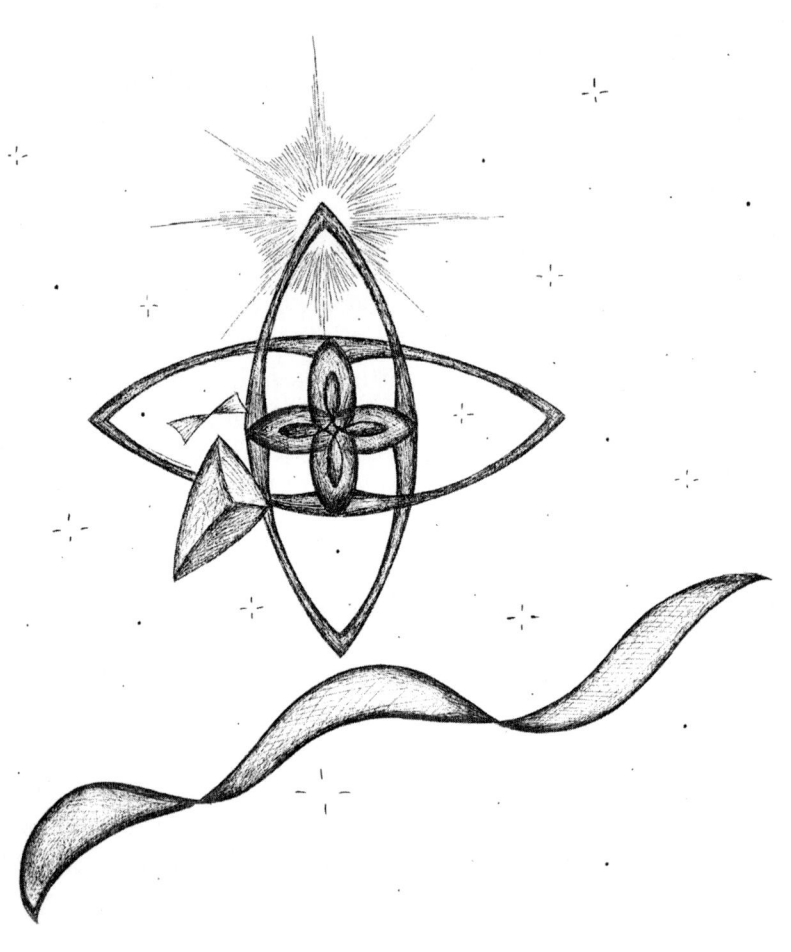

Gott, wir danken Dir. Im Meisterzeichen ist ein Stück Priestertum verankert.

Gott, wir danken Dir, dass Du uns auserwählt hast, unsere Seelen durch die Einweihung mit königlicher Würde auszuzeichnen. Wir wollen alles tun, um dieser Auszeichnung gerecht zu werden.

Gott, wir danken Dir. Gott ist, war und wird immer sein.

Gott, wir danken Dir, Deinen Abgesandten, den Reikimeistern, allen Lichtbegleitern und unseren Geistführungen, die uns sehr liebevoll durch die gemeinsamen Stunden geleitet haben.

Mit Johannes 1, Kapitel 4, Vers 16 möchte ich schließen: Gott ist Liebe, und wer in der Liebe bleibt, der bleibt in Gott und Gott in ihm.

Diese unendliche Liebe ist in meinem Herzen immer Gegenwart. Ich preise das göttliche Sein im ewigen Jetzt, danke.
Gott zum Gruße, Frieden und Freude über alle Grenzen.

Mein Reiki-Werdegang

Im November 1988, begann mein Reikiweg auf sehr eigentümliche Weise. Ein Seminar mit dem Titel „Offen für Neues" weckte mein Interesse, und so flog ich nach Lanzarote zu Etora. Gleich am ersten Abend lernte ich eine junge Frau kennen, mit der ich mich äußerst intensiv und angeregt unterhielt. Irgendwann im Laufe des Gesprächs fragte sie mich, ob ich Reiki kennen würde, was ich verneinte. Daraufhin empfahl sie mir eine Reikibehandlung bei Sumuka. Jeden Tag, wenn ich sie traf, wollte sie wissen, ob ich mich schon angemeldet hätte, was ich jedoch immer versäumt hatte. Dieses Frage-Antwort-Spiel ereignete sich von Samstag, meinem Ankunftstag auf Lanzarote, bis Mittwoch. An diesem Tag ergänzte sie ihre obligatorische Frage durch die Bemerkung, dass abends ein Reiki-Informationsgespräch von Sumuka abgehalten würde. Um dieser guten unermüdlichen Seele eine Freude zu bereiten, besuchte ich diesen Vortrag. Was ich dort hörte, faszinierte mich allerdings derart, dass ich im Anschluss daran sofort zu Sumuka ging und vier Reikibehandlungen mit ihm vereinbarte. Reiki war vom ersten Mal an eine Vitaldusche für mich.

Rückblickend lag der Anfang meines Reikiweges auf Lanzarote, der Insel der Transformation. Umwandlung heißt das Synonym des äußeren Prozesses der dort wirkenden Naturkräfte. So war meine Seele für das Erlebnis der Wieder- und Neugeburt, der nach Klarheit, Reinheit und Wahrheit strebenden Kräfte offen. Mit Sicherheit ist dort ein Prozess des Sterbens bei mir eingeläutet worden. Gleichzeitig schaffte dieses Sterben den Freiraum für Neues, Wertvolleres. Schlummerte bereits damals die Ahnung in mir, dass ich nach zehn Jahren wieder Lanzarote besuchen würde mit dem Auftrag, meine Reiki-Buchtrilogie zu vollenden?

Das Leben hält immer Überraschungen für diejenigen bereit, die mit den staunenden Augen eines Kindes auf der Bühne der ständigen Wandlung agieren.

Nach reiflichen Überlegungen absolvierte ich bei Ursula Klinger-Raatz meine Reiki 2 Ausbildung. Mein Interesse an Kristallen und Steinen führte mich schon vorher mit Ursula zusammen, und so war es naheliegend, bei ihr das Seminar zu besuchen. Sie war zum damaligen Zeitpunkt die einzige und erste Reiki-Meisterlehrerin, die Reiki mit Steinen vermittelte. Ursula verdanke ich den liebevollen Umgang mit den Edelsteinen auch als ergänzende und unterstützende Energie im Zusammenspiel mit Reiki.

Nach einem Reiki-Intensivseminar auf Kreta verspürte ich den starken Impuls, jeden Tag Fernreiki zu senden. Später ist mir klar geworden, dass meine Seele bereits dort das Signal für die Reikimeisterlehrerbestimmung setzte.

Trotzdem war die Überraschung groß, als mir durch den Lichtträger Elias, der sich über ein Sprechmedium anlässlich des Kongresses „Leben nach dem Tod" in Düsseldorf im Mai 1992 äußerte, mitgeteilt wurde, dass ich eine Reikimeisterlehrerin bin.

Ist in Lanzarote der Grundstein für meinen persönlichen Reikiweg gelegt worden, so ist Teneriffa der Ausgangspunkt für meine Reikiseminare gewesen. Dort hielt ich nach meiner Einweihung zur Reikimeisterlehrerin die ersten Seminare ab. Wieder war es eine ganze Reihe von Mosaiksteinchen, die zusammengefügt wurden.

Mehrere Urlaube verbrachte ich auf Gran Canaria, Lanzarote und Fuerteventura bis es meiner Freundin Helga aus Österreich doch gelang, mich für Teneriffa zu interessieren. Während eines Telefongespräches erzählte ich einer lieben Bekannten u.a., dass ich meinen Urlaub auf Teneriffa verbringe. Daraufhin fragte sie an, ob ich für ihre Bekannte Barbara, der es gesundheitlich schlecht ginge, einige Farbfolien mitnehmen könnte. Nachdem sie mir die genaue Adresse und das Geburtsdatum nannte, erstellte ich eine kleinere Farbfolienanalyse. In der ersten Urlaubswoche klappte ein Zusammentreffen nicht, doch in der zweiten Woche verabredeten wir uns vor dem Hotel. Barbara kam mit dem Auto an, stieg aus, kam auf mich zu und sagte: „Gott zum Gruß und Friede über alle Grenzen". Zwei alte bekannte Seelen lösten dort ihre Verabredung aus dem positiven geistigen Reich ein. Es gibt eben keine Zufälle. Wir gingen auf mein Zimmer. Da ich bemerkte, dass es ihr sehr schlecht ging, fragte ich sie, ob ich ihr Reiki geben dürfte, was sie dankend annahm. Sie setzte sich auf meinen niedrigen Hotelzimmertisch und die Reikienergie konnte fließen. Barbara fühlte sich danach sehr viel besser und war sichtlich beeindruckt von der Wirkung. Im Anschluss erzählte sie mir, dass sie seit einiger Zeit im Besitz eines Prospektes für ein Reikiseminar sei, sich bis jetzt aber nicht zu einer Teilnahme entschließen konnte. Ich riet ihr, die Ausbildung zu beginnen und die Reikibehandlung als Fingerzeig des Himmels anzusehen. An einem der nächsten Tage fuhren wir auf den Teide, den höchsten Berg auf Teneriffa und in Spanien, wo ich ihr nochmals Reiki gab. Dies war für uns beide ein besonderes Erlebnis, für sie das Nachlassen von Schmerzen, für mich die greifbare, hörbare Stille dort oben.

Bei der Rückfahrt vom Teide bat mich Barbara um einen Besuch bei Familie Eichler, die ebenfalls gesundheitliche Probleme hatte. Wir kehrten also in einem 600 m hoch gelegenen Haus mit einem zauberhaften Garten und ebensolchem Blick zum Meer ein. Nach einem längeren Gespräch sagte ich dem Ehepaar zu, ihnen entsprechende Farbfolien von Deutschland zu senden. Dies alles ereignete sich im November 1991. Im April 1992 verstarb Frau Eichler und Barbara bat mich, Herrn Dr. Eichler zu schreiben, da er sich völlig aus dem Leben zurückzog. Selbstverständlich schickte ich ihm postwendend eine Karte, worauf sich ein reger Briefwechsel entwickelte.

Im Mai 1992 erfuhr ich anlässlich des Kongresses „Leben nach dem Tod" in Düsseldorf von meiner Bestimmung zur Reikimeisterlehrerin. Im August erhielt ich von Ursula Klinger-Raatz die Einweihung zur Verwaltung dieser Christusenergie. In diesem Monat kam Barbara aus Teneriffa mit ihrem spanischen

Lebensgefährten auf eine Stippvisite nach Heidelberg. Sie bot mir an, auf Teneriffa die Werbung für die von mir dort im November geplanten Reikiseminare zu übernehmen. Im September kam Herr Dr. Edwin Eichler zu einer Lebensberatung nach Heidelberg. Dabei erfuhr ich, dass Barbara erst Ende Oktober von ihrer Europa-Rundreise zurückkehren würde. Der Vorlauf für eine entsprechende Werbung wäre dann allerdings zu kurz gewesen. So erbot sich Edwin, dies zu übernehmen und auch die geeigneten Räumlichkeiten zu suchen.

Wie tief müssen wohl die Wurzeln aus früheren Inkarnationen auf den Kanaren sein, dass mein erster Kontakt mit Reiki auf Lanzarote erfolgte und meine ersten Seminare auf Teneriffa stattfanden? Der Kosmos stellte die Weichen, und ich bin seinen Spuren gefolgt.

Reiki hat meinem Leben einen neuen, tieferen Sinn gegeben. Die Sinnfindung in diesem Erdendasein ist oft schwierig und langwierig. Meine Gedankenwelt mit den Fragen „Wer bin ich?" und „Was ist meine Lebensaufgabe?" überflutete mich manchmal.

Heute weiß ich, dass der Mensch gut beraten ist, stets zufrieden zu sein auf dem Platz, den er gerade einnimmt, mit der Situation, in der er gerade lebt. Entspricht beides nicht seinen Vorstellungen, wird sich eine Möglichkeit der Änderung abzeichnen. Äußerst wichtig dabei ist, so lange in Geduld auf dem Platz auszuharren, bis sich eine Lösung ergibt. Mit Unzufriedenheit werden lediglich Barrikaden im Inneren errichtet, die eine Sperre der Lösungen bewirken. Geduld, Zufriedenheit und ein unerschütterliches Selbstvertrauen sind die Eckpfeiler für den Beginn eines neuen, besseren Lebensabschnitts. Zuversicht und der Segen des Kosmos beschleunigen den nächsten Akt auf der Bühne des Lebens.

Viele Situationen und manche Umwege mussten erwandert werden. Aus und mit allem konnte ich lernen und dieses Wissen in meine spirituelle Lebensberatung einfließen lassen. Wertvolle

Hinweise seitens des Lichtträgers Elias und meiner überragenden Geistführung waren das Fundament für Änderungen und Neuerungen in meinem Leben in vielerlei Hinsicht.

Obwohl ich die Notwendigkeit einer spirituellen Schule erkannte, war der Hinweis von Elias ausschlaggebend, dieser Institution Leben einzuhauchen.

Die Menschheit bewegt sich auf der Stufenleiter ihrer Entwicklung jetzt in das Herzzentrum hinein. Damit wir diesen Schritt vollziehen können, ist das Eintauchen in unsere Seelenqualitäten erforderlich.

Die Lebensschule Lichtbewusstsein führt den Einzelnen in den Prozess der eigenen Entfaltung und des Erkennens seines Potentials. Die kosmischen Gesetze sind es, die wir wieder leben und verkörpern sollen. Wir sind dazu aufgerufen, die Rhythmen auf allen Daseinsebenen zu achten und ebenso unaufhörlich die Seele zu nähren, das große Leben zu respektieren, das uns sogar die Wahl zwischen Irrtum und Wahrheit lässt.

Alles im Leben ist dem Prozess der Wandlung unterworfen. Reiki stellt hier keine Ausnahme dar. Diese Tatsache wurde durch die Frage nach der Anzahl der Reikisymbole bestätigt. Die Antwort des Lichtträgers Elias ergab, dass es sieben Reikisymbole gibt. Da dem Fragesteller lediglich vier Symbole bekannt waren, lag die Frage nahe, wie Kenntnis über die weiteren Symbole erlangt werden könnte. Die für mich persönlich überraschende Antwort war, dass ich den Empfang der Symbole zulassen sollte.

Dies war einmal mehr eine klare Aufforderung des positiven geistigen Reiches an mich. Mein Mann fertigte mir vor vielen Jahren eine Meditationspyramide nach den genauen Cheops-Maßen an. Im Laufe der Zeit erhielt ich dort die drei weiteren Reikisymbole und, was mich erstaunte, zusätzliche Sonnensymbole. Zum damaligen Zeitpunkt konnte ich den Zusammenhang nicht nachvollziehen.

Im August 1999 wurde anlässlich einer Sitzung des Spirituellen Forschungskreises die Richtigkeit sowohl der Reikisymbole als auch der Sonnensymbole bestätigt, mit der gleichzeitigen Maßgabe, sie in Seminaren weiterzugehen.

Meinen Urlaub verbringe ich seit vielen Jahren jeweils im November. Als Ziel hatte ich diesmal die Karibikinsel St. Martin gewählt. Die ersten beiden Wochen waren so, wie Urlaub sein sollte. Wärme, Sonne, von meinem Balkon ein atemberaubend schöner Blick über eine kleine Bucht, von beiden Seiten begrenzt von kleinen Bergen. Die Bäume, das erfrischende Grün, reichten bis ans Meer hinunter. Der weiße Sandstrand, leicht abfallend ins türkisfarbene warme Wasser, entzückte mich jeden Tag aufs Neue.

Neben dem ausgiebigen Seele-baumeln-lassen entwarf ich mit Hilfe der positiven geistigen Welt den Rohbau für die neuen Reiki- und Sonnenseminare. Allerdings war ich verblüfft, wie viel Zeit die Feinarbeit für diese Seminare daheim noch in Anspruch nahm.

Die dritte Urlaubswoche hielt ein besonderes Erlebnis für mich bereit. Am Mittwochmorgen kündigte ein ständig an Heftigkeit zunehmender Sturm den Hurrikan Leonie an. Den ganzen Donnerstag und die beiden Nächte hindurch peitschte der Regen aus wechselnden Richtungen gegen die Insel und alles Leben darauf. Der Wind riss das Schutzblech der Jalousie vor meinem Balkonfenster heraus, zusammen mit dem Motor. Den roten Belag des naheliegenden Tennisplatzes fegte er über die Dächer von drei Häusern, über einen kleinen Berg hinweg und warf ihn dann ins Gebüsch. Das Hotelzimmer neben mir wurde völlig zerstört.

Angst hatte ich nicht, doch die Geräusche von Sturm und Regen nahmen zeitweise einen bedrohlichen Charakter an. Im Nachhinein erfuhr ich, dass ein Hurrikan normalerweise zwei bis drei Stunden andauert, doch dieser, den ich erlebte, stand 18 Stunden über der Insel.

In diesen langen Stunden des Aufruhrs hörte ich immer wieder: „Du bist beschützt, bleibe ganz ruhig." So nahe und intensiv hatte ich noch niemals in meinem Leben das Gefühl des Behütetseins empfunden. Für diese Erfahrung bin ich innerlich tief dankbar und noch heute davon berührt. Das Ausmaß des Schutzes und des damit verbundenen hohen Energieaufwands werde ich sicherlich erst richtig ermessen können, wenn ich eines Tages wieder ins geistige Reich heimkehre.

Am Freitag verebbte allmählich die Stärke des Windes, doch welch ein Bild der Verwüstung bot sich dem Auge dar. War die Insel vorher ein grünes Paradies voller Blüten, so war jetzt alles kahl und braun wie im Winter. Kein einziges Blatt war auf den Ästen der Bäume zu sehen, sie klebten stattdessen als kleine zerrissene Partikel an den Häuserwänden. Bäume waren entwurzelt, Dächer abgedeckt, Glasscheiben zerborsten, und das Baden im Meer war infolge der Gegenstände, die der Wind dorthin gefegt hatte, nicht möglich und verboten.

Sehr beeindruckend fand ich, mit welcher Gelassenheit die Menschen die zum Teil völlige Vernichtung ihrer Habseligkeiten hinnahmen. Auf St. Martin traf ich Menschen, die voll des Christuslichtes waren. Neben viel Licht gab es aber auch das Dunkel. Trotzdem muss jede Nacht dem zum Licht werdenden Tag weichen.

Im Jahr 2000 durfte ich die Freude neu entdecken. Es ist ein Schwingen und Klingen in meinem Herzen, und meine Zellen leuchten in der neuen Freude. Frieden erfüllt meine Seele, doch Frieden ist kein Zustand, Frieden ist Bewegung - Herzensbewegung.

Rufen wir uns ins Gedächtnis, dass wir Bürger dieses Planeten Erde sind und gleichzeitig kosmische Bürger. Kosmische Bürger, die Licht-Mitarbeiter sind mit der Fähigkeit des Herzdenkens ausgestattet. Der Ursprung allen Seins ist die Liebe, es gibt nichts wirkungsvolleres, deshalb mein Herzenswunsch für alle

Menschen und mich: lernen wir die Liebe und noch stärker die Freude zu leben.

Am 12.2.2000 erlebte ich zusammen mit elf Teilnehmern das erste Reikiseminar mit der Weitergabe des Symbols 5. Es war ein heiliger Tag, wie es treffend Erika am Ende des Tages ausdrückte. Wir alle waren eingebunden in Liebe, die gab und Liebe, die empfing. Die Liebe zu leben, dieses absolute Vertrauen zum Göttlichen zu erfahren, ist das fortschreitende Wachsen der Seele und das gegenseitige Helfen innerhalb der Seelenfamilie. Während des Seminars wurde ich auf ein White-Eagle-Buch hingewiesen. Beim Lesen fiel mir ein Satz besonders auf: „Dies geschah zur Offenbarung für den Erdenmenschen, dass er, Jesus, ein Sonnenmensch, ein Mensch des Lichtes war."

Die Reikienergie ist Christuskraft, heilend und stärkend, aufbauend. Jesus Christus verankerte mit seiner Geburt das Licht von neuem auf der Erde. Er ist die Sonne für alles Leben. Mir fiel es wie Schuppen von den Augen: die Reikisymbole und die Sonnensymbole sind eng miteinander verbunden.

Wieder einmal durfte ich erleben, wie ein Mosaikstein an den anderen gereiht wurde. Die Akribie, mit der das positive geistige Reich ans Werk geht, erfüllt mich stets von neuem mit Freude und Staunen.

Ich bin überzeugt, dass das Licht in jedem Menschen leuchtet - wenn auch manchmal nur schwach - und mein Licht und die Liebe jede Menschenseele erreichen können. Die in mir verankerte Glaubensstärke ist ein hell schimmernder Diamant, der in seinem Facettenreichtum jedes Menschen Wesen umfängt, gleichgültig wann und wo.

Das Gewebe der Ewigkeit hält uns alle zusammen. Die Ewigkeitsstruktur ist ein Bindeglied in der langen Kette unserer Erscheinungen.

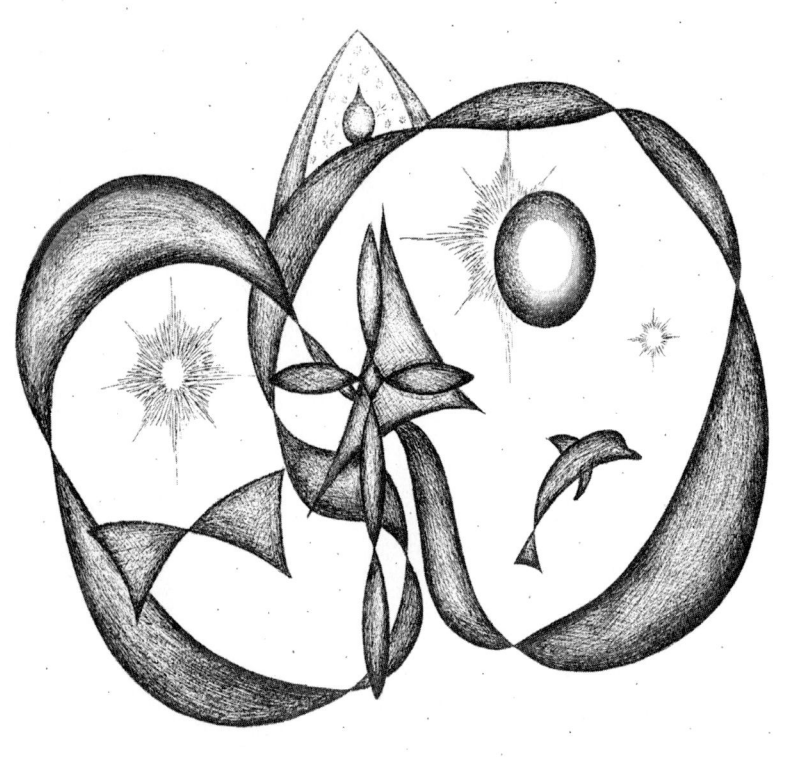

Liebe

Liebe ist das Gotteslicht,
das uns allen Leben schenkt,
Liebe die niemals verlischt,
und die alle Schritte lenkt.

Liebe ist aus Gott geboren
und von Ihm ins All geströmt,
dabei geht auch nichts verloren
es mit uns und allem versöhnt.

Liebe ist des Menschen Hülle,
Liebe ist das Seelenlicht,
Liebe ist die Lebensfülle,
Liebe, die nach außen bricht.

Liebe ist all unser Sein,
Liebe ist Verbindung schaffen,
Liebe ist auch Dein und Mein,
Liebe ist in allen Sachen.

Liebe, das sind Sphärenklänge
in Belehrung und mit Ton,
aber mit der milden Strenge
erreichen sie uns schon.

Liebe ist der Seelen Dank
durch Verbindung weit und tief
und aus diesem Seelenband
es uns hier zusammen rief.

Liebe lässt das Licht erstrahlen
mit besonders hellem Schein,
dies kann hier das Ich erfahren
will es nur Lichtsäule sein.

Gesammelte Erfahrungen mit Reiki

Reiki ist wie ein reich geschliffener Diamant mit vielen Facetten. In den nachfolgenden Erlebnisberichten werden viele dieser Facetten zum Leuchten gebracht.

So dürfen wir an dem Reichtum des Lebens von einigen Seminarbesuchern teilhaben, und dafür danke ich von ganzem Herzen.

∞

Mit den hier folgenden Worten manifestiere ich meine persönliche und spirituelle Wandlung. Dank der Reikifamilie und besonders eines guten Freundes, den ich dort gefunden habe, folge ich nun dem richtigen Weg, in Licht und Liebe.

Vorher ging ich einen materiellen Weg, einen oberflächlichen und monotonen Weg. Heute lebe ich in Harmonie mit meiner Familie. Das Licht des Kosmos ist mein Führer und die Liebe meine Familie. Die Liebe durchbricht die Beschränkungen des Egoismus und des Bösen, und das Licht schützt uns vor dem Negativen.

Die Eindrücke, die ich heute erlebe, sind Ruhe und Frieden. Meine Worte kommen nicht aus meinem Mund, sondern aus dem Herzen. Ich kann immer mehr aus meinem Sein den Groll, den Egoismus, den Neid und alles Negative beseitigen.

Nico

∞

Ich habe ein bewegtes Jahr hinter mir. Bemerkenswert ist, dass ich eine Mittagspause für mich eingerichtet habe, die ich gegen meine Kinder und auch gegen meine Nachbarn verteidige. Dadurch habe ich täglich die Möglichkeit, mir Reiki zu geben. Das tut mir sehr gut.

Ich war sieben Tage bei einer Zen-Meditation und ohne meine Hände, ohne Reiki, hätte ich das bei weitem nicht so gut verkraften können. Ich habe viele Nächte stundenlang wachgelegen, aber durch meine Hände konnte ich jedesmal doch wieder einschlafen, und ich fühlte mich nicht übermüdet. Es war wunderbar. Dann hatte ich noch ein wunderbares Erlebnis mit einem Vogel. Daniel, ein Nachbarsjunge, kam zu uns ins Haus mit einem kleinen Vogel in seinen Händen und sagte: „Was soll ich denn mit dem Vogel machen? Der kann nicht mehr fliegen, und da draußen sind ja so viele Katzen!" Erst fiel mir auch nichts ein, aber dann...: „Das einzige, was wir tun können, ist ihn segnen." Daniel hielt mir den Vogel hin, da flatterte er los, stürzte aber an der Wand sofort ab. Ich bat Daniel, den Vogel wieder vorsichtig zwischen seine Hände zu nehmen, legte meine Hände über die seinigen und segnete das Tier. Plötzlich schloss der Vogel die Augen. Ich dachte schon, jetzt stirbt er. Nach einer Weile öffnete er sie wieder. „Ja gut" sagte ich, „nun geben wir ihn der Natur wieder zurück." Meine Kinder, Daniel und ich marschierten nach draußen. Mit großer Spannung öffnete Daniel seine Hände. Zunächst passierte nichts, aber dann flog der Vogel plötzlich auf und davon, einfach so! Das war ein zutiefst rührender Augenblick! Meine Nachbarn hatten über meine Kinder schon mitgekriegt: die Ingrid macht da so was mit Hände auflegen, das wird natürlich beäugt.

Inzwischen habe ich erfahren, dass Daniel nach diesem Erlebnis zu seiner Mutter sagte: „Du sagst immer zur Ingrid das wäre Scharlatanerie, aber die hat es wirklich geschafft!" Ich hatte gar nicht damit gerechnet, ich hatte alles völlig offen lassen können, deshalb hat es wahrscheinlich funktioniert. Dieses Erlebnis hat mich sehr berührt.

Ingrid Rothmund

∞

Hallo Gertrud!
Heute möchte ich Dir mein Reikierlebnis erzählen. Sogar mein Sohn staunte darüber, und ich war froh, dass er es gesehen hatte, denn wenn ich es ihm erzählt hätte, hätte er es nicht geglaubt. Ich hatte meinen Schlüssel im Auto stecken lassen, und alle Türen waren versperrt. Was nun? Mein Sohn versuchte, eine kleine Spalte am Fenster zu öffnen, so dass wenigstens ein kleiner Draht hindurch ging. Wir machten um den Draht eine kleine Schlinge, versuchten, die Schlinge um das Knöpfchen zu legen, doch es klappte einfach nicht. Wir wollten schon aufgeben, doch da fiel mir Reiki ein. Ich sagte meinem Sohn, ich gebe mal Reiki drauf, und er lachte mich aus. Ich gab Reiki durch die Scheibe über das Knöpfchen. Nach ein paar Minuten nahm ich den Draht, fuhr hinunter zum Knöpfchen, die Schlinge legte sich herum, und ich zog schnell hoch. Mein Sohn schaute mich an und war sprachlos. Ich war froh, dass er dabei war und es so miterlebte. Ich selbst freute mich auch sehr! Ja, so wirkt eben Reiki.
Gisela Adler

∞

Liebe Gertrud,
als ich schwanger und der Entbindungstermin schon einige Tage überschritten war, bin ich mit meiner gesamten seelischen Verfassung so richtig abgerutscht. Ich fühlte mich „nicht in mir", war quengelig und innerlich kraftlos und nichts half diesmal. Gerade als ich dachte, dass mich vielleicht eine Fernreikigabe wieder auf die Beine bringen könnte, rief eine Bekannte an, die eben dieses praktiziert. Als ich ihr mein Leid geklagt hatte, meinte sie zu mir: „Leg Dich um 21.00 Uhr ins Bett, ich behandele Dich dann". Gesagt - getan. In den Stunden zwischen Gespräch und Behandlung hatte sich mein Tief nicht gebessert.

Bis zu dem Tag hatte ich schon häufiger Fernreiki erhalten und bis auf ein einmalig aufgetretenes heißes Gefühl in der Gegend des Herzchakras nichts davon bemerkt (es hatte sich angefühlt wie ein heißes Geldstück auf meiner Haut).

Also lag ich diesmal nichts erwartend in meinem Bett, als ich auf einmal merkte, dass ich mich kaum mehr bewegen konnte. Wie in meine Glieder, in meinen Körper eingegossen, fühlte ich mich, ohne dass es mich jedoch geängstigt hätte. Ich merkte, dass ich „in mich gerückt" wurde, so wie ich vorher „neben mir gestanden" hatte, wie man ja auch manchmal sagt. Nun war ich wieder deckungsgleich mit mir, wieder „richtig". Es war spannend und hing so gar nicht von mir ab: es wurde an mir gearbeitet!

Irgendwann habe ich mich dann schwer auf eine Seite gedreht und bin weggeschlafen, wohlig und warm.

Am nächsten Tag erfuhr ich, dass mir nicht etwa „nur" meine Bekannte Fernreiki gegeben hatte, sondern dass sich ihr noch mindestens vier andere angeschlossen und alle zusammen ein Ringfernreiki gegeben hatten. Ich muss sagen, dass das eines meiner eindrucksvollsten und kraftvollsten Erlebnisse war: Reiki in der Praxis! Danke nochmal an alle Beteiligten!

Christiane Rautenstrauch

∞

Mit der Reiki I Einweihung könnte man, ist der Mensch ein Zweifler, glauben, dass „es" wohl nicht so „Super" funktionieren wird, als hätte man z. B. die nächst höhere Einweihung.

Die Erfahrung in der täglichen Praxis zeigt, dass „es" auch mit „nur" der Einser-Einweihung hervorragend funktioniert, auch wenn man mal zweifeln sollte oder im akuten Falle eigentlich gar nicht so direkt daran denkt.

Als ich das Garagentor schloss, stieß ich mir meine rechte Hand ganz arg am Türgriff. Durch die Einnahme bestimmter Medikamente führt so etwas normalerweise bei mir immer zu einem riesigen Bluterguss. Er hätte sich sicher innerhalb kürzester Zeit über die ganze Hand verteilt. Der Körper bräuchte dann bestimmt gut zwei bis drei Wochen, bis er den Erguss abgebaut hätte.

Eigentlich recht gedankenlos hielt ich auf dem Rückweg von der Garage zum Haus (es ist schon ein größeres Stück zu laufen) die andere Hand auf die geprellte Hand. Erst unterwegs kam mir der Gedanke, „das ist ja, als würdest du dir Reiki geben". Die erstaunliche Entdeckung ergab sich dann zu Hause: an der geprellten Hand zeigte sich lediglich ein kleiner, runder Minibluterguss. Auch Stunden und Tage später breitete sich dieser kleine Erguss nicht aus. Im Gegenteil, bereits nach wenigen Tagen war er abgebaut und nicht mehr zu sehen. Allerdings hatte ich nach der Feststellung, dass ja kaum etwas zu sehen war, mir noch mehrmals Reiki auf die verletzte Hand gegeben.

Beim Duschen rannte ich mir das linke Bein (zwischen Fuß und Knie) recht heftig am Wasserhahn der Badewanne an. Da ich es sehr eilig hatte, hielt ich meine Hand nur wenige Sekunden auf die geprellte Stelle und duschte dann weiter. Diese wenigen Sekunden waren scheinbar doch zu kurz: es entwickelte sich, wie gewohnt, ein riesiger Bluterguss, der ca. drei Wochen benötigte, bis er einigermaßen abgebaut war

Tage später stieß ich mir das gleiche Bein etwas oberhalb der vorhergehenden Verletzung auch recht schmerzhaft an einer Stuhlkante. Dieses Mal nahm ich mir jedoch mehr Zeit und hielt meine beiden Hände sofort konzentriert längere Zeit auf die angestoßene Stelle. Am gleichen Tag gab ich dem Bein noch mehrmals Reiki. Und wieder machte ich erneut die Erfahrung, „wie es wirkt". Es zeigte sich nur ein kleiner Kreis, also kein üblicher großer Erguss, der nach wenigen Tagen abgebaut war.

Vor kurzem hatte ich sehr starke Schmerzen in der rechten Kniekehle, so dass ich kaum noch laufen konnte. Mehrere ärztliche Untersuchungen blieben erfolglos. Erst Röntgenaufnahmen beim Orthopäden ergaben einen dornartigen Knochenauswuchs am Kniegelenk, bzw. der Kniekehle. Die verordneten Salbeneinreibungen halfen überhaupt nichts. Von einer möglichen Operation war ich nicht begeistert. Dann kam mir (mal wieder) Reiki in den Sinn. Neben gymnastischen Übungen, dem Hinatmen zur Kniekehle, behandelte ich mein Bein intensiv mit Reiki. Nach einigen Tagen war der Schmerz plötzlich über Nacht weg und ist bis heute nicht mehr zurückgekehrt. Ich bin überzeugt, dass Reiki auch hier wesentlich zur „Heilung" - Schmerzbeseitigung beigetragen hat.

Reiner Fabian

∞

Bei der gedanklichen Suche nach einem besonderen Reikierlebnis habe ich noch einmal für mich gefunden, dass Reiki nahezu immer ein besonderes Erlebnis ist. Mitunter stellt sich die Erkenntnis über das Besondere erst Tage nach der Behandlung ein.

Ich war, wie schon so oft mit meinem Lastwagen fern von zu Hause. Meiner Frau Karin, die nicht mitfahren konnte, ging es ziemlich schlecht, und sie hatte wegen einer besonderen häuslichen Situation auch Angst, wie ich bei einem Telefonat mit ihr erfahren musste. Nach Absprache gab ich ihr Fernreiki. Wegen der Dringlichkeit musste ich etwas improvisieren. Ich hielt mit meinem LKW am Straßenrand, zog die Vorhänge zu, um ungestört zu sein, stimmte mich ein und ließ Fernreiki fließen. Als ich gerade fertig war, klopfte es an das Autofenster, ich stand im Weg und musste schnell weiter. Unmittelbar danach kam ich in eine Polizeikontrolle, die mich eine zeitlang aufhielt. Als ich weiterfahren konnte, hatte ich viel Zeit verloren, trotzdem gelang es mir, meine Kundentermine noch alle wahrzunehmen.

Als ich dann am nächsten Tag nach Hause kam, klagte ich über Übelkeit, Kreislaufbeschwerden und Lust- und Antriebslosigkeit. Die Arbeit, die ich mit Karin zusammen in unserem Korblager zu erledigen hatte, fiel mir deswegen sehr schwer. Auf einmal fiel mir ein, dass ich am vergangenen Tag nach Beendigung der Reikigabe wegen der verschiedenen Situationen nicht mehr dazu gekommen war, die Fremdenergien an Mutter Erde abzugeben. Dies holte ich nun nach, etwas zweifelnd, ob es jetzt noch Sinn haben würde.

Der Unterschied in meinem Befinden war verblüffend: von dem Augenblick, als ich das Ritual der Fremdenergieabgabe gemacht hatte, war ich wieder in meiner gewohnten guten körperlichen Verfassung. Dies war eine wesentliche Erfahrung. Anschließend haben wir mit Freude die Arbeit erledigt.

Jürgen Schluch

∞

Oft bedarf es nur eines kleinen Anstoßes, um in einer langen Kettenreaktion schließlich auf den Reikiweg zu gelangen. Aus eigener Erfahrung kann ich berichten, dass es zunächst die Reikibegeisterung einer Freundin war, die eine gewisse, allerdings noch lange nicht brennende Aufmerksamkeit dafür in mir weckte. Bis dahin hatte ich allenfalls in den Katalogen einschlägiger Verlage diesen Namen flüchtig wahrgenommen. Ist man erst einmal in deren Interessentenkartei erfasst, wird man überfüttert mit Informationen und Angeboten aus der Esoterik, von Astralreisen bis Zen. So war es nicht verwunderlich, dass ich mir den Begriff Reiki erst einmal buchstabieren lassen musste. Immerhin reichte aber der damalige erste Impuls soweit, mir ein Buch über Reiki zu kaufen. Die Lektüre steigerte zwar das Interesse, es dauerte aber noch Monate, bis ich einmal eine Reikigabe geschenkt bekam. Die wirkte dann allerdings intensiv und restlos überzeugend. Ein „wissenschaftlicher Beweis", den ich zuvor noch irgendwo im Hinterkopf hegte, war damit glücklicherweise nicht mehr nötig. Den ganzen Tag fühlte ich mich von einer mir ganz neuen Energie durchströmt und beflügelt. Die Möglichkeit, mit Reiki sich selbst zu helfen, aber auch sich anderen Menschen hilfreich erweisen zu können, war für mich ein starker Ansporn, dieses kostbare Angebot anzunehmen. Die nächste Sorge war dann, den richtigen Reikimeister zu finden. Ich bekam auf Anfrage eine mehrseitige Liste mit Adressen, welchem Riesenangebot gegenüber ich mich nun auch wieder recht hilflos fühlte. Was tun? Im Vertrauen auf eine höhere Führung schrieb ich die Adressen dreier in meiner Nähe wohnender Reikimeister auf je einen Zettel, ging in die Stille und zog dann mit der linken Hand einen davon. Es war ein glücklicher Griff, für den ich zeitlebens dankbar sein werde, denn mit Gertrud Manasek kam ich zu einer Reikimeisterin, die Reiki ganz im Sinne von Dr. Usui lehrt, ohne Orthodoxie, alles auf wohlmeinenden Rat und Empfehlung bauend.

Ein erster Reikikurs bestätigte mir alles, was ich bislang über Reiki gehört hatte. Die Wirksamkeit dieser Kraft konnte ich spontan erleben und - was mir sehr wichtig war - auch sofort anwenden. Positive körperliche und seelische Reaktionen stellten sich ein, Entspannung, Ruhe, Gelassenheit, auch die Relativierung bestehender Probleme. Freilich muss ich gestehen, dass ich anfangs doch einige Schwierigkeiten hatte im Umgang mit den vielen Engeln und den anderen Geistwesen, die da zwischen Himmel und Erde wirken und von denen in den Reikikursen viel die Rede ist. Aber ich lernte, mit der Zeit auch mit diesen ganz vertraut zu werden.

Mit dem 2. Reikigrad wird eine Erweiterung auf allen Ebenen möglich. Reiki wirkt aber nicht nur im psychosomatischen Bereich, sondern eröffnet auch den Weg in spirituelle Dimensionen. Ich hätte nie gedacht, dass die Symbole, mit denen man mit Reiki 2 vertraut gemacht wird, eine Realität mit einer ganz konkreten Wirkung sein könnten. Mit Reiki 2 wird die ausstrahlende Kraft dieser Symbole erlebbar. Über Zeit und Raum hinweg hilfreiche Energie zu Menschen und in Situationen zu lenken, die ihrer bedürfen, ist ein faszinierender Auftrag. Teil eines weiten Netzes positiver Kraft zu werden, wird so zu einer sinnspendenden Lebensaufgabe. Es ist wohl ein niemals endender Prozess zunehmender Vertiefung, der mit Reiki 2 in Gang gesetzt wird. „Glück auf!" allen, die sich mit den drei Symbolen diesen Reichtum erschließen!

Dr. Otto Tomek

∞

Meine Einweihung war eine sehr nach innen gerichtete Erfahrung, die mein Herz und meine Seele in Liebe und Freude versetzte. Ich erinnere mich der klaren Bilder, die ich wahrnehmen konnte, und ich empfinde große Dankbarkeit für diese Einweihung. Mein innigster Wunsch, meinen Meister erkennen und seinen Namen erfahren zu dürfen, wurde mir erfüllt. Ich konnte meine Meisterin visuell wahrnehmen und ihren Namen erfahren. Welch ein himmlisches Geschenk für mich.

Jutta Precklein

∞

Wenn einem klar wird, dass das ganze Leben nur Energie ist, alles aus Energie besteht, wenn auch in unterschiedlichen Formen, und wir lernen müssen, mit diesen Göttlichen Energien besser umzugehen, dann ist Reiki „ein Geschenk des Himmels".
Und als ich dann zu Gertrud geführt wurde, bei der ja auch die ethische Entwicklung mit gefördert wird, wurde mir bewusst, wieviel in unserer eigenen Hand liegt, damit „richtig" umzugehen, inbegriffen der Gedankenkraft. Wie wir uns eingeengt haben, Grenzen gesetzt haben, welche wir überwinden können für uns selbst, und als Kanal mit Hilfe der geistigen Welt und den Symbolen auch Entfernungen überspannen, um anderen Menschen zu helfen. Ich bin dankbar für diesen Weg.

Friedburg Dröse

Am 27.01. war ich wie öfters am Mittwoch im Winterhalbjahr zum Badmintonspiel. Nach etwa einer Stunde Spiel verspürte ich plötzlich einen Schmerz im rechten Zeh. Dadurch war es mir nicht mehr möglich, weiterzumachen. Das Gehen ohne Schmerzen war nur noch langsam, mit sehr viel Vorsicht und möglichst ohne den Fuß abzurollen, möglich. Ich konnte mir nicht erklären wie oder wodurch das gekommen war, denn mir war nicht bewusst, dass ich umgeknickt oder ausgerutscht war.

Während ich mich fertigmachte, gingen mir viele Gedanken durch den Kopf, wie: wenn der Zeh gebrochen ist, musst du zum Röntgen ins Krankenhaus und kann ich morgen überhaupt zur Arbeit gehen? Der anschließende Weg zum Auto war sehr beschwerlich.

Zu Hause habe ich den Zeh erst einmal abgetastet und gefühlt, wie es ihm geht. Anschließend habe ich mich bei meinem Zeh für mein Missgeschick entschuldigt. Daraufhin habe ich mit meinen Händen den Zeh umschlossen und ihm göttliches Licht und Reiki zufließen lassen. Schließlich wurde es mir unbequem, so habe ich mit Fern-Reiki weitergemacht.

Am nächsten Morgen bin ich dann mit dem Zug zur Arbeit gefahren. Ich war beim Gehen sehr vorsichtig bis mir auf einmal bewusst wurde, dass der Zeh gar nicht mehr weh tat. Ich konnte gehen wie immer. Für mich war das eine wundervolle Erfahrung; und ich frage mich immer wieder, wie die Heilung in so kurzer Zeit möglich war. Wunder geschehen immer wieder auch in kleinen Dingen, und gerade dort. Man muss sie nur sehen, und manchmal auch etwas dafür tun.

Herzliche Grüße voller Licht und Liebe sendet Dir

Klaus-Peter Kaiser

∞

Ich wusste von Reiki fast gar nichts und besuchte aus purer Neugier ein Reiki-Seminar bei Gertrud Manasek. Bei der ersten Einweihung wurde mein Kronenchakra geöffnet. Ich fühlte einen sehr starken weißen Strahl von oben in meinen Kopf einströmen, stark wie ein Wasserstrahl aus einem Schlauch, aber es war reines, weißes Licht! Ich war sehr ergriffen, ja erschüttert von der Berührung des Numinosen. Als nächstes fühlte und sah ich mit geschlossenen Augen ein großes rundes Licht vor mir aufgehen. Es wirkte liebevoll und beruhigend auf mich ein. Es atmete mit mir und wurde mit jedem Atemzug größer. Ich hatte das Gefühl: das ist ein Gruß aus der Unendlichkeit. Mein Herz schlug in den Fingerspitzen, meine Hände klebten magnetisch aneinander. Bei der Abschlussmeditation tauchte plötzlich an meiner rechten Seite, wo bis dahin drei kleine Geistwesen waren, eine strahlend schöne Gestalt auf - mein Schutzengel! Seine innere und äußere Haltung, seine innere und äußere Schönheit und Gesundheit, das war alles eins. So ein vollkommen integriertes Wesen ist mir auf der Welt noch nicht begegnet. Er schaute mich nicht an; wir schauten beide in die gleiche Richtung. Zwei Tage nach Pfingsten ist mir eine Brieftaube zugeflogen. Sie war sehr erschöpft und am linken Flügel verletzt. Zehn Tage blieb sie bei mir und erholte sich. Als sie noch schwach war, ließ sie sich leicht einfangen und - sie ließ sich Reiki geben! Wenn ich mit ihr sprach, hörte sie aufmerksam zu und schaute mich an - was für ein kluger, sanfter Blick! Woher wusste die Taube, dass sie bei mir an der richtigen Adresse war?

Hannelore Gerent

∞

Die Meistereinweihung war etwas ganz besonderes, etwas Wunderbares. Am Abend vor der Einweihung erlebte ich, wie die negative Seite versuchte, mich zu „Fall" zu bringen. Ich stürzte über mein Bügelbrett, verletzte mich jedoch nicht. Dies nahm ich zum Anlass, mich schlafen zu legen, um göttliche Führung, göttlichen Schutz und göttlichen Segen zu bitten und mich ganz auf den kommenden Tag einzustimmen. Ich erfuhr wieder einmal, wie wichtig die Bitte um Schutz ist, wir dürfen die negative Seite nicht unterschätzen. Sie versuchen alles, um die Lichtarbeit zu be- und verhindern.

Die Einweihung erlebte ich als ein Geschenk Gottes: Ich finde die Worte nicht, um die Intensität meiner Gefühle zum Ausdruck zu bringen. Begleitet wurde ich von kosmischen Klängen, mein Reikimeister Oktavius stellte sich mir vor, ich hatte das Gefühl, in diesem Moment ganz in die Endlosigkeit einzutauchen. Ich verschmolz mit dem Allbewusstsein. Ich spürte sehr stark mein Kronenchakra und empfing eine Botschaft: „Arbeite mit den Farben des Fluorits, in ihm sind alle Farben des Kosmos enthalten." Die Einweihung empfand ich nicht so, dass ich von nun an Meister bin, nein, ich fühlte ganz stark, dass ich nun in die Ich-bin-Meister-meines-eigenen-Lebens-Bewusstseinsebene geführt wurde. Schon bei Reiki 1 und 2 begleitete mich der „rote Faden": Ich schaffe es! So wurde ich auch das Rauchen los.

Ich gebe mein Bestes, mein Leben zu meistern im Sinne des Göttlichen. Einmal bin ich Schüler, einmal Lehrer, doch immer in dem Bewusstsein, dass die All-Eine Macht der Liebe in mir wohnt. Da ich seit vielen Jahren als Therapeutin arbeite, bin ich für all die Geschenke, die ich bekommen habe, ganz besonders dankbar. Ich durfte durch die Reikieinweihungen in mir erfahren, dass Körper, Seele und Geist eine Einheit sind. So kann ich vielen Menschen eine Wegbegleiterin sein in ihre eigene Mitte, ihre eigene Verantwortung. Einen ganz besonderen Dank an Oktavius, der mich immer liebevoll bei meinen Anwendungen begleitet und mich lehrt, auf meine eigene Stimme zu hören. Dadurch werden die Reikigaben immer intensiver und ich darf spüren, wie Körper und Seele in ihren eigenen Tanz gehen, vorausgesetzt, der Mensch ist für die Veränderung bereit.

Susanne Harrer

Mit einem Gefühl tiefer Freude und grenzenlosem Vertrauen habe ich den Tag der Reikimeistereinweihung verspürt. Nach der ersten Aufregung zog ich die Engelkarte „Meisterschaft - göttlicher Ausdruck". Eine Karte, auf der goldene Sterne den blauen Himmel bedecken. Die Worte lauteten: „Ich schaue auf zu den Sternen und suche dort meine Stärke, meine Weisheit und meine Macht." Eine wunderschöne Karte, die auch für mein zukünftiges Leben von Bedeutung ist.

Die Einweihung erlebte ich als letzte Teilnehmerin - ich erkannte daraus einen Lernaspekt für meine Seele, die eigenen Bedürfnisse zurückstellen, damit zuerst die anderen Seelen versorgt sind. Dies sehe ich auch im Hinblick auf unsere Arbeit in der spirituellen Schule.

Bei der Einweihung erlebte ich die Farben orange-rot in Form eines wunderschönen Sonnenuntergangs. Im Anschluss daran umhüllte die Farbe Gold mein Seelenkleid. Ich nahm den Stern von Bethlehem wahr und hörte den Namen „Semarus", den ich bis heute noch nicht zuordnen kann. Über einer Seerose schwebte mir ein Engel entgegen. Seine Worte: „Du bist mit uns verbunden, wir helfen Dir, lasse Dich führen." In mir kam das Gefühl auf, dass meine Seele ins geistige Reich zurück möchte. Aber meine liebevolle Reikilehrerin Gertrud holte mich mit den Worten „Wir haben die Aufgaben auf der Erde. Du hast es Dir selbst ausgesucht. Du hast die Aufgaben im geistigen Reich durchgeführt - diese Aufgaben darfst Du auf der Erde fortsetzen" zurück in die Realität, welche mir in diesem Moment des „Schwebens" nicht angenehm war. Ich erkannte aber gleichzeitig, dass Menschen, die den geistigen Weg gehen und wundervolle lichtvolle Erlebnisse haben, auch zum Abheben neigen - eine große Gefahr, auf die wir immer wieder hinweisen. In diesem Sinn ist es wichtig, jemanden an seiner Seite zu wissen, der die Seele - in diesem Fall meine Seele - auf den Boden der Tatsachen zurückbringt. Danke!

Abschließend hörte ich gedanklich die Worte der Engel „Wir helfen Dir". Affirmation: „Ich bin in göttlicher Harmonie." Ein unbeschreibliches Erlebnis, und ich danke meiner lieben Lehrerin und den vielen liebevollen Lichtwesen für diese Meister-Einweihung. In Liebe, Gott zum Gruß

Monika Fieber

∞

Friede über alle Grenzen!

Mir ging es wie vielen, die sich vorgenommen hatten, es im jetzigen Leben zu etwas zu bringen und nachher den Stein der Weisen zu heben, um dadurch körperlich und geistig frei zu sein. Wo ich nur konnte, sammelte ich lexikales Wissen und war stolz darauf, es gesiebt weitergeben zu können. Aus den Lern- und Lehrjahren hatte ich nur eines mitbekommen, sich zu behaupten und immer ein Stück - wenn auch gering - besser zu sein als die anderen. Wie man so schön sagt: Es hat sich gelohnt! Ich wurde an die Hochschule berufen und bekam den Titel Professor. Nun gedachte ich den Stein der Weisen zu heben, ich war doch wer. Weit gefehlt, nirgends war auch nur ein Anhaltspunkt für das Heben dieses mysteriösen Steines zu entdecken. Nun stürzte ich mich auf die Astronomie, um aber gleichzeitig die Astrologie zu befragen. Ich konnte jetzt bohren und nochmals bohren, aber keine Spur war zu finden, noch ein Hinweis zu entdecken. Cum grano salis. Ich stand da, ohne ein Körnchen Salz.

Dieser Interimszustand - mal hier, mal dort, mal dieses, mal jenes - wurde durch ein gelbes Anmeldeformular für einen Reikilehrgang beendet. Schicksal, Fügung? Ich habe mich angemeldet!

Canis canem somniat, piscator pisces. (Der Hund träumt vom Hund, der Fischer vom Fischen.) Mein Traum ging in Erfüllung!

Obwohl ich Reiki nur für meine eigene Entwicklung anwende und gebrauche, strahlt es doch auf meine Familie und Freunde und Bekannten aus.

Nach Reiki 1 hatte ich eine für meine Verhältnisse gebührende Grundlage gefunden. Im Nachhinein sehe ich mich noch, nach der letzten Einweihung, mit drei jungen Frauen im Flur stehend, uns gegenseitig umarmend und schluchzend unsere seelischen Erschütterungen im Tränenstrom loswerden. Und ich schäme mich auch heute noch nicht, als älterer Mann weinend meiner Seele „Klarheit" verschafft zu haben.

Reiki 2: Es war während einer Meditation, in die ich tief eingetaucht war. Gertruds warme einhüllende Stimme bewegte uns, Stufen hinabzusteigen und auf einen Tempel zuzugehen, der nicht weit entfernt war und verschiedenfarbige Räume haben sollte. Meine Version: Ich sah das Oval eines antiken Theaters, an dessen seitlichem Rand ein kleinerer Tempel auf erhöhenden Stufen stand. Eine Art „Zikkurat". Wir schritten gemessenen Ganges, es waren einige Menschen dort, die Stufen zum Arenaplatz hinab. Wir trugen alle Fackeln in den Händen. Mit wenigen Schritten waren wir am Tempel, mussten aber gleich wieder aufwärts, um die Tempelplattform zu erreichen. Durch eine Säulenhalle konnte man die einzelnen Räume betreten. Plötzlich war ich allein, meine Begleiterinnen und Begleiter waren nicht mehr zu sehen, aber in der Ferne zu erahnen. Ich musste allein entscheiden, was richtig sei, darum öffnete ich die nächstgelegene Tür und befand mich in einer Rosenlaube. Der Duft war so betäubend und schwer, dass es mir den Atem verschlug. Die Tür war schnell zugemacht, obwohl ich Rosen mag. Hinter der nächsten Tür sah ich ein Sonnenblumenfeld in gleißendem Schein, aber keine Wolke am Himmel und keine Vogelstimme, was mich sehr traurig stimmte. Dabei mag ich diese Blume, sie steht so fest in der Erde und spendet Nahrung für Mensch und Tier. Die dritte Tür offenbarte mir eine Grotte, die über und über mit Veilchen bewachsen war. In diese Farben-

pracht, vom tiefen Blau bis Rot-Violett hätte ich mich hinein-
stürzen können, aber mein Inneres fing nicht zu klingen an. So
habe ich noch manche Tür geöffnet, ohne dass die Saiten meiner
Seele in Schwingung versetzt wurden. Endlich, am Ende des
langen Ganges fand ich die Erfüllung, die ich suchte. Ich trat in
einen Raum, in dem eine riesige Gruppe von Bergkristallen war.
Hier fand ich die Klarheit, die Helligkeit, das Leuchten und die
Reinheit, all das, was ich schon immer erahnt hatte, hier war die
Erfüllung. Ich wollte gerade mit den Bergkristallen verschmelzen, eins werden, als ich berührt wurde. Wohl oder übel, ich war
zurück im Reikikreis.

Bei der Reikimeistereinweihung hatte ich eine Vision, die ich
schon Jahre zuvor einmal gehabt hatte. Seinerzeit lag ich mit
meiner Enkelin und meiner Tochter im Garten, und wir hörten
ein Band über die Gestirne an. Durch die untermalende Musik
wurde ich in eine Art Trancezustand versetzt, der mir ein uraltes
Gesicht zeigte. Es war mit Runzeln und Falten übersät und
umrahmt von langen, grauweißen, strähnigen Haaren. Es hatte
eine ovale, aber mehr kantige Form mit hohen Wangenknochen
und Hakennase. Das Auffallendste im Gesicht aber waren die
blauen Augen. Tief wie ein Bergsee und so gütig und verzeihend
blickend, dass mir das Herz aufging. Ich könnte auch jetzt noch
nicht sagen, ob es ein weibliches oder männliches Antlitz war.
Jedenfalls sah ich dieses Gesicht bei meiner Reikieinweihung
wieder und zwar folgendermaßen: Vor mir lag die dicke Bruch-
steinmauer einer Burg oder eines Klosters mit einem Rundbo-
genfenster. Die Mauer war mit Efeu bewachsen. Dieser Bewuchs
schien mir sehr alt zu sein, denn die Efeuranken hatten sich
armdick entwickelt. Und inmitten dieses Efeus, im Rundbogen-
fenster, entdeckte ich das eben beschriebene Antlitz. Der
schmale, leicht geschlossene Mund zeigte ein vages Lächeln und
mir schien, dass die Augen noch intensiver strahlten und mir
etwas sagen wollten. Im gleichen Augenblick bekam ich einen
Klaps auf die Schulter - Gertrud hatte mich zurückgeholt.

Nach diesem Reikimeisterseminar wusste ich, wo der „Stein der Weisen" zu finden war: In mir!
Wie vieler Umwege hatte es bedurft, um endlich die Gewissheit zu haben, das Ziel ist ganz nahe. Das konnte aber alles nur geschehen, weil die Fundamente des Steins Stück für Stück gelegt worden waren, und zwar an den Eckpunkten

Glaube Liebe Geduld Hoffnung

Die Fundamente waren nicht so leicht an den Eckpunkten zu befestigen, denn immer wieder bröckelte etwas vom Glauben ab und musste mühsam repariert werden. Der Eckpfeiler der Liebe sackte ab im täglichen seichten Untergrund des Dahinlebens und musste mit viel Mühe und auf Kosten des Egos runderneuert werden. Die Stabilität der Geduld verlor oft ihre Steife und Festigkeit durch seichtes Gewäsch und Propaganda, wurde aber durch Ruhe und Beharrlichkeit renoviert. Das Prinzip Hoffnung war die eigentliche Bewehrung, der Stahl, der letztendlich allen Unbills Herr wurde.

Durch die Gnade Gottes und die aufopfernde Liebe der jenseitigen Freunde, handelnd in Christus Wahrhaftigkeit, neben Gertruds Dazutun bin ich geworden, was ich bin.
Herzlichen Dank!
Prof. Hermann Wöhrmann

∞

Meine Meistereinweihung fand an Pfingsten statt. Gertrud, meine Reikilehrerin, stellte hohe Anforderungen an uns, so dass ich mich innerlich lange darauf vorbereitet hatte. Was sich bei mir innerlich veränderte, zog auch Veränderungen im Außen nach sich. Das Erkennen des negativen Egos bereitete mir oft Schmerzen, aber das Loslassen wurde belohnt mit einer größeren Freiheit und Lebensfreude. Drei Tage vor und nach Pfingsten habe ich mir frei genommen, um in Ruhe und Harmonie diesen besonderen Tag vorzubereiten und danach meiner Seele die Stille einzuräumen, das Seminar zu verarbeiten und zu verinnerlichen. Wir waren elf Meisteranwärter und es gab ein freudiges Wiedersehen zwischen uns. Gertruds wunderschöne Einführungsmeditation brachte uns zur inneren Ruhe und stimmte uns auf den besonderen Tag ein. Ich sah und spürte unter mir unseren wunderschönen Planeten Erde. Einen festen Stand hatte ich mit beiden Füßen auf ihm, und die Liebe der Erde zu mir und umgekehrt breitete sich in meinem Körper als wohlige Wärme aus. Ich empfand tiefe Dankbarkeit und Geborgenheit.

Ein unendliches Universum tat sich vor mir auf, in dem ich eingebettet war. Ich wurde selbst zur Unendlichkeit und wusste, dass ich in dieser göttlichen Großartigkeit nie verloren gehen kann, dass ich immer und überall behütet und geschützt bin, Teil eines wundervollen Ganzen, und selbst zum glanzvollen Ganzen im großen All-Einen werden kann. Ich spürte einen Hauch der ewigen, alles verbindenden Liebe.

Tiefe Achtung, Demut und Dankbarkeit waren in mir und ich wusste, dass die Meistereinweihung eine weitere Toröffnung war, die es mir erleichtert, meinen Weg weiterzugehen zu meinem Gott in mir und zu Gott in Allem um mich herum, ein Weg in die bedingungslose Liebe, Harmonie und Freude, ein Weg in das wahre Leben der Bewusstheit, ein Weg in meine Meisterschaft.

Ich hatte nach der Verabschiedung nur noch den Wunsch, in Stille mit mir zu sein. Diese Stille fand ich in der Natur in einem kraftvollen Landschaftspark mit vielen Blumen, großen Bäumen und Wasser. Meine Wahrnehmung hatte sich verändert. Ich hatte das Empfinden, anders zu riechen, zu fühlen und auch anders zu sein, mehr in mir zu ruhen. Es lässt sich nur schwer in Worte fassen, und im Nachhinein kann ich sagen, dass die Meistereinweihung für mich die spürbarste Änderung meines inneren Zustandes im positivsten Sinne war. Sehr deutlich spürte ich eine andere Energie, die mich umgab, und sehr bewusst und dankbar begrüßte ich diese neue Energie. Inzwischen habe ich einen wunderschönen Zugang zu meinem jenseitigen Reikilehrer und kann nur erahnen, mit welcher Hingabe und Liebe er mich begleitet und führt.

Inzwischen darf ich anderen Menschen den Weg zeigen zu ihrem eigenen lichtvollen göttlichen Sein. Gertrud habe ich dies in besonderem Maße zu verdanken sowie vielen anderen Ungenannten und Ungesehenen.

Gott zum Gruß und Friede über alle Grenzen!

Edeltraud Paulmann

∞

Eine ganz persönliche Erfahrung auf meinem eigenen Reikiweg möchte ich diesen Erlebnisberichten hinzufügen. In Vlotho hielt ich im Laufe der Jahre mehrere Reikiseminare ab. Eines davon bleibt mir in überaus schmerzhafter Erinnerung. Maria und ich kamen in Vlotho um die Mittagszeit an. Da das Tagungshotel am Berg lag, wollten wir die Blumen für das Seminar gleich besorgen, um nicht noch einmal in die Stadt zu müssen. Der Blumenladen war sehr schön und verfügte über eine große Auswahl. Wir suchten Blumen für ein rosafarbenes Gesteck aus, das in der von uns mitgebrachten Schale arrangiert werden sollte. Während wir darauf warteten, wurde mir ein nasses Blatt am Fliesenboden zum Verhängnis. Ich rutschte aus und landete zwischen umgestürzten Blumenvasen, da ausgerechnet an dieser Stelle mehrere Vasen auf Stufen übereinander zur Ansicht standen. Mit den Rippen stürzte ich auf eine der Stufen, was zu erheblichen Schmerzen führte, die immer schlimmer wurden. Am nächsten Tag sollte ich ein Reikiseminar abhalten, was mir zu diesem Zeitpunkt völlig unmöglich erschien.

Im Hotel erwartete uns ein lieber Bekannter mit einem herrlichen Blumenstrauß. Ihn bat ich sofort um eine Reikianwendung. Zudem verabredeten wir für den Abend um 20 Uhr eine

Reikiferngabe seinerseits, während mich Maria zum gleichen Zeitpunkt direkt behandelte. Die kombinierte Anwendungsweise und mein Vertrauen in die Reikikraft führten dazu, dass ich die verschiedenen Seminare ohne jegliche Beeinträchtigung abhalten konnte, was angesichts des Sturzes auf die Treppenstufen wie ein Wunder erschien. Dem Kosmos und der Universalenergie Reiki sei noch heute dafür gedankt.

Gertrud Manasek

Nach diesen Berichten sei allen Reikischwestern und -brüdern mein Dank ausgesprochen, die mir ihre eindrucksvollen Erlebnisse in der Reikipraxis zur Veröffentlichung übergaben. Danke für die vielen Schilderungen über die persönliche Entwicklung und seelische Wandlung durch Reiki. Sie alle haben damit einen Schatz freigegeben, der sonst als persönlichstes Gut behandelt und gehütet wird.

Ich hoffe und wünsche, dass viele, sehr viele Anregungen, Impulse und ewig gültige Wahrheiten in fruchtbare Menschenerde fallen, damit die Saat in den Herzen in vielfältiger Form aufgehe und so reiche Frucht trage.

Auf folgende Ausführungen in diesem Buch möchte ich hinweisen:

• Seite 68 und 69: Mandel, Peter - Farbpunktur Band 1 und Band 2 - Esogetik Sinn und Unsinn von Krankheit und Schmerz - Energetik-Verlag GmbH, Hildastr. 8, 76646 Bruchsal
• Seite 72 und 73: Die Brücke zur Freiheit e.V. - Meditationen und Anrufungen für jeden Tag der Woche, 1984. Hieraus können die Tagesfarbstrahlen ersehen werden.
• Seite 119 und 120: Die 12 Schritte wurden mir freundlicherweise von der Interessengemeinschaft e.V., Postfach 46 02 27, 80910 München, überlassen und stehen unter Copyright.

Literaturverzeichnis
• Fieber, Dein Seelenbuch, Bad Salzuflen
• Fieber, Die Botschaft der Santiner, Bad Salzuflen
• Das White Eagle Jesus Buch, Grafing
• J.J. Hurtak, Das Buch des Wissens: Die Schlüssel des Enoch, Brienz
• Karl Nowotny, Mediale Schriften - Mitteilungen eines Arztes aus dem Jenseits, Band 6. Chieming
• Anton und Marie-Luise Stangl, Lebenskraft
• Selbstverwirklichung durch Eutonie und Zen, Econ Verlag, Düsseldorf - Wien
• S. E. Waxmann, Unsere Lehrmeister aus dem Kosmos, Isny
• Johannes Greber, Der Verkehr mit der Geisterwelt, Gesetze und Zweck
• Judy Hall, Selbstschutz durch Geisteskraft, Grafing

Das Gedicht Liebe auf Seite 253 wurde mir freundlicherweise von Gudrun Hees zur Verfügung gestellt.

Eine aktuelle Liste der von mir ausgebildete Reikimeister Lehrer/Lehrerinnen, die sowohl die kosmischen Gesetzmäßigkeiten, als auch den spirituellen Inhalt von Reiki bei der Weitergabe beachten, ist im Bergkristall Verlag zu erhalten.

Bergkristall Verlag GmbH
Krumme Weide 30, 32108 Bad Salzuflen

Wer Interesse an einem kostenlosen Probeprotokoll einer medialen Sitzung des Spirituellen Forschungskreises e.V., Bad Salzuflen hat, melde sich bitte bei uns im Verlag. Wir senden es gerne zu.

Bergkristall Verlag GmbH
Krumme Weide 30, 32108 Bad Salzuflen

Bitte beachten Sie auch die folgenden Seiten

Weitere Bücher von Elias

Das kleine Buch vom Schutz der Seele

Martin Fieber (Hrsg.)
192 Seiten
ISBN 978-3-935422-44-4
(Dieses Buch ist erst wieder in 2012 in dieser Form lieferbar. Bis dahin gibt es das Buch als Taschenbuch im Verlag Droemer Knaur mit der ISBN 978-3-426-87471-4)
Wozu sollte man sich schützen? Warum gerade bei Vollmond? Warum sollte man regelmäßig die Chakren schließen? Wie schützt uns unser Seelenstein? Und unsere Geburtsfarbe? Was ist ein Seelenhaus? In diesem Buch erklärt die geistige Welt die Hintergründe, warum die Seele geschützt werden sollte. Die durch Abbildungen veranschaulichten einfachen Schutzübungen sollen dem Anwender helfen, in seine Mitte zu kommen und sich von Energien abzugrenzen, die nicht gut tun.
Ein wichtiger Leitfaden aus der geistigen Praxis für unsere tägliche Praxis.

Das kleine Buch vom Schutz der Seele ist auch als Hörbuch erschienen:

Das kleine Buch vom Schutz der Seele
Hörbuch 2CDs – 124 Minuten
Martin Fieber (Hrsg.)
gelesen von **Michaela Merten** und **Pierre Franckh**
ISBN 978-3-935422-64-2
Michaela Merten und Pierre Franckh machen dieses Hörbuch zu einem Ereignis. Genießen Sie es und lassen Sie sich überzeugen, wie wichtig der Schutz der eigenen Seele wirklich ist.

Dein Seelenbuch - Das wichtigste Buch deines Lebens
Martin Fieber (Hrsg.) Format: 10,5 x 14,8 cm
192 Seiten
ISBN 978-3-935422-40-6
Nach dem großen Erfolg von „Das kleine Buch vom Schutz der
Seele" hat Elias mit diesem Buch einen neuen Meilenstein
gesetzt. Elias bringt das Thema Seelenbuch in unser Bewusstsein
und möchte uns mit diesem Werk verdeutlichen, wie bedeu-
tungsvoll unser Seelenbuch ist.
Sie haben auch noch nichts von einem Seelenbuch gehört? Dann
geht es Ihnen wie den meisten Lesern. Folgende Fragen werden
von Elias beantwortet: Was ist das Seelenbuch überhaupt und
wie lerne ich, das Seelenbuch zu schreiben und ihm zu lesen?
Was ist der Unterschied zwischen unserem Karma oder Schicksal und unserer Lebensaufgabe? Wie sieht die Entwicklung der
eigenen Seele in dieser Inkarnation aus? Was ist der Unterschied
zwischen dem Seelenbuch und der Akasha-Chronik? Was ist ein
Seelenroman? Wie gebe ich meine Belastungen an die geistige
Welt ab?
Diese und viele andere Fragen werden in dem Buch umfangreich
von Elias in seiner unnachahmlichen einfachen Sprache erklärt.
Durch diese Einfachheit spricht Elias die Seele des Lesers direkt
an und schenkt ihm eine Möglichkeit, sich selbst besser zu
erkennen. Das Buch bietet viele praktische Hinweise und lässt
Platz für eigene Aufzeichnungen.

Bleibe der, der du bist, aber wachse! - 365 Tage mit Elias
Martin Fieber (Hrsg.)
192 Seiten
ISBN 978-3-935422-42-0
Lassen Sie sich von Elias in Ihre eigene Seelenwelt begleiten und
freuen Sie sich jeden Tag auf eine Weisheit von ihm. Vielleicht
hören Sie ja, wenn Sie in die Stille gehen und über seine Worte

nachsinnen, wie er Ihnen zuflüstert: „Bleibe der, der du bist, aber wachse!" Dieses Buch ist ein wahres Kleinod und wird mit Sicherheit Ihr Herz begeistern und Ihre Seele erleuchten.

Das Geistige Reich

Martin Fieber (Hrsg.)
240 Seiten - **ISBN 978-3-935422-09-3**
Wie ist das geistige Reich aufgebaut? Welche Aufgaben haben Erzengel, Lichtträger und Lichtboten?
Hier erfahren Sie alles, was Sie schon immer mal über das geistige Reich wissen wollten. Lernen Sie den Aufbau der geistigen Sphären kennen und was man für Voraussetzungen in seiner Seele erfüllen sollte, um in diesem großen Reich, unserer wahren Heimat, sich weiterzuentwickeln.

Das Geheimnis unserer Gedanken

Martin Fieber (Hrsg.)
160 Seiten - **ISBN 978-3-935422-10-9**
Was ist das Denken? Wie funktioniert es? Was ist Intelligenz? Wie funktioniert Telepathie? Und wo sitzt die Erinnerung? Was ist die Aufgabe unseres Gehirns? Wo findet das Denken eigentlich statt? Was ist der Unterschied zwischen Inspiration und Intuition? Auf diese und viele andere Fragen hat der Lichtträger Elias eine überzeugende und logische Antwort parat. Jeder wahrlich Interessierte wird mit diesem wegweisenden, ja revolutionären Buch einen Schatz in Händen halten, der eine lebenslange Bereicherung sein wird.

Reinkarnation und Religion

Martin Fieber (Hrsg.)
320 Seiten - **ISBN 978-3-935422-11-6**
Was bedeutet Reinkarnation? Was ist göttlicher Glaube? Worin irrt die Kirche? Was ist wahrer Spiritualismus? Kann ein Atheist einen größeren Glauben besitzen als der Papst?

Reinkarnation, Religion und Spiritualismus oder die Lehre der Grenzwissenschaft, kann man nicht trennen, es gehört alles zusammen. Ganz selten wurden bisher diese miteinander verwandten Bereiche unserer Religio, also unserer Rückverbindung mit Gott, in einem Buch dargestellt. Wie immer fasst Elias dieses große und wichtige Thema in einfache aber klare Worte.

„Das Leben ist viel wichtiger als eine Zeremonie. Die wahre Religion ist kein Ritual, sondern ein heiliger Dienst am Menschen." (Elias)

Gedanken für den Weltfrieden
Martin Fieber (Hrsg.)
176 Seiten - **ISBN 978-3-935422-49-9**
Dieser wunderschöne Geschenkband enthält eine Sammlung verschiedenster Gedanken von Elias und der geistigen Welt, die jeden friedliebenden Menschen ansprechen werden. Die einfachen, brillanten Gleichnisse und Beschreibungen sind heutzutage aktueller denn je.

Die Blaue Reihe

Diese Buchreihe umfasst die Ergebnisse der Forschungsarbeit des Medialen Friedenskreises Berlin, der damals von geistiger Seite unter anderem von Elias geleitet wurde.

Band 1: Jesus Christus
Martin Fieber (Hrsg.)
80 Seiten - **ISBN 978-3-935422-01-7**
War Jesus Christus die Inkarnation Gottes? Was hat er bis zu seinem 28. Lebensjahr gemacht? Ist er wirklich für uns Menschen gestorben und hat alle Sünden auf sich genommen? In

diesem Buch finden Sie Wahrheiten und Antworten auf viele Fragen zu der größten Seele, die je auf diesem Planeten lebte.

Band 2: Das Sterben
Martin Fieber (Hrsg.)
160 Seiten - **ISBN 978-3-935422-02-4**
Was geschieht im Augenblick des Todes? Was geschieht bei tödlichen Unfällen oder Selbstmord mit der Seele? Wie wirkt sich Trauer von Hinterbliebenen auf das Befinden der ‚Verstorbenen' aus? Das Tabuthema vieler Menschen wird an der Wurzel gepackt. Die große Bedrohung wird durch dieses Buch in ein vertrautes Wissen umgewandelt. Das Weiterleben der Seele nach dem körperlichen Tod wird erläutert und nachgewiesen.

Band 3: Die Stimme Gottes
Martin Fieber (Hrsg.)
64 Seiten - **ISBN 978-3-935422-03-1**
Ein provokanter Titel für ein Buch, in dem ein hohes Geistwesen stellvertretend für die göttlichen Sphären spricht. Es wird aufgezeigt, wie die Geschehnisse auf diesem Planeten von einer höheren Warte aus gesehen werden. Gesellschaft, Politik, Wissenschaft und Kirche werden in einer für jedermann verständlichen Weise unter die Lupe genommen, die Probleme beim Namen genannt und Lösungsvorschläge gemacht. Hier wird Klartext geredet!

Band 4: Die mediale Arbeit
Martin Fieber (Hrsg.)
176 Seiten - **ISBN 978-3-935422-04-8**
Was ist Medialität? Welche Voraussetzungen müssen für mediale Arbeit erfüllt sein? Welche Gefahren gibt es im Verkehr mit der Geisterwelt Gottes? Im Dialog mit der geistigen Welt werden die wichtigen Grundbedingungen und Gesetzmäßigkeiten genannt, die für positive mediale Arbeit unerlässlich sind. Es

wird deutlich auf die Gefahren des Spiritismus hingewiesen und aufgezeigt, wie gute und schlechte Medien bzw. mediale Kontakte unterschieden werden können. Dieses Buch klärt auf und warnt vor Leichtsinnigkeit.

Band 5: Der Schöpfer – Der Widersacher
Martin Fieber (Hrsg.)
160 Seiten - **ISBN 978-3-935422-05-5**
Wer und was ist der Schöpfer? Warum lässt Gott so viel Leid zu? Gibt es einen Widersacher?
Die geistige Welt hat hier den Versuch unternommen, in uns verständlichen Worten die Existenz Gottes und seine grandiose Schöpfung zu beschreiben. Außerdem kommt die Tragik der Geschehnisse um Luzifer, den Widersacher, deutlich zum Ausdruck. Sie finden Erklärungen zu einem Bereich des Glaubens, den die Kirche uns verschweigt.

Band 6: Die Seele – Der Schutzpatron
Martin Fieber (Hrsg.)
128 Seiten - **ISBN 978-3-935422-06-2**
Seele – was ist das? Wie funktioniert das Zusammenspiel von Seele, Geist und Körper? Hat jeder Mensch einen persönlichen Schutzpatron, und wie macht sich der bemerkbar? Die geistige Welt bringt uns das Thema auf deutliche Art und Weise nahe und führt uns in das Thema der Reinkarnation ein.

Band 7: Krankheit, Heilung und Gesundheit
Martin Fieber (Hrsg.)
176 Seiten - **ISBN 978-3-935422-07-9**
Was sind die Hauptursachen von Krebs? Worauf sollte man bei der Ernährung achten? Gibt es eine geistige Heilung und wie funktioniert sie? Welche Folgen hat der Genuss von Alkohol und Nikotin für Seele, Geist und Körper? Die geistige Welt hilft uns, Ursachen vieler Krankheiten zu erkennen. Außerdem werden

Maßnahmen zur ganzheitlichen Heilung bzw. Gesunderhaltung beschrieben. Weitere Schwerpunkte sind Gebet, Drogen und Karma.

Set „Die blaue Reihe" – Band 1 bis 7
Martin Fieber (Hrsg.)
944 Seiten
ISBN 978-3-935422-29-1

Weitere Bücher aus unserem Verlag

Strömende Stille
Hermann Ilg
96 Seiten - **ISBN 978-3-935422-55-0**
Dieser Band enthält Gedichte von kosmischem Charakter, ebenfalls von der geistigen Welt uns Menschen überreicht. Es sind wunderschöne Verse, die Herz und Seele berühren.
Ein Büchlein, das auch als Geschenk gut geeignet ist. Mit einfühlsamen Zeichnungen.
„Die tiefste Wahrheit strahlt in den Gedichten auf, die einfach sind wie Kinderworte. Damit sind Sinn und Bedeutung der Gedichte von Hermann Ilg umrissen. Sie sind Meditationen in Versen, Lautwerdungen mystischen Natur-, Geist- und Gott-Erlebens. Sie enthüllen mit wenigen Worten verborgene Weisheit und Gewissheit."
(K.O. Schmidt)

Die große Begegnung
Herbert Viktor Speer
208 Seiten - **ISBN 978-3-935422-66-6**
Ergreifender Erfahrungsbericht von Begegnungen mit der lichten und lichtlosen Jenseitswelt. Der Autor, der den früheren Media-

len Friedenskreis Berlin gegründet hat und dessen Botschaften in der ganzen Welt bekannt waren, schildert hier seinen ergreifenden spirituellen Weg. Jeder Weg zur Bewusstwerdung ist irgendwann einmal ein sehr schwieriger und beschwerlicher. Herbert Victor Speer suchte sich einen manchmal nicht in Worte fassenden Weg aus, der in einem Kampf mit der Dunkelheit seinen Höhepunkt fand. Seine Erlebnisse sind sehr ehrlich und sehr wahrhaftig geschrieben. Dieses Buch ist nichts für schwache Nerven, aber jeder, der dieses Buch liest, geht von nun an mit anderen Augen durch die Welt.

Das goldene Band
Maliesa Nasilowski
310 Seiten - **ISBN 978-3-935422-67-3**
Gibt es ein Leben nach dem Tod? Und wenn es eines gibt, wie geht es dann weiter? Die Autorin gibt in unorthodoxer Weise Auskunft über diese Fragen. Dieses Buch zeigt, wie durch „Das goldene Band" die Autorin über Elias mit ihrem Mann Horst zusammengeführt wurde, und es beginnt mit der Schilderung seines Überganges vom irdischen Leben ins geistige Reich. Nach einigen Monaten ist sogar eine Kontaktaufnahme mit Horst im Spirituellen Forschungskreis Bad Salzuflen (SFK) mittels eines Mediums möglich.
In 24 einzigartigen Protokollen von medialen Sitzungen des SFK wird über ein Leben nach unserem Tod berichtet, und es werden Einblicke in die Tätigkeiten der Jenseitigen gewährt. Es wird geschildert, wie Horst im geistigen Reich in Empfang genommen wurde, wo er dann seinen früher verstorbenen Sohn wieder traf.
Immer wieder werden die unterschiedlichsten Aspekte des irdischen Lebens mit der Weisheit von Lichtboten und Lichtträgern erklärt. Dieses Buch ist ein Schatz an geistigem Wissen.

Steh' endlich auf!
Martin Fieber
128 Seiten - **ISBN 978-3-935422-47-5**
Dieser lehrreiche Erfahrungsbericht beschreibt die Abgründe einer spirituellen Abhängigkeit bis ins kleinste Detail: von den anfänglichen euphorischen Gefühlen, über die Hölle der seelischen Schmerzen, bis zurück in die Freiheit des normalen Lebens. Er wird ergänzt von einem Leitfaden, welcher den Weg zu finden hilft durch den Jahrmarkt der heutigen Esoterik und den Dschungel der dazugehörigen Seminarangebote. Spannend, ehrlich und wahrhaftig geschrieben. Dieses Aufklärungswerk könnte Leben retten.

Machu Picchu – Die Stadt des Friedens
Martin Fieber
192 Seiten, 125 farbige Abbildungen
ISBN 978-3-935422-48-2
Machu Picchu ist nicht nur die beliebteste Touristenattraktion Perus sondern ganz Südamerikas. Und doch ist Machu Picchu immer noch eines der größten Geheimnisse der Welt. Das Buch ist eine spannende Reise zu diesem magischen Ort in den Wolken, in die Vergangenheit Perus, in die Geschichte unseres Planeten und zur eigenen Seele. Wie es schon bei den ägyptischen Pyramiden war, gibt es auch bei der berühmten Inkastadt keinen Zweifel, dass die Bauweise der Fundamente der dortigen Gebäude außerirdischen Ursprungs ist.

Poster Machu Picchu
64 cm breit / 45 cm hoch - **ISBN 978-3-935422-46-8**
Ein Motiv aus obigem Buch. Allein das Anschauen des Bildes lässt Sie einen Hauch dieses magischen Friedens erleben.

Die Bauten der Außerirdischen in Ägypten
Hermann Ilg – Helmut P. Schaffer
160 Seiten , 70 Fotos - **ISBN 978-3-935422-59-8**
Dieses Buch enthält eine Fülle von Beweisen für die Beteiligung außerirdischer Menschen an der Errichtung der großartigsten Bauwerke dieses Planeten. Durch die inspirative Hilfe von Geistwesen und Santinern gelingt es Hermann Ilg mit überzeugend einfacher Logik und anhand von Fotografien, uns dieses spannende Thema näher zu bringen. Es wird lebhaft beschrieben, wie es seinerzeit gelingen konnte, innerhalb kürzester Zeit diese gewaltigen Steine in absoluter Perfektion aufeinander zu türmen. In leicht verständlichen Worten werden Sinn und Zweck der Pyramiden und anderer Bauten erklärt.

Die Santiner
Martin Fieber (Hrsg.)
240 Seiten - **ISBN 978-3-935422-08-6**
Diese Botschaften wurden ebenso wie ,Friede über alle Grenzen' und die ,Blaue Reihe' im Medialen Friedenskreis Berlin (MFK) übermittelt. Wer sind die Santiner? Wo und wie leben sie? Welchen Auftrag haben sie? Hier erfahren Sie, warum die Santiner sich im Bereich unseres Planeten aufhalten, was sie uns zu sagen haben und vieles mehr. Einige eindringliche Reden ihrer Führungspersönlichkeit Ashtar Sheran bilden den Kern dieses Werks. Zusätzlich enthält das Buch weitere Botschaften von Ashtar Sheran und anderen Santinern aus der Zeit bis 2003. Diese wurden im Spirituellen Forschungskreis Bad Salzuflen empfangen, der die Arbeit des MFK fortführt und eng mit unserem Verlag zusammenarbeitet.

Die Botschaft der Santiner
Martin Fieber (Hrsg.)
448 Seiten - **ISBN 978-3-935422-60-4**
Ashtar Sheran, die Führungspersönlichkeit der Santiner, nimmt Stellung zu den Gegebenheiten auf unserem Planeten. Ob Religion, Wissenschaft oder Politik, es wird aufgezeigt, wie hilflos wir unseren Problemen in allen Bereichen gegenüberstehen. Ashtar Sheran gibt wertvolle Hinweise zur Bewältigung unserer Schwierigkeiten. Eine konsequente Umkehr ist dafür Voraussetzung.
Dieses Buch enthält unter anderem einige mediale Zeichnungen von Santinern, Raumschiffen, Raumstationen und technischen Geräten der Santiner. Die Botschaften und Zeichnungen wurden durch mediale Handführung im Medialen Friedenskreis Berlin übermittelt. Dieses Buch enthält die früheren 14 Broschüren „Friede über alle Grenzen", endlich in einem Buch zusammengefasst.

Die Mission der Santiner
Hermann Ilg
240 Seiten - **ISBN 978-3-935422-58-1**
Die Mission der Santiner ist ein beispielloser Liebesdienst, den eine treu zu Gott stehende außerirdische Brudermenschheit, die Santiner, in vorbildlicher Weise für die irdischen Menschen erfüllt. Hier wird die aufwändige Mission umfassend beschrieben. Zusätzlich enthält das Buch eine kurze Gruß-Botschaft von Hermann Ilg selbst aus dem Jahre 2004, die er uns über ein ihm schon aus irdischen Zeiten bekanntes Medium übermittelt hat, und eine Botschaft der Santiner sowie eine abschließende Rede von Ashtar Sheran.

Das Leben der Santiner
Hermann Ilg
320 Seiten - **ISBN 978-3-935422-43-7**

Wie leben die Santiner? Wie sieht ihr Tagesablauf aus? Wie unterscheidet sich ihr Heimatplanet von der Erde? In diesem Buch erfahren Sie mehr über die Santiner und ihr Wesen, wie sie wohnen, wie sie denken und was sie uns Menschen auf der Erde mitteilen möchten.

Ergänzt werden sie mit aktuellen Durchgaben der Santiner, die in den letzten Jahren im SFK erfolgten.

Glaubst du an dich, glaubst du an Gott!
365 Tage mit den Santinern
Martin Fieber (Hrsg.)
208 Seiten
ISBN 978-3-935422-41-3
Lassen Sie sich von den Santinern, einer Menschheit aus dem Sternbild Alpha Centauri, in Ihrer seelischen und geistigen Entwicklung durch jeden Tag des Jahres begleiten. Ihre Klaren und deutlichen Worte rütteln uns auf, damit wir endlich beginnen, aufzuwachen.

Seele des Friedens
Martin Fieber
128 Seiten - **ISBN 978-3-935422-65-9**
Dies ist eine kleine Geschichte über Ängste und wie man sie in aufbauende Energie umwandelt. In Mut machenden Worten empfängt eine kleine Seele von einer großen Seele Antworten auf ihre innersten Ängste und Empfindungen. In spielerischer Form werden über 40 Ängste besprochen und lassen so den Sinn hinter den Ängsten erkennen. Abschließend wird aufgezeigt, wie man seine Ängste an die geistige Welt abgeben kann. Dieses Buch tritt in die Spuren von Khalil Gibrans ‚Der Prophet'.

Der Zurückgekehrte
Ein historischer Roman über Jesus Christus und die Santiner
Martin Fieber
704 Seiten - Gebunden mit Lesebändchen
ISBN 978-3-935422-68-0
Michael ist ein moderner junger Mann ohne jegliche Bindung an die christliche Religion. Doch eines Tages bricht er zu einem Besuch der Ausgrabungsstätte Khirbet Qumran auf – ein Traum hat ihm die Reise dorthin nahegelegt. Am Ziel findet er einen Koffer aus einem Metall, das es auf der Erde nicht gibt. Dieser Koffer enthält Filmaufnahmen, die das Leben einer innigen Freundschaft zeigen, einer Freundschaft des jungen Schreibers Josua mit dem Menschen Jesus. Beim Sichten der Filmaufnahmen erkennt Michael immer stärker, dass ihn mehr mit dem Menschen Jesus Christus verbindet als er jemals für möglich gehalten hätte.

Dieser historische Roman über Jesus Christus und seine Verbindung zu dem großen heiligen Geschlecht der Santiner macht auf eindrucksvolle Weise deutlich, dass sich auch heute noch jeder von uns im Bann der Gestalt Jesus Christus befindet, dem er sich nicht entziehen kann.

Das Buch hat das Potential, ein wahrer Klassiker der spirituellen Literatur zu werden. Spannend und bodenständig. Vielleicht bleiben auch Sie am Ende sprachlos zurück und fragen sich, ob es sich nicht vielleicht genauso abgespielt haben könnte…

„Ein wunderbares Buch!" Elias
„Ich beneide jeden Leser, der es noch nicht gelesen hat: Er hat es noch vor sich."
„Was für ein Buch! Danke für diese wunderbare Geschichte um Jesus und Josua, sie hat mich tief in meiner Seele berührt. Was soll ich danach noch lesen, was mich ähnlich fesseln könnte?"